L'ARMÉE

ET

La Police des Mœurs

Biologie sexuelle du Soldat

ESSAI MORAL ET STATISTIQUE

PAR

LOUIS FIAUX

Ancien Membre du Conseil Municipal de Paris

PARIS

LIBRAIRIE FÉLIX ALCAN

108, Boulevard Saint-Germain, 108

L'ARMÉE

ET

LA POLICE DES MŒURS

OUVRAGES DE L. FIAUX

SUR

LA POLICE DES MŒURS

Chez F. Alcan, éditeur, 108, boulevard Saint-Germain, Paris.

L'INTÉGRITÉ INTERSEXUELLE DES PEUPLES ET LES GOUVERNEMENTS, 1 vol. in-8° de 850 pages.

LA POLICE DES MŒURS DEVANT LA COMMISSION EXTRA-PARLEMENTAIRE DU RÉGIME DES MŒURS (*Procès-verbaux, Rapports, Documents inédits*), 3 vol. in-8°.

    LE TOME III (*Rapport général. La loi du 11 avril 1908 sur la protection des mineurs immoraux*) se vend séparément.

LA PROSTITUTION CLOÎTRÉE, 1 vol. in-18.

LE DÉLIT PÉNAL DE CONTAMINATION INTERSEXUELLE, 1 vol. in-18.

UN NOUVEAU RÉGIME DES MŒURS (*Le Régime de la Loi*), 1 vol. in-18.

ENSEIGNEMENT POPULAIRE DE LA MORALITÉ SEXUELLE (*Avis aux Instituteurs*), une brochure in-18 de 54 pages.

HISTOIRE GÉNÉRALE DU MOUVEMENT CONTRE LA POLICE DES MŒURS DEPUIS 1864 :

    LA PROSTITUTION RÉGLEMENTÉE ET LES POUVOIRS PUBLICS (Belgique, Russie, Suisse), 1 vol. in-8°.

    Id. (États-Unis, Mexique, États de l'Amérique du Sud, Chine, Japon, Turquie, Égypte, États Balkaniques), 1 vol. in-8°.

POUR PARAITRE PROCHAINEMENT

LA PROSTITUTION RÉGLEMENTÉE ET LES POUVOIRS PUBLICS, Allemagne, Autriche, États scandinaves, 1 vol. in-8°.

LA POLICE DES MŒURS A PARIS PENDANT LA RÉVOLUTION FRANÇAISE (1789-1799), 1 vol. in-18.

M. LE SÉNATEUR BÉRENGER, sa biographie politique et son rôle de moraliste public, brochure.

L'ARMÉE

ET

La Police des Mœurs

Biologie sexuelle du Soldat

ESSAI MORAL ET STATISTIQUE

PAR

LOUIS FIAUX

Ancien Membre du Conseil Municipal de Paris

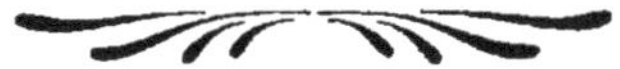

PARIS

LIBRAIRIE FÉLIX ALCAN

108, boulevard Saint-Germain

AVANT-PROPOS

Le Commandement et les Pouvoirs politiques se sont justement émus de l'augmentation, semble-t-il, considérable des maladies sexuelles dans les armées et vraisemblablement dans les populations civiles. L'histoire de l'hygiène nous avise que ce dommage public n'est que l'expression connue d'une sorte de loi fatalement issue des époques troublées comme celle que nous vivons depuis le mois d'août 1914. Les grands rassemblements et mouvements militaires ont eu, partout et en tout temps, cette même conséquence, que ce soit Charles VIII, le duc d'Albe, Cromwell, Pierre le Grand, Napoléon, Murat, Wellington ou Blücher qui commande. Mais l'histoire, l'éternelle éducatrice en tous genres, bien qu'elle s'enrichisse chaque siècle d'exemples démonstratifs, n'est pas toujours présente avec ses enseignements, à l'esprit de tous les contemporains.

Quoi qu'il en soit, on cherche avec grand'raison à atténuer le mal qui est accompli et à prévenir le mal qui menace. Qui n'applaudirait à ce double effort ?

C'est dans le modeste but d'une collaboration officieuse que nous publions cet essai de biologie et de statistique particulières sur le soldat français.

Le point de départ de toute étude et de toute mesure en la matière, nous a paru être l'état de notre armée métropolitaine, la veille même de la guerre. Cet état, par une suite ininterrompue de progrès, était devenu excellent : à cette date, l'armée française était une des plus saines, des plus intactes des armées d'Europe, après avoir été dénoncée assez longtemps, en France même, sur examen superficiel d'ailleurs, comme occupant parmi elles un rang des plus médiocres, parfois des plus mauvais.

Nous avons cru pouvoir et devoir ici attribuer une situation si favorable à deux ordres de causes :

1° Aux nouvelles lois de recrutement qui, depuis quarante ans environ, ont modifié l'organisme militaire dans notre pays, amélioré la vie du soldat, transformé le soldat lui-même dans un milieu tout différent de l'ancien, ont substitué enfin l'armée nationale à l'armée de métier ;

2° Aux doctrines morales et scientifiques qui, pénétrant peu à peu l'esprit public, notamment celui des générations nouvelles sans excepter les générations médicales, ont prouvé le danger inhérent à la conception première et à la pratique du prétendu système de protection privée et publique appelé « Police des mœurs ».

La situation excellente de l'armée a donc été interrompue, coupée net par une guerre qui n'a point d'antécédents similaires dans les annales de l'Europe civilisée. Le progrès social spécial qui s'accomplissait dans une marche sûre et continue, a tout à coup cessé.

Quand on considère à l'heure présente la dislocation du corps social et de ses assises, on ne s'explique que trop cette révolution régressive : elle présente quelque chose d'analogue aux bouleversements des couches géologiques dont les cassures, les chevauchements, les transports, les confusions, les éloignements déroutent. Quelles conséquences ne devaient point avoir ces exodes d'hommes par masses, ces délaissements équivalents des femmes ? Ces innombrables foyers familiaux rompus et dispersés, les hommes mariés redevenus célibataires, les jeunes gens non mariés éloignés de leurs habitudes de cœur ou de leurs arrangements, les circonstances du célibat viril comme les conditions ordinaires de la prostitution féminine bouleversées, sans omettre tous les vides incertains, tous les vides définitifs laissés à l'arrière par les prisonniers, les disparus et les morts de l'avant, sans oublier surtout la crise économique de gêne et de misère s'abattant sur les femmes du prolétariat réduites par milliers et milliers aux plus insuffisantes ressources, quelque intelligente et humaine que soit l'intervention des secours publics.

A l'ensemble et aux détails de ce trop véridique tableau, comment s'étonner de ce bouleversement des mœurs ?

Aucun de ces traits n'a échappé à un esprit puissant qui s'est depuis longtemps attaché à l'étude du problème sexuel, à M. E. Gaucher qui occupe, à la Faculté de médecine de Paris, en grand clinicien et en sociologue sagace, la chaire des maladies que l'on

pourrait aussi bien appeler passionnelles que sexuelles. M. Gaucher
a fait dans ces derniers mois à l'Académie de médecine plusieurs
communications documentées où sont justement observés et décrits
tous les désordres que nous avons sous les yeux et leurs résultats
morbides; mais, avec cette libre réflexion sociale dont il a déjà
donné tant de preuves utiles, il y ajoute la philosophie du fait ana-
lysé. Comme on l'avait vu démêler les conditions constantes, les
circonstances originelles courantes de la prostitution des femmes du
prolétariat, on le voit maintenant distinguer avec un exact sentiment des réalités actuelles, les causes de ces ascensions statistiques
morbides explosives, qui inquiètent à bon droit les Pouvoirs publics
et l'opinion, non seulement pour la puissance des armées combattantes, mais pour l'avenir de la race (1).

Cette détermination de la qualité des personnes contaminées puis
contaminatrices, cette constatation du trouble profond des milieux
militaire et civil une fois établies, on cherche vainement quel fonds
on pouvait faire sur la police des mœurs pour une intervention globale et même partielle vraiment protectrice. Si l'on fait état de ses
échecs acquis, de son impuissance prouvée, on est, au contraire,

---

(1) Quelques citations de ces remarquables travaux nous paraissent ici utiles :

« Relativement aux modes de contagion de ces maladies et en particulier de la
syphilis, il faut reconnaître, dit M. Gaucher, que le trouble jeté dans les esprits
par la guerre a un peu bouleversé les notions morales habituelles. Des hommes
qui, jusqu'alors, avaient observé la fidélité conjugale, séparés brusquement de
leurs familles, se sachant exposés à des dangers de mort continuels, oublièrent
leur prudence du temps de paix. La contagion vénérienne résulta de rencontres
faciles et suspectes, que ces hommes, dans la vie civile, auraient soigneusement
évitées. D'autre part, des femmes, abandonnées à elles-mêmes, souvent avec des
ressources insuffisantes, se laissèrent aller à remplacer momentanément l'absent.
C'est dans ces circonstances, particulières au temps de guerre, qu'on trouve des
raisons multiples de contagion vénérienne, en dehors des prostituées de profession. Celles-ci, certainement, tiennent une place importante dans la propagation
des maladies vénériennes, particulièrement de la syphilis; mais il résulte de
l'interrogatoire que nous avons fait subir aux malades, que, très souvent aussi,
la maladie leur a été communiquée par des femmes quelconques, qui n'étaient
que des prostituées d'occasion, qui n'étaient pas des prostituées avant la guerre.
quelquefois aussi par des femmes mariées, par des femmes de mobilisés, auxquelles ils ne donnaient qu'une rémunération insignifiante et souvent rien du
tout.

» C'est ce relâchement moral, inévitable en temps de guerre, cet abandon de
toute prudence sexuelle, né des dangers incessants qui nous menacent, qui sont
les causes de l'augmentation de la syphilis depuis la guerre. Et, en effet, depuis
la mobilisation, la syphilis est en progression, non seulement chez les militaires,
mais aussi dans la population civile. » (Communication *sur les maladies vénériennes pendant la guerre* à l'hôpital militaire Villemin (ex-Saint-Martin) et dans
ses annexes par M. le professeur Gaucher, médecin en chef de l'hôpital, médecin
principal. *Bulletin* n° 13. Acad. de méd., 28 mars 1916, p. 357.)

amené à déduire qu'on n'en devait attendre aucun secours efficace dans le présent. Quand il s'agissait de la surveillance, de la direction d'une fraction limitée, infinitésimale d'individus appartenant tous à une seule classe, à un seul sexe, de quelques unités ambulantes, la police spéciale n'obtenait que des résultats négatifs. Quelle action pourrait-elle avoir aujourd'hui sur des milliers de couples, de foyers épidémiques atteignant des proportions qu'on ne peut limiter dans des milieux dont l'accès lui est fermé? Il faudrait que cette police spéciale pût, dans tous les instants, pénétrer partout, dans toutes les couches sociales. Sont-ce là des prétentions soutenables, des interventions possibles? La pratique, la doctrine de la police des mœurs ne peuvent pas plus évoquer en leur faveur, au milieu de ces temps tumultueux, de solides arguments, qu'elles n'ont réussi à prouver leur valeur dans des temps de calme et de paix.

En lisant cette étude, l'on éprouvera, croyons-nous, la même impression que nous avons ressentie nous-même en en collectant les éléments : à savoir que tout ici se traite dans la vie intime des individus, dans la biologie profonde des masses des deux sexes; que l'immense cohue de ces épisodes échappe à toute recherche, à toute inquisition officielles et se passe en dehors d'elles. Rien ne peut être ici administrativement, coercitivement dirigé, puisqu'on se trouve en face des foules anonymes, au demeurant en face de la nature humaine elle-même, non plus même contenue par le respect humain, la morale courante, les habitudes de la vie commune.

Au milieu d'une telle tempête militaire, politique et sociale, pour résister à cette libération, à ce débordement si l'on veut — qu'on ne doit point cependant exagérer — il aurait fallu que l'esprit public pût opposer quelques bons obstacles non pas improvisés et de fortune, mais préparés, élevés au moins depuis quelque temps, obstacles moraux et d'organisation aussi.

Loin de nous la pensée des critiques personnelles, des retours en arrière, des récriminations stériles : mais, à la veille de la guerre, quelle morale, quels enseignements privés et publics étaient les nôtres en la matière? Quelles institutions agissantes? Quels établissements? Quelles lois pouvaient servir à la fois de frein et de guide?

On vivait sur le fonctionnement, sur le spectacle surtout des errements anciens, sur la foi banale d'aphorismes professés comme des vérités sociales et scientifiques indiscutables, enfin dans la croyance du dogme de la Réglementation, et cette solution toute primitive du problème sexuel dispensait chacun de considérer les devoirs les plus élémentaires de l'individu et de la collectivité.

Ainsi les idées les plus nuisibles à la dignité morale et à l'intégrité corporelle, aux intérêts de la personne et de la communauté, régnaient despotiquement.

Il était entendu qu'une prostitution était réputée saine quand elle était surveillée, alors que les maladies sexuelles sont l'aboutissement inévitable et presque immédiat de toutes rencontres vulgivagues, alors surtout que l'affluence masculine exclusivement détournée sur les malheureuses embrigadées multiplie pour elles et leurs partenaires les dangers de la contagion. Comme si la réclame de l'infaillibilité sanitaire par l'inscription féminine n'était pas une duperie ! Comme si la fable populaire de la garantie n'était pas un péril public !

Inversement, on regardait comme incident tout naturel le dénouement morbide d'une rencontre. Si l'homme qui accostait était déjà malade, tant pis pour sa partenaire ! Si, au contraire, l'homme accosté était sain et la femme malade, le cas était sans doute plus fâcheux, et l'homme avait la ressource de dénoncer la dispensatrice de son mal ; de part et d'autre, on acceptait néanmoins avec la conscience d'une irresponsabilité réciproque l'aventure malchanceuse. Étrange mentalité pour l'établissement de l'intégrité des unes et des autres, et par suite des femmes honnêtes et de leurs maternités !

On trouvait régulier l'exercice public d'une médecine incorporée, fonctionnant contrairement à son principe, déviant même de son devoir puisqu'elle admettait des pratiques de prison où la guérison était soit compromise par l'absence des règles de l'hygiène générale, soit inachevée par des *exeat* obligatoires prématurés.

Enfin, on n'était point offensé d'une organisation spéciale reposant tout entière sur l'infériorisation juridique, économique, morale, sociale en un mot de la femme, se traduisant par sa mise en servage naturelle sous les administrations de police. Ceci, du reste, n'était que la suite de l'absence de toute protection légale contre la séduction, l'abandon, la maternité hors mariage (1).

De tels vides intellectuels, de telles lacunes morales ne servaient que trop l'invasion du flux malsain, l'épandage des maux sexuels : il y avait adaptation fatale entre une mentalité trop générale et le nouveau milieu.

L'armée s'est d'ailleurs abstenue de ratiociner sur la situation. Elle a agi.

---

(1) La loi qui autorise la recherche de la paternité a été seulement promulguée le 16 novembre 1912.

Le Service de santé et le Commandement ont pris les devants, et, comme on dit, couru au plus pressé. Ils ont mis rapidement et solidement leurs obstacles en opposition avec le péril : ils n'avaient qu'à continuer d'appliquer, en les fortifiant, leurs méthodes de prophylaxie et de cure dont nous avons justement loué les progrès au cours de pages ultérieures.

Après quelques tâtonnements inévitables, deux principes excellents ont été définitivement arrêtés par les médecins militaires et les chefs de troupes : le premier, de conserver près des lignes combattantes, non loin du front, des hommes auxquels leur accident laissait en immense majorité leur entière vigueur et n'interdisait point de reprendre promptement leur place dans le rang ; on doit ajouter, sur l'observation même des médecins militaires, que ces malades n'avaient qu'une hâte, celle de retourner au danger, qu'un regret, celui d'en avoir été momentanément éloigné pour une telle cause ; le second principe, d'interdire d'une consigne absolue que les malades devinssent permissionnaires, et fussent autorisés à visiter, même très brièvement, leurs foyers sans être débarrassés, guéris des symptômes contagieux (1).

Toutes les maladies, en effet, ne venaient pas de l'intérieur, loin de là. Les armées, ou du moins tels corps, avaient eux-mêmes, en maintes régions, opéré le transfert et la distribution du mal, dont le choc en retour frappait dans leur propre foule les hommes jusque-là indemnes. Un nombreux élément féminin rural, non émigré, patronnes, surtout servantes de villages, avait malheureusement fourni un contingent, sinon mal rétribué en finance, du moins assez mal traité d'autre manière.

Le refoulement des professionnelles d'occasion ou de métier, leur expulsion avaient été pratiqués dès la première heure et il apparaissait aux plus systématiques que la prostitution banale, celle qui est revendiquée par la Réglementation comme sa justiciable, se raréfiait plus on allait de l'arrière à l'avant, et devait être, aux armées mêmes, de moins en moins incriminée à mesure que l'on suivait la route des étapes en remontant vers le front.

Quelles que soient les pratiques administratives appliquées dans l'intérieur même du pays, on voit que pour s'opposer aux maladies spéciales, la médecine d'armée et le Commandement militaire ont plus radicalement encore modifié le système banal. Nous vivons

-----

(1) V. *Appendice* (p. 262), note sur la prophylaxie présentement employée aux armées.

présentement ainsi sous un régime analogue au régime scandinave, où les maladies spéciales, dans les trois royaumes et notamment en Danemark et en Norwège, *doivent* être soignées, tant chez les hommes que chez les femmes. La crise de guerre que nous traversons et le recrutement des armées, opéré sur les hommes de dix-huit à cinquante ans, explique cette situation exceptionnelle.

Ce qui doit être également retenu de la phase actuelle, c'est un éloignement officiel visible pour les errements administratifs anciens. Il ne semble pas que les quelques rares écrivains qui ont préconisé un redoublement des mesures violentes contre les femmes aient été accueillis avec encouragement, ni même écoutés avec attention. Une politique administrative intérieure de menaces, de pourchas, de géhennes, de contrainte, de terreur, aurait présentement les mêmes effets qu'hier en faisant fuir les malades, et aggraverait même ces effets en raison des conditions économiques dans lesquelles se débat en ce moment le prolétariat féminin. Les raisons fondamentales de la prostitution des femmes subsistent : elles se sont généralisées, avivées. Ce sont les conditions qui lui servent d'assises qu'il faut amender. Il n'est pas nécessaire d'avoir longtemps observé les milieux populaires actuels pour constater dans quelles détresses souvent angoissantes, malgré des secours publics bien intentionnés et aussi largement répartis que possible, se trouvent les femmes du prolétariat, épouses, concubines ou vivant dans un strict célibat. Les vraies mesures administratives qui devraient être surtout d'ordre économique dans les temps ordinaires, doivent en ce moment accentuer ce caractère.

Nous n'avons pas entendu non plus — officiellement du moins, et comme il eût été statué jadis — les pouvoirs médico-militaires préconiser la résurrection des maisons publiques qui, depuis longtemps, disparaissaient partout ; nous n'avons pas vu qu'à titre de palladium de la santé des troupes, on ait jalonné les routes d'étapes ni encerclé les villes de dépôts et les camps d'instruction de ce genre d'établissements. L'abolition des foyers fixes comme des semailles ambulantes de contagions, paraît comprise avec de toutes autres méthodes.

Les pouvoirs médico-militaires suivent en réalité, publiquement, la voie dans laquelle l'armée avait été si heureusement engagée avant la guerre : ils veulent que l'on s'adresse d'abord à l'intelligence du soldat, puis que le cri : « Haut les cœurs », soit commenté *dans tous les sens* et aussi bien aux heures nerveuses qui précèdent la préparation sublime des combats qu'au long et sain repos qui les suit.

Ainsi avaient déjà procédé, dans leurs départements respectifs, MM. Millerand et Augagneur, aux Ministères de la Guerre et de la Marine.

Aujourd'hui même, nous voyons avec une vive satisfaction intellectuelle, le parlementaire méritant qui occupe le sous-secrétariat d'État du service de santé, se prononcer résolument, accepter, rechercher les occasions publiques de s'adresser aux soldats, soit directement, soit par l'intermédiaire de médecins qualifiés exerçant aux armées. M. Justin Godart ne craint pas de mettre, en première ligne de ses conseils, la maîtrise de soi, l'acceptation d'une continence qui double la force contre l'ennemi, en même temps qu'elle assure l'intégrité corporelle au retour familial près de l'épouse ou de la jeune fille qui le deviendra.

Parlant à de jeunes hommes, à des soldats, l'actif et clairvoyant adjoint au ministre de la Guerre a su tenir le franc langage qu'il fallait quand il leur a dit et écrit : « Pour ne pas contracter de maladies, il n'est vraiment qu'un moyen efficace : ne pas s'y exposer. La chasteté ne fait rire que les imbéciles... » Puis il a su ajouter en homme d'État qui adjure les Français de penser, comme lui, à un proche avenir : « Gardez-vous donc intacts et sains pour créer une famille, pour l'augmenter à votre retour.

» Pensez à votre femme, à votre fiancée et aux beaux enfants qui feront la joie de votre foyer et la force de votre patrie : ils seront les remplaçants de vos glorieux camarades tombés au champ d'honneur. Faites les nombreux, sains et vigoureux ! »

Et ailleurs, dans une lettre publique à un jeune médecin militaire, déjà connu avant 1914 pour ses bons travaux de médecine sociale : « La noblesse du but poursuivi par la France dans la guerre qu'elle subit, oblige ses enfants à tenir leur moral élevé : c'est à ce prix seulement qu'ils conserveront la patience et la confiance indispensables pour nous assurer la victoire... Mais ce moral ne peut exister qu'étayé sur une santé physique soigneusement ménagée, non seulement par les chefs, mais par chacun des intéressés, en ce qui le concerne personnellement (1). »

On ne saurait mieux dire, là d'un souffle éloquent, ici d'une bonne simplicité civique, le devoir vraiment viril.

---

(1) *Conseils aux soldats* (Brochure. — Publication du Service de santé militaire). — *La vie morale et la guerre*, par Albert Nast, médecin auxiliaire, docteur en droit. Lettre-préface de M. J. Godart, sous-secrétaire d'État. Brochure in-12. Paris. Avril-Juin 1916. — *Vous êtes braves, restez forts. Les vrais héros.* Brochure par une Française (Mme Avril de Sainte-Croix) et Louis Comte. Paris. Janvier 1917.

Le Sous-secrétaire d'État au Service de santé a eu grand'raison
de parler continence aux soldats. En 1855, en Crimée, durant un
siège mémorable, dans une guerre de tranchées qui rappelle la
guerre du front occidental, jamais l'on n'a observé que cette continence imposée par l'isolement topographique le plus absolu — les
relèves ne connaissaient pas de permissionnaires... Où auraient-ils
été du reste? — eut le moindre inconvénient pour la santé du
soldat, qu'il fût jeune et récente recrue ou vieux rengagé. Les
médecins de l'armée d'Orient n'avaient point négligé de relater
le fait. On peut le rappeler.

Un épisode clinique d'un intérêt capital montre, du reste, la valeur profonde de tout enseignement qui fait appel aux clartés intellectuelles et morales pour garder l'être humain. Nous le relevons
dans une autre communication de M. le médecin-principal professeur Gaucher. Chez les militaires observés par ce maître-clinicien,
voici qu'il apparaît que *ce sont les jeunes classes de soldats qui sont
proportionnellement les moins atteintes* (1). Ainsi, contrairement aux
statistiques antérieures du professeur Alfred Fournier, de MM. les
docteurs Edmond Fournier, Le Pileur, Jullien, etc. qui nous montraient la jeunesse masculine avant vingt et un ans et un peu au
delà comme la plus atteinte, et la maladie syphilitique décroissant
rapidement dans les tranches de vie ultérieure de vingt-cinq à
trente-cinq et quarante ans, ce sont, au contraire, à l'heure présente, les hommes d'âge moyen qui fournissent proportionnellement
deux et trois fois plus de contaminés que leurs jeunes camarades.

Il est facile de déterminer les causes de ce renversement des
situations : les uns, les plus anciens vivent sur le périlleux préjugé
de la prétendue protection officielle ou d'une prostitution quelconque non nocive ; ils appartiennent aux générations à qui n'ont été
donnés ni avertissements, ni instructions, ni conseils aux heures
opportunes de la vie, et ils se conduisent en conséquence. Au contraire, la jeunesse, les générations nouvelles, prévenues, stylées,
instruites sont plus clairvoyantes, plus sages, plus prudentes soit
qu'elles se garent mieux, soit que raisonnablement elles s'abstiennent.

Nous ne doutons pas que les barrages placés par la médecine
d'armée à l'encontre du flux malsain ne le restreignent, ne l'arrêtent.
D'ailleurs, avant que les statistiques totales d'ensemble aient été
établies et que l'on puisse se faire de la situation réelle une idée
autre qu'une opinion sentimentale ou légendaire, il convient de ne

____

(1) Deuxième communication à l'Académie de médecine. *Bull.* du 26 décembre 1916, p. 578.

rien exagérer ni moralement ni numériquement. Les médecins militaires étant à l'avant, un ministre qui sait discerner et utiliser les compétences au mieux des intérêts publics, a nommé presque dès le début de la guerre, Directeur de la statistique médico-chirurgicale de l'armée, un savant justement considéré, placé pendant plus de trente années à la tête des services statistiques de la ville de Paris. Nous attendons du Dr Jacques Bertillon non seulement sur les blessés et les fiévreux de nos armées, mais sur les maladies en marge, dermatoses, maladies mentales, ...sexuelles, etc., une œuvre qui ne figurera pas un des chapitres les moins instructifs de l'Histoire que nos troupes héroïques écrivent elles-mêmes dans nos marches du Nord et de l'Est et en Orient. On peut compter, la science et l'expérience de M. Bertillon nous en répondent, sur une étude très complète et sur des interprétations sévèrement raisonnées.

Le présent essai, nous le répétons, ne vise ni la situation sanitaire de guerre, ni l'état actuel du soldat sur lesquels on ne peut avoir de données définitives : il présente un tableau des périodes antérieures à la guerre et s'arrête même la veille de l'année où elle éclate. Il introduit un élément, ce nous semble, capital de jugement, un document de comparaison. On n'y trouvera pas une ligne de polémique ou de critique dans le sens étroit du mot. Le temps des imprimés de ce genre est, d'ailleurs, en la matière, passé depuis longtemps.

D'une part, le discrédit de la police des mœurs et la mise en pratique d'une tout autre prophylaxie ont coïncidé avec une amélioration saisissante de la santé de l'armée. D'autre part, les lois de recrutement ont changé le milieu même, la substance organique des armées. Tels sont les constatations numériques et les faits sociaux que nous avons relevés. Le lecteur appréciera leur valeur intrinsèque et leur portée.

Nous n'ajouterons qu'un mot sur les déductions tirées des lois de recrutement : nous observerons que ces déductions sont d'ordre strictement hygiénique.

Certes, tout français doit avoir son opinion faite sur l'obligation, l'universalisation, l'égalité et même le terme réduit du service. Ce sont là aujourd'hui des principes généraux inattaquables en matière d'organisation militaire, et, il est peu probable que la rude expérience de la guerre les modifie. Mais il serait singulièrement téméraire et prétentieux d'aller au delà, et nous n'avons point entendu en marquant les progrès sanitaires spéciaux faits par l'armée notamment pendant l'application des lois de trois et deux ans de présence active, vanter celle-ci au détriment de celle-là ou inversement. Le service de vingt-quatre mois, de trente-six mois, de trente mois ou autre sera très certainement discuté à fond ultérieurement au point de vue de l'emploi dans l'artillerie, le génie, l'aviation, et même la cavalerie ; l'infanterie ne retiendra pas moins le débat, aujourd'hui que le troupier de ligne doit être à la fois non seulement marcheur, gymnaste, manœuvrier de rang, bon tireur, mais par surcroît armurier, grenadier, mitrailleur, sapeur-pionnier, et quelque peu artilleur. On conçoit donc qu'un simple écrit d'hygiène ne soit point placé à un autre point de vue que celui de l'hygiène.

Mais si nous nous défendons d'avoir eu ici l'intention de conclure sur un sujet qui n'est pas de notre présent ressort, en revanche, dans les limites que nous nous sommes imposées, nous tenons à dire nettement pourquoi nous publions ce livre en l'instant.

Depuis tantôt trois ans, tous les ouvrages qui ont paru en France ont trait à la guerre même, à ses causes premières et secondes, lointaines et immédiates, aux responsabilités inéluctables qui pèsent sur l'Allemagne et son gouvernement impérial (1). Durant ces derniers mois, par une pente logique de patriotisme et d'humanité également éclairés, un autre courant d'idées, non moins important, se fait jour à côté du précédent.

Chacun se demande quelles seront les réorganisations de l'*Après-guerre* ?

Comment éviter le renouvellement de fautes évitables ? des aveuglements, des indifférences, des omissions ou des décisions également pernicieux ? Quelles évolutions favoriser ? A quelles solutions de politique interne s'arrêter ? L'urgence de vingt problèmes s'impose. Ni la nation, ni ceux qui l'ont gouvernée, ni ceux qui aspirent à la gouverner ne peuvent échapper au souci de ces études impératives et à la prompte application de leurs conclusions.

Au premier plan se place la question de morale publique intimement confondue, on doit le mieux voir maintenant, avec une conception toute contraire des rapports sociaux des hommes et des femmes, avec la multiplication des jeunes foyers, avec la constitution des jeunes familles, finalement avec la puissance même de la nation.

L'heure venue, il ne s'agira pas — nous l'espérons du moins — de retomber dans les controverses d'antan, les querelles fastidieuses,

---

(1) Parmi ces écrits, un des meilleurs et des plus complets comme histoire générale et contemporaine, est celui qu'a publié récemment M. Yves Guyot — *Les Causes et les Conséquences de la guerre* (petit in-8° de 420 p., chez F. Alcan, Paris, 1915). La science économique de l'auteur éclaire excellemment toute la partie politique de cet ouvrage.

les ergoteries épuisées, de nier les faits les plus patents ; de se reprendre à déterminer quel meilleur mode de prostitution sera imposé aux femmes du prolétariat misérable ou quelle organisation supérieure sera offerte à la jeunesse masculine ! de disputer si l'on doit préférer la prostitution entassée en tel quartier ou disséminée par la ville, la prostitution à demi-libre en chambre-domicile ou la prostitution emprisonnée en maison clôturée, ou le demi-lupanar, la maison de passe sans internat, etc.. etc. On nous fera grâce de ces recherches bourbeuses, de ces calculs abjects auxquels le débat réglementariste contraint.

La question des mœurs publiques se présentera — nous l'espérons encore — sous un autre aspect.

C'est la prostitution même qu'il s'agira de diminuer, de prévenir par la fondation d'institutions qui protégeront la femme, par la menace d'interventions légales qui contiendront l'homme. C'est la prostitution même, officiellement cimentée par la Réglementation, qu'il s'agira de dénoncer enfin comme la grande école de stérilité et de dépopulation. Il est singulier que tous les conseillers et porteurs de remèdes pour consolidation de la famille, reviviscence de la natalité, intégrité de la race, résurrection d'une population jeune, forte et nombreuse, en rapport avec le rôle métropolitain, européen et mondial de la nation française, n'aient pas porté là, d'emblée, leur attention et leurs projets.

Dans cet *Après-guerre*, au sein d'une démocratie se surveillant, s'épurant elle-même de son côté, on peut attendre que l'armée tiendra un rôle moral de première ligne : elle a déjà prouvé comme elle était capable de le bien remplir. Intimement unie à la société civile, la pénétrant par la persistance des principes inculqués à la jeunesse sous les drapeaux, recevant des générations de plus en plus aptes et les restituant meilleures encore, l'armée achèvera de montrer quel instrument de régénération et de force elle est dans le pays.

Que si c'est billevesée, chimère non pas de rêver cet *Après-guerre* là, mais d'y croire, alors les craintes, les prévisions douloureuses sur l'avenir intérieur du pays qui hantaient tant de français avant Août 1914, ressurgiront peut-être justifiées par de plus évidentes raisons.

Louis FIAUX.

L'ARMÉE ET LA POLICE DES MŒURS

PREMIÈRE PARTIE

PHASE DE L'ARMÉE DE MÉTIER

I

Vues générales. — Obligation pour la médecine d'armée de maintenir l'intégrité sanitaire du soldat. — Oubli du point de vue analogue dans la police des mœurs civile : liberté de l'homme malade. — Similitudes apparentes et divergences réelles de la prophylaxie de la médecine militaire et de la médecine civile en matière de maladies intersexuelles.

Le premier terme de l'ordre prophylactique militaire : « Découvrir et éteindre le foyer masculin de contagion. » — Disciplines erronées jadis employées aux armées pour diminuer les maladies vénériennes : la dissimulation et la multiplication de ces maladies en ont été la suite.

La question de l'abolition ou du maintien de la police des mœurs dans le gouvernement interne du pays n'a jamais laissé le corps des officiers de santé de l'armée absolument indifférent; il lui était d'ailleurs difficile de se jeter dans la mêlée des controverses, dans la bataille des personnalités inévitables, et les vues traditionnelles sur la matière autant que les obligations hiérarchiques ne mettaient point à l'aise, pour la liberté de l'étude et surtout de la publication, ceux d'entre ces officiers dont l'attention aurait été retenue par l'intérêt majeur du débat. Le chapitre des maladies spécifiques n'a jamais été omis sans doute dans les préoccupations des médecins militaires, auteurs compétents de traités ou de mémoires sur la santé de l'armée en temps de paix et en campagne, et cette partie de notre littérature scientifique française, inventoriée et groupée, offrirait sans nul doute au travailleur intéressé ou au simple chercheur une notable bibliographie. Mais jusqu'ici, malgré l'indépendance persistante que l'on rencontre assez souvent dans le caractère et la pensée de tels médecins d'armée, indépendance que ses traits intellectuels et moraux rendent alors très précieuse, on n'a guère vu, à quelques rares exceptions près (1), le praticien de l'armée active prendre position et aborder la discussion avec la liberté d'esprit issue de la seule et exclusive considération des faits. Nous avons rencontré dans les conférences, commissions et congrès internationaux ou nationaux particulièrement convoqués pour étudier les conditions établies et à établir de l'hygiène spéciale des masses populaires (2), des médecins militaires délégués, choisis en raison de leur longue expérience; nous avons suivi, dans leurs communications préparées, ceux qui faisaient partie de l'Académie de Médecine ou de simples sociétés savantes, et partout, dans ces réunions passagères ou permanentes, nous avons presque toujours senti peser, sur la mentalité du médecin militaire l'antique préjugé de la réglementation féminine tel que la Préfecture de Police à Paris et nos municipalités provinciales le mettent en œuvre dans la police des mœurs.

Il nous a paru qu'il y avait là un malentendu originel dans l'observation des faits et dans leurs déductions, qui, s'il était écarté en satisfaisant la raison — et cela ne nous paraît pas fort difficile — laisserait la place plus nette pour un établissement et un fonctionnement certainement supérieurs à l'état actuel. Que la médecine militaire s'employât à faciliter un tel examen et apportât à la réforme le concours de cette science pratique, active et dévouée qui est la caractéristique de toute son action, c'est là ce qui importe grandement à nos yeux : la réforme n'en serait que plus proche et l'intérêt public que plus solidement et généralement servi.

L'organisme militaire, quel que soit le milieu gouvernemental, politique et social auquel il appartienne, repose absolument sur la conception et la pratique d'un ensemble de statuts qui tous ont pour objet de constituer dans l'État une force ordonnée et puissante, tou-

(1) Nous retenons entre autres celles-ci qui sont des plus notables et se sont produites dans le beau foyer de travail qu'est l'école du Val-de-Grâce, à Paris : *Mémoire sur la prophylaxie de la syphilis dans les armées*, par le Dʳ Ferrier, médecin-major de 1ʳᵉ classe, professeur agrégé au Val-de-Grâce. Mention hon. (Prix Larrey) de l'Académie de Médecine, déc. 1900. — *Prophylaxie des maladies vénér. et police des mœurs Théories abolitionnistes*, par le Dʳ P. Levêque, médecin aide-major stagiaire au Val-de-Grâce (in-8°, J.-B. Baillière, Paris 1906).

(2) Conférence internationale de prophylaxie sanitaire et morale de Bruxelles (1899-1901); Commission extraparlementaire française du régime des mœurs (1903-1907); Société française de prophylaxie sanitaire et morale (1900-1913); Soc. de médecine militaire française (Cptes rendus), etc. V. *Appendice*, p. 274.

jours prête pour le maximum de l'effort immédiat. Soit que cet effort s'applique à la fois à maintenir l'intégrité du territoire national et l'ordre intérieur dans son sens matériel, soit qu'il s'applique sous la seule impulsion d'une politique d'enrichissement et d'ambition à des expéditions continentales ou lointaines destinées à accroître le pays, peu importe pour l'analyse : nous n'avons pas à examiner ici les mobiles sacrés ou purement politiques qui peuvent faire et font en effet des armées un instrument tantôt de protection nationale, tantôt de domination d'un régime, tantôt de conquête. Quels que soient son affectation et son but, la force militaire doit rester intacte et préparée. Son utilisation soudaine et massive repose non pas seulement sur l'obéissance mais la validité de tous ses éléments. Rejetant hors de ses rangs, dès le premier jour de son groupement, les unités sociales insuffisantes, débiles, tarées, elle doit à sa constitution propre une organisation de protection publique et individuelle telle que tous ceux qui sont conservés dans les rangs soient assurés de soins et de conseils opportuns, et ne puissent nuire non plus à eux-mêmes qu'au corps social dans lequel ils se meuvent au dehors, et aux individus, aux *commilitones* avec lesquels ils sont en contact constant.

Tout le jeu de la médecine militaire repose sur ces principes qui ressortent de la nature des choses et se traduisent en règles immuables; ainsi se trouvent visés non pas seulement les maux accidentels et exclusivement individuels qui figurent une partie de la clinique humaine mais aussi — faut-il dire? surtout — les maladies susceptibles de se communiquer par la contagion ou la simple transmissibilité. Ici les règles deviennent impératives et ne comportent ni tempérament ni délai. Il s'agit du salut commun d'abord pour les groupements armés. Il faut ensuite empêcher le rayonnement morbide de pénétrer dans le milieu plus général, plus vaste dont émanent ces groupements. Il s'agit en fin de compte du salut public.

Ainsi s'expliquent dans l'armée la multiplicité des interventions de la surveillance hygiénique, les visites corporelles au moment des arrivées ou départs de classes, des permissions, des retours, des bains-douches, etc., visites hebdomadaires, mensuelles, réglementaires, ordinaires, inopinées, périodiques, extraordinaires, occasionnelles, etc., qui doivent dépister toute manifestation morbide chez le soldat.

Les maladies spécifiques de l'appareil sexuel devaient venir au premier rang des préoccupations de la médecine militaire. Le soldat se présente dans toute sa vigueur virile naissante ou déjà achevée: la vie passionnelle a souvent commencé pour lui, souvent elle a battu son plein chez beaucoup. Si l'armée est permanente — quelle que soit la brièveté du service actif — le soldat est célibataire. Faut-il évoquer les attachements antérieurs? Ils sont l'exception. La médecine militaire se trouve donc ici en présence des bouillonnements d'activité et de puissance masculine que tous les travaux d'instruction dans les casernements citadins, même dans les camps distants, ne parviennent ni à détourner ni à éteindre entièrement.

Le soldat cherche la fille; la fille cherche le soldat. Il est libre, gai, peu argenté il est vrai. Mais il n'importe! La jeunesse d'un sexe est toujours en quête de la jeunesse de l'autre. La promiscuité, le simple changement, le plaisir, la débauche, l'ignorance, l'exemple, le loisir, l'alcool mêlent leurs invites et leurs entraînements.

La maladie intersexuelle naît dans ce milieu qu'il faut bien appeler prostitutionnel, sans dissocier les couples de partenaires, prostituées et prostituants, pour employer les deux termes aujourd'hui judicieusement en cours.

Et nous voici au premier terme de l'ordre de prophylaxie militaire.

Que le soldat malade soit interné à l'infirmerie régimentaire ou à l'hôpital, il est soigné d'office, retenu à l'intérieur, privé momentanément de sa liberté. La médecine d'armée poursuit deux buts, d'ailleurs combinés, convergents : il lui faut guérir le malade, détruire en soi le mal qui fait souffrir et lèse un être humain; il lui faut aussi au plus vite parer à l'indisponibilité causée par la maladie et mettre promptement l'invalide en mesure de reprendre sa place de travail au milieu de la foule des autres militaires sans leur infliger par sa présence aucune chance de dommage. La médecine d'armée a l'obligation de restaurer l'intégrité d'un soldat que son ulcère ou sa suppuration uréthrale, son orchite, son adénite, son angine ou son ophtalmie rendent incapable de remplir, un temps toujours trop long, sa fonction de soldat. Qu'il soit fantassin, cavalier, artilleur, pionnier, peu importe : les accidents de son mal le rendent momentanément inutilisable. Sans la médecine d'office, il le serait probablement dans la plupart des cas bien plus longtemps encore.

La médecine dans ce premier temps n'est pas cependant toujours d'office, c'est-à-dire imposée. Le soldat n'est pas inévitablement un ignorant ou un dissimulateur : il se reconnaît lui-même malade, il se déclare spontanément. Le résultat de sens médical est toujours le même; le malade est interné. On ne peut s'en rapporter à sa seule volonté pour se soigner et garer ses compagnons. La discipline, la règle, étant donné le milieu constitué, réalisent sûrement ici le bien.

Faut-il sur ce premier temps de la surveillance médicale d'armée greffer quelques observations? Elles sont faciles à la plume et peu déplaisantes bien que critiques puisqu'elles s'adressent au passé. Mais le régime militaire a suivi longtemps des errements trop fâcheux en matière de recherche et de curation des maladies intersexuelles chez le soldat pour qu'ils ne soient point rappelés. C'était une règle dans nos anciennes armées (nous parlons de celles du Premier Empire, de la Restauration, de la Monarchie de Juillet, etc.) de punir, souvent gravement, les soldats qui sortaient de l'hôpital ou seulement de l'infirmerie, y ayant été traités pour affections vénériennes; la moindre pénalité qui pouvait atteindre le malade en uniforme était une privation du prêt. Nous voyons ainsi, Bonaparte, premier Consul, chef de l'armée, décréter le 16 nivôse an IX (6 janvier 1801) que les sous-officiers et soldats, atteints de maladies vénériennes, ne jouiront en rentrant au corps d'aucun rappel de solde ni décompte. Plus tard, la Garde impériale était l'objet d'une inspection particulière aussi minutieuse que répétée. Le capitaine Coignet, dans ses vivants *Cahiers*, conte que le général Dorsenne, très apprécié de Napoléon et placé par lui au commandement des grenadiers de la Garde à pied, faisait trembler *(sic)* tout le monde par la sévérité inquisitoriale de ses visites corporelles et les suites qu'il leur donnait (1). Dans les relations du temps, avant et après

---

(1) De retour à Paris, après Tilsitt, en octobre 1808, Coignet, alors tout jeune caporal, déjà décoré de la Légion d'honneur, et caserné à Courbevoie sous Paris, conte en ces termes les inspections passées tous les dimanches par Dorsenne : « Il fallait voir ce général sévère visiter les chambres, passer le doigt sur la planche à pain... et, s'il trouvait de la poussière, quatre jours de salle de police pour le caporal! Il levait nos gilets pour voir si nos chemises étaient propres, il regardait si nos ongles étaient faits et jusque dans nos oreilles. Il regardait dans nos malles pour s'assurer qu'elles ne renfermaient pas de linge sale; il regardait sous les matelas; il nous faisait trembler.

» Tous les quinze jours, il venait avec le chirurgien-major nous visiter dans nos lits. Il fallait se présenter en chemise, et défense de se soustraire à cette visite sous peine de prison! *S'il s'en trouvait qui avaient attrapé du mal, ils partaient de suite à l'hôpital; il leur était retenu quatre sous par jour, et à leur sortie, ils avaient quatre jours de salle de police...* » Le général Dorsenne n'avait pas servi dans l'ancienne armée; né à Ardres en 1773, volontaire en 1792, lieutenant dans la division de Desaix en Égypte, il partait pour l'Espagne comme divisionnaire, rentrait en France grièvement blessé à la tête en 1812 et mourait des suites de sa blessure malgré l'opération du trépan. *(Les Cahiers du capitaine Coignet*, Édit. L. Larcher, chez Hachette, un vol. in-12, Paris 1885.)

1830, les registres des hôpitaux militaires, les commentaires officiels
des vieilles statistiques, nous voyons qu'en présence de ces menaces
et gênes, les soldats malades dissimulaient le plus possible. La constatation d'une maladie vénérienne coupait court à tout espoir d'avancement; le vénérien passait pour ne pouvoir jamais être qu'un très
médiocre militaire, incapable ultérieurement d'un bon service,
insensible même au point d'honneur! Le résultat de telles mœurs
et vues était que, pour éviter les mauvaises notes et ne point
fournir les éléments d'un si nuisible dossier, le soldat se faisait
traiter par les médicastres pour « maladies secrètes », devenait la
proie des charlatans, n'usait que de remèdes inopérants ou dangereux et finissait par revenir au médecin militaire mais dans un état
déplorablement aggravé. Cette médecine qu'imposait alors l'incompétence et l'intelligence particulière des hauts commandements,
venait en ligne directe des traditions des armées de l'ancien régime.
Ainsi, une ordonnance du 2 mai 1781 stipule que tout militaire
atteint de contagion pour la troisième fois sera condamné à servir
deux années au delà du terme fixé par son engagement. Même pendant la Révolution, le préjugé n'avait pas baissé pavillon. Nous
voyons dans la séance du 21 septembre 1793, à la Convention nationale, le député de la Loire-Inférieure, Villers, dénoncer les militaires
que la maladie vénérienne empêchait de faire immédiatement campagne; il rappelle qu'avant 1789, des peines sévères frappaient les
soldats vénériens ; « et cependant le libertinage et la dissolution
des mœurs étaient encouragés par l'exemple le plus dangereux,
celui des despotes ». Il demande que la Convention décrète « que
tout militaire qui entrera trois fois dans un hôpital pour cause de
maladie vénérienne soit déclaré indigne de servir la patrie » (1).

Sous le Second Empire, ces errements n'avaient pas pris fin : ils
battaient encore leur plein dans la période qui embrasse les premières années de la troisième République et ils n'ont guère cédé
que devant les attaques publiques qui leur ont été portées par les
campagnes abolitionnistes. Le Mac-Mahonat avait maintenu l'esprit
traditionnel en la matière. Aujourd'hui heureusement, ceci n'est
plus que souvenir, et, loin de punir le soldat s'il se dénonce lui-

---

(1) La Convention renvoie la proposition au Comité militaire. — Villers (1749-
1807) figura également à la Constituante, aux Cinq-Cents et, après Brumaire, au
Corps législatif. Prêtre rentré dans la vie civile, il avait été curé de Saint-Phili-
bert de Granlieu. A la Convention, il avait voté l'exécution de Louis XVI sans
appel, ni sursis. En quittant le Corps législatif en 1802, il fut nommé directeur
des Douanes à Nantes, fonctions qu'il remplit jusqu'à sa mort.

même comme vénérien, on ne le punit même pas quand le médecin lui reconnaît une maladie spécifique, qui n'a pas été spontanément avouée. Toute une bienveillance hiérarchique l'encourage simplement à venir trouver lui-même le médecin, s'il y a lieu. De hauts officiers de santé, médecins inspecteurs et principaux des armées de terre et de mer, nous ont même affirmé que, dans les salles hospitalières, les pancartes placées au lit du soldat ou marin malade ne contiennent plus depuis longtemps aucune indication nominale d'affection quand ces hommes sont entrés pour affection spécifique, de quelque nature qu'elle soit.

Tout le monde est aujourd'hui d'accord, ministres et directeurs, médecins et officiers d'armée de tout grade, pour reconnaître que l'ancien système de vexations avait un résultat diamétralement opposé à celui qu'il visait, l'objet de toute médecine militaire ou civile étant de soigner le plus de malades possible, de guérir le plus promptement possible les malades attirés ou recueillis, au lieu de les faire fuir ou d'intervenir tardivement lorsque leur affection invétérée est devenue d'une cure plus pénible et plus incertaine.

II

Le second terme de l'ordre prophylactique militaire : « Le soldat doit dénoncer la femme par laquelle il croit avoir été contaminé. »

Collaboration du régime militaire et du régime civil dans la recherche de la femme dénoncée. — Logique théorique de la médecine militaire : son système se tient en apparence debout. — La médecine d'armée a visé un RÉGIME DES MOEURS; la médecine administrative civile n'a tenté de réaliser qu'une POLICE DES MOEURS FÉMININES.

Divergence des deux méthodes et pratiques prophylactiques.

La pratique administrative civile, par les erreurs fondamentales de sa doctrine et ses actes de brutalité arbitraire, a eu pour résultat d'entretenir indéfiniment les maladies intersexuelles dans les populations et par contre-coup dans l'armée.

La médecine militaire ne peut que constater l'échec de la police des mœurs civile.

Nous arrivons maintenant au second terme de l'ordre prophylactique de l'armée.

Le soldat malade, l'*homme* malade est aux mains de la médecine, une médecine réglementaire sans doute mais exercée médicalement, c'est-à-dire avec humanité et science, ne comportant ni emprisonnement, ni privation de nourriture ou autres géhennes physiques et morales qui contrarieraient la cure. Le commandement va-t-il s'en tenir là? En aucune manière. La prophylaxie militaire considère qu'elle n'a accompli que la moitié de sa tâche.

Après avoir pris possession du soldat, lui avoir donné médicaments, repos et conseils, le dernier mot du colloque entre le médecin et l'homme malade est celui-ci : « Qui vous a rendu malade? » ou « Quelle p.... t'a fait ce joli cadeau? » La formule varie selon le degré de familiarité verbale usitée par le major.

L'ordre est formel. Le soldat contaminé *doit* indiquer la femme à laquelle il est redevable de sa maladie. Que ces dénonciations soient choquantes en l'état d'esprit commun qui présentement semble admettre la fatalité de l'*aléa* morbide dans toute relation sexuelle hors mariage; que ces dénonciations puissent être erronées ou calomnieuses, c'est-à-dire qu'elles ne s'adressent pas exactement aux femmes qui ont en réalité causé la contamination, là n'est point la question pour l'instant. Il reste qu'un jeune homme qui était sexuellement sain vient d'avoir des rapports avec une femme plus ou moins publique et qu'il rentre au quartier ayant reçu d'elle le germe rapidement efflorescent d'une syphilis ou d'une blennorrhagie. La médecine d'armée qui soigne ce jeune homme et va tenter de le mettre dans l'impossibilité ultérieure de nuire à des femmes saines lors de futures rencontres, n'admet pas que la femme malade qui, par un acte de nocivité initiale, a porté un préjudice au groupement militaire en annulant plus ou moins longtemps, en pleine paix, un de ses éléments, puisse librement continuer un jeu rendu de surcroît pour tous indéfiniment dangereux par les ricochets de la contagion (1).

Dès lors la médecine militaire se croit autorisée à continuer d'agir, et dans l'espèce elle tient que le dicton policier connu : « Cherchez la femme! » doit s'appliquer aussi.

La médecine militaire fait la recherche de la femme d'une main, puisque de l'autre elle tient l'homme.

Littéralement, cette recherche, ce n'est pas elle qui, *suâ manu*, va l'opérer : c'est la Police des mœurs qui, saisie de sa dénonciation, va entrer en campagne, quêter et faire l'arrestation de la vénérienne dont le pendant déjà acquis est l'immobilisation du vénérien (2).

Toutefois si ce n'est pas la médecine militaire qui fournit la *manus militaris* pour cette opération préalable, elle ne s'en désin-

---

(1) « Les militaires *doivent*, autant que possible, *déclarer la femme* qui leur a communiqué une maladie vénérienne. Si cette déclaration ne donne pas toujours de résultats exacts, il est cependant certain qu'elle permet de déceler parfois des foyers plus ou moins actifs de prostitution clandestine. » (*Prophylaxie et statistique des maladies vénériennes dans l'armée* [Archives de médecine et de pharmacie milit., sept. 1900], par le Dr Ferrier, professeur agrégé au Val-de Grâce.)
Circulaire ministérielle du 7 avril 1902, § 7 : « Les bulletins de déclaration envoyés à la police locale seront établis sous le contrôle du médecin du corps, qui interrogera lui-même le militaire malade et spécifiera nettement la nature de la lésion dont il est atteint. » Le médecin du corps doit faire connaître, sur l'interrogatoire du malade, le nom, l'adresse, le signalement de la femme dénoncée. Le commissaire central fait immédiatement connaître au commandant d'armes le résultat de l'enquête, de l'arrestation, de la visite corporelle et la suite qui leur a été donnée, selon que la femme trouvée saine par le médecin du dispensaire municipal devant lequel elle est conduite est mise immédiatement en liberté, ou reconnue malade et internée dans l'hôpital-prison. Cette correspondance se fait sur papier avec rubriques imprimées. — V. *id.*, *Appendice*. 1° Un règlement du dispensaire de Brest (1829-1830) montre que la mesure est ancienne, traditionnelle; 2° La formule de dénonciation usitée en 1902; 3° Un ensemble de documents *sur la Prophylaxie dans les armées par la dénonciation des femmes malades* (V. p. 211 et 213).

(2) « C'est d'ailleurs aux agents du service des mœurs qu'il convient de savoir tenir compte, tout à la fois avec prudence et habileté, de cette déclaration... » (Dr Ferrier, *op. cit.*)

téresse pas ; elle ne s'en remet point, pour la suite immédiatement donnée, aux seuls agents de la police des mœurs civile : ici, elle s'associe à eux, elle leur apporte son concours actif personnel. Elle ne se donne pas seulement le *droit de contrôler* les règlements que les municipalités ont édictés sur la prostitution féminine, sur la tenue des dispensaires, l'assiduité des médecins civils du service, le nombre et la régularité des visites, les entrées des femmes malades dans l'hôpital de la ville, la durée de leur séjour ; elle met la main à l'œuvre ; elle *délègue ses médecins* aux dispensaires avec mission de s'adjoindre aux médecins municipaux pour la visite ; elle les envoie s'assurer de la présence des femmes hospitalisées, etc. Cette organisation est générale et d'ordre réglementaire dans les villes de garnison. Le commandant de place a un droit d'arrestation sur toutes femmes trouvées dans les casernements et établissements militaires ; il les fait conduire à la prison municipale ; il a également un droit absolu « au concours de l'autorité civile pour toutes les mesures de recherche et de précaution à l'égard des filles publiques, qu'exige la santé des hommes » (1).

En se poussant ainsi avec cette rigueur, la logique de la médecine militaire a été suivie jusqu'au bout, et la doctrine de prophylaxie qu'elle applique est théoriquement — nous disons théoriquement — d'un aspect à peu près rationnel. Quelqu'un dirait : « Le système se tient presque debout. » Enfin on saisit l'idée qui dirige le comman-

---

(1) *Circulaires* du ministre de la Guerre aux Préfets, aux Inspecteurs du Service de santé, etc. (4 juillet 1875, 24 mars 1876, 13 avril 1876, 26 janvier 1878, etc., etc.). V. à l'*Appendice* les extraits de ces circulaires ministérielles.

M. le médecin-major agrégé Dr Ferrier écrit dans son mémoire : « L'autorité militaire *a le droit de contrôler* les mesures prises par les municipalités pour prévenir l'extension des maladies vénériennes dans une garnison, c'est ainsi qu'*elle est autorisée à se renseigner* sur la fréquence et la régularité des visites de prostituées, sur les ressources dont dispose la ville pour l'hospitalisation des femmes malades.

« Par ses avis et au besoin par ses réclamations, elle peut donc aider puissamment à la bonne organisation de la surveillance médicale de la prostitution. Afin d'éviter que pour des motifs d'économie ce service ne soit qu'un trompe-l'œil, il est bon de vérifier les moyens les plus dispendieux, en particulier l'hospitalisation des prostituées.

» Cette hospitalisation s'accomplit souvent d'une façon rudimentaire : faute de place, au bout de peu de jours, les femmes malades sortent de l'hôpital, libres par conséquent de continuer leur dangereuse profession, tout en étant incomplètement guéries. Pour ne citer qu'un exemple, à Toulon, avant 1882, la moyenne de l'hospitalisation pour chaque fille *soumise* reconnue malade était de dix-huit jours, et de vingt-trois jours seulement pour les filles appartenant à la prostitution *clandestine* (Carlier, *Arch. méd.*, nov. 1882). Il est évident que l'autorité militaire ne saurait trop s'élever contre des abus aussi dangereux. » (*Op. cit.*)

dement; elle s'inspire non pas d'une police des mœurs, mais d'un
Régime des mœurs, deux états de choses qui diffèrent grandement
l'un de l'autre. En même temps qu'elle s'est préoccupée du soldat,
de l'homme malade, elle s'enquiert de la femme ; médicalement
elle ne désunit pas le couple ; les deux partenaires affectés du même
mal la sollicitent également ; parce qu'elle s'est intéressée à l'un,
elle ne se désintéresse pas de l'autre. Son action est bilatérale : elle
la croirait inutile sans la bilatéralité. L'inertie, l'indifférence appliquées à l'un des facteurs du problème de l'hygiène sexuelle rui-
neraient à ses yeux la valeur et la portée de l'intervention, empê-
cheraient la vraie solution, la solution complète.

Aussi, dans cet instant peut-être un peu tardif, puisque l'alliance
semble consommée, et que les deux forces civile et militaire
paraissent déjà couplées, l'obligation morale, scientifique et sociale
de la médecine militaire n'en est-elle pas moins de faire une courte
halte et de dire à son associée :

— « Un mot d'éclaircissement préalable... Nous venons à vous
pour compléter une œuvre d'hygiène déjà à moitié accomplie par
nous. Notre armée composée de tant de bataillons, de tant de soldats, a compté tant de soldats affectés de syphilis et autres maux
intersexuels qu'ils viennent de contracter depuis leur arrivée sous
les drapeaux ; il est inutile de vous dire que, de tous ces jeunes gens
contaminés, pas un n'a échappé à notre inspection : tous sont, non
pas seulement admonestés de la bonne manière et traités, mais mis
dans l'impossibilité de nuire présentement à autrui, *id est* aux
femmes vulgivagues, galantes ou honnêtes de la population, par
une immobilisation appropriée à la gravité de leur mal, soit à l'infirmerie de la caserne, soit à l'hôpital... De votre côté que faites-vous
de la catégorie connexe de la classe similaire, des hommes malades
qui, entrés en contact avec les femmes saines, soit vos prostituées
dites soumises, soit cette foule de jeunes filles encore intactes hier,
les *mineures* selon les termes de vos statistiques, soit enfin le lot non
négligeable des femmes qui se donnent par sentiment sans pensée
de lucre, les contagionnent et assurent ainsi la création d'unités
ambulantes et de foyers fixes dont le rayonnement atteindra, par
ricochet et choc en retour, et nos soldats bien portants et votre population masculine civile saine ? »

Cette interrogation, supposons que la médecine militaire la fasse
dans Paris à la Préfecture de Police, dans les grandes villes aux
préfets, dans les municipalités ordinaires pourvues de garnison aux
maires dont dépend la police des mœurs : quelle réponse, quelle

unique réponse lui sera-t-il faite? Nous n'en entendons guère
d'autre :

— « Votre question prouve que vous avez insuffisamment étudié
ce département de la police générale : le pourquoi et le comment
de sa philosophie vous échappent autant que le jeu de son mécanisme cependant fort intelligible. Vous devez avoir présent à l'esprit
ce point de départ de notre institution ancrée dans l'existence
nationale par les méthodes consacrées et anciennes du Gouvernement : « Les Pouvoirs publics — ici la police des mœurs —
considèrent que les hommes, aux lois mêmes de leur organisme
physiologique, de leur nature pour parler plus simplement, ont,
dès leur pleine formation, une fonction majeure à remplir ou satisfaire : cette fonction sexuelle, inévitable puisqu'elle assure la per-
pétuité de la race, ne peut point être ignorée de vous, médecin !
Vous savez d'ailleurs que, par surcroît, cette fonction, cette loi de
nature reste, un long temps, valide, puissante, inéluctable chez
l'homme... Nous n'avons pas, nous police des mœurs, à ratiociner
sur les circonstances sociales (misère, chômage, mauvais exemples
familiaux, détournement, maternité libre, abandon, etc., etc.) qui
amènent telles masses de femmes à servir ici, à remplir le rôle
pénible ou non, lucratif ou non, passager ou non, de partenaires
aux hommes en quête... Ceci n'est pas notre affaire. L'utilité administrative, constitutive de notre devoir public, est simplement de
veiller d'abord à ce que les femmes — des prolétariennes naturellement — se voyant cette sorte de carrière reconnue pour vivre et
s'y adonnant, n'extériorisent pas trop vilainement sur les places publiques, devant les hommes, leur facilité galante ; de veiller ensuite
et surtout à ce que leur commerce charnel ne soit pas nocif aux
hommes. Pour ce, nous faisons la chasse au plus grand nombre
possible de femmes, nous les inscrivons, leur donnons des cartes
d'identité et de contrôle, les internons dans des maisons dont les
maîtresses sont nommées par nous ; nous les visitons sexuellement
et nous retirons de la circulation des rues ou du lupanar celles dont
nous constatons la maladie. Comme il faut remplir les vides et soutenir le service, nous sommes continuellement en chasse, nous
arrêtons, nous visitons, nous inscrivons, nous enfermons et ainsi
de jour et de nuit, de façon que les hommes aient sans trêve, là,
sous la main, les contingents aptes nécessaires. Nous avons canalisé,
dirigé le torrent viril passionnel qui, sans cette prévoyance, eût
débordé au grand dommage de l'ordre et de la morale publics, en
lui creusant son lit ; nous avons enfin empêché ce lit d'être conta-

miné, en n'en laissant approcher, ou n'y laissant verser et couler aucune source féminine de contagion ! Voilà notre fonction : nous tâchons de la remplir ; ne nous en demandez point d'autre ! »

Le contraste, l'opposition des deux méthodes, des deux objectifs sont trop violents pour que la médecine militaire ne médite pas quelque peu et fasse la comparaison. A quoi bon son effort ? Rapprochée de son œuvre, celle du système civil doit lui en sembler la destruction. Si elle approfondit l'organisation et la pratique de son associée, elle y voit l'irrégularité, le bon plaisir, l'arbitraire, et, en dehors même du *bill* d'indemnité officiellement octroyé aux hommes malades, libres d'essaimer inlassablement et sans nulle inquiétude, une pratique extraordinairement incohérente vis-à-vis des femmes : ces malheureuses ne sont pas uniquement privées de liberté, comme les soldats malades, mais, alors que ceux-ci sont confortablement installés, honorablement traités et nourris dans des locaux de droit commun (infirmeries régimentaires, hôpitaux militaires ou civils-mixtes), elles, elles sont jetées dans des prisons, vexées, molestées, insultées, privées d'air, privées de nourriture ou nourries comme des porcs ! Tant pis pour celles qui se laissent prendre ou, prises, n'ont ni l'habileté, ni l'audace de fuir ! Cependant toutes n'ont pas la malchance de la capture ni de l'inscription éternelle : il en est, et beaucoup, qui peuvent se soustraire. Ne parlons point des saines : mais les autres, celles qui sont malades, que deviennent-elles, ainsi traquées ? Il leur faut vivre. Que de maux elles répandent ! Et sexuellement que deviennent aussi les inscrites entrées en prison comme malades, pourvues d'un *exeat* prématuré où elles sont portées guéries..., guéries d'une syphilis invétérée ou efflorescente, en vingt jours de traitement ! Toutes ces malheureuses rejoignent les hommes, les attirent, et le système civil semble porter en soi la peine de ses aberrations propres, en organisant, en favorisant ces unions quasi animales où les partenaires encore intacts échangent leur santé pour la maladie et gratifient indéfiniment autrui de leur mal en toute liberté, en toute irresponsabilité comme un legs sacro-saint intangible et jamais épuisé. Ainsi passée et repassée, la syphilis, éternellement jeune et vivante, plus éclatante et plus brûlante que les torches fameuses dont le poète antique dans une admirable image suit la transmission de main en main, va corroder dans l'avenir la chair des générations humaines, et par le poison du sang héréditaire et par le virus, immortellement conservé frais et actif, aux organes mêmes.

Dans le temps présent, l'échec de la police spécifique civile est déjà complet, patent. Les statistiques sanitaires des grandes villes de Paris, de Lyon, de Marseille, de Bordeaux. etc., attestent par l'inflexibilité ou l'ascension de leurs lignes, par l'invariabilité ou l'augmentation de leurs chiffres annuels. la persistance d'une insalubrité intangible. Quand. devant ce lamentable résultat. la police des mœurs civile s'exaspère et redouble de rigueur, les femmes malades, inscrites ou non. qui jusque-là tentaient honnêtement, en conscience, d'éteindre le mal en elles, en se présentant spontanément comme des malades ordinaires, aux consultations des hôpitaux de droit commun, s'effarent; elles se cachent, elles n'osent plus demander de soins! M. le Professeur Augagneur, pendant qu'il était maire de Lyon, a observé ces tristes crises et les a dénoncées comme une des plus misérables conséquences du réglementarisme (1). La police des mœurs avait, il est vrai. l'expédient de l'emprisonnement dans les maisons de tolérance quand les femmes en carte isolées se montraient trop récalcitrantes, trop fugitives. C'était la grande ressource, car on ne pouvait les laisser indéfiniment à Saint-Lazare ou dans les geôles municipales. Mais depuis nombre d'années, l'opinion publique condamne les maisons, cette clé de voûte de la réglementation. Les intéressés s'en détournent. Les maisons publiques qui foisonnaient disparaissent. Elles offusquent le passant. Aujourd'hui on les compte. on les cherche (2).

---

(1) Commission extraparlementaire du régime des mœurs.

(2) A Paris : 235 en 1843, 202 en 1856, 152 en 1869, 142 en 1872, 125 en 1881, 60 en 1889, 48 en 1900. A Lille : 23 en 1876, 12 en 1895. A Nantes : 31 en 1855, 12 en 1895. A Limoges : 23 en 1865, 7 en 1895. etc., etc.

III

Tentative de la médecine militaire pour se constituer au point de vue de l'hygiène sexuelle un établissement séparé. — La police des mœurs militaire voudrait que l'armée fît — lit à part. — Projet de maisons publiques exclusivement destinées aux militaires. — Chimérique de ce projet : conditions à réaliser qui le rendent irréalisable.

Difficulté pour le Commandement des armées et du Corps de santé militaire à envisager les défauts de la police des mœurs civile. — La défense classique de la réglementation sous forme de maison de tolérance : M. Legouest, etc.

Réserves de nombreux médecins militaires sur l'absolu de la doctrine et de la pratique policières civiles : un rapport de M. le Directeur Dr Catteau. — Exemples militaires divers de la nocivité de l'organisation policière actuelle au point de vue de l'hygiène.

Qu'est-ce que le bon sens, la gravité, l'ordre raisonné de la médecine militaire peuvent faire dans ce milieu antihygiénique ? L'idée maîtresse d'une double cure publique et logique vient s'y perdre, s'y noyer. La médecine militaire a tenté de verser dans le tonneau des Danaïdes une eau pure ou épurée; en même temps qu'elle, la police civile des mœurs y jetait ou laissait jeter à flot des eaux souillées, et le mélange trouble s'échappe en tourbillons où ont grand'chance de s'empoisonner ceux et celles qui ont l'imprudente confiance d'y aller boire.

Devant son échec personnel, la médecine militaire, du moins quelques-uns de ses théoriciens, cherchent une solution radicale, une forme nouvelle où installer une véritable protection, protection non seulement contre le mal vénérien en soi, mais contre cette population civile si dense, si remuante, si changeante, où la morbidité sexuelle semble insaisissable. Et, en France et ailleurs, en Angleterre par exemple, tels médecins militaires ou autres imaginent et proposent de créer des établissements prostitutionnels à l'usage exclusif des soldats : l'élément masculin civil n'y aurait pas ses entrées et les femmes n'auraient pas d'autres conjoints que les porteurs d'uniformes (1). L'armée ferait — lit à part. Certains essais ont

---

(1) « Il faudrait en bonne police, écrit Parent-Duchatelet, pouvoir créer des maisons uniquement pour les soldats; mais comment y réussir?... » (1, ch. XIII, *Les Prostituées de Paris considérées dans leurs rapports avec la garnison*, p. 595, édit. de 1836.)

Plus d'un demi-siècle après Parent-Duchatelet, nous lisons dans un livre d'esprit réglementariste mais documenté et consciencieux du Dr L. Reuss : « Il fau-

été tentés dans telles villes de nos départements de l'Est ; les généraux anglais ont, eux aussi, fait les mêmes essais dans l'armée des Indes. Partout l'échec a clos l'expérience, et cependant — aux Indes du moins — de notables avantages étaient faits aux jeunes filles et jeunes femmes qui consentaient à devenir prostituées publiques pour soldats (1). Ce sont là jeux de rêverie, de fantaisie, comme la plume en dessine facilement sur le papier. N'a-t-on pas vu parmi les réformistes de bonne foi du réglementarisme, des médecins de premier ordre doublés de sociologues cependant bons observateurs, comme le regretté médecin russe Ed. Sperk, proposer, pour assainir la prostitution civile, la constitution d'un nouvel ordre de maisons publiques? Les unes n'auraient eu pour personnel à demeure que des femmes saines et n'auraient accepté pour visiteurs que des hommes sains comme elles. Les autres maisons auraient eu pour uniques pensionnaires les femmes syphilitiques ou vénériennes internées plus ou moins par force et là, eussent été contraints de s'adresser les hommes malades, écartés, chassés partout ailleurs de toute autre cohabitation !

N'est-il pas superflu d'énumérer les conditions ambiantes indispensables pour la réalisation de l'organisme militaire fondé dans cet esprit au sein du milieu civil et en même temps soi-disant isolé de lui? Il faudrait que les établissements nouveaux et leurs internées fussent hermétiquement fermés à tous autres visiteurs que les soldats, fussent quasi annexés aux casernes, gardés presque comme des poudrières... Il faudrait que les soldats acceptassent cette discipline de ne jamais faire d'infidélités au système et aux femmes qui

____

drait créer et multiplier autour des casernes des maisons de tolérance exclusivement consacrées aux militaires; les civils n'y pourraient entrer, sous aucun prétexte ; elles seraient sévèrement surveillées et les filles y seraient soumises à des visites sanitaires continuelles, car elles recevraient beaucoup plus d'hommes que les femmes des maisons plus huppées et *seraient exposées naturellement à une contamination d'autant plus fréquente.* Peut-être arriverait-on de cette manière à enrayer d'une façon plus efficace les ravages que la syphilis fait tous les ans dans les rangs de l'armée. » *La Prostitution au point de vue de l'hygiène et de l'administration en France et à l'étranger,* J. P., ch. VII, Rapports des filles avec la garnison, p. 282, Paris, J.-B. Baillière, 1889.)

(1) De 1885 à 1888, et encore en 1893, malgré les *Acts* d'abolition de la réglementation dans la métropole (1883) et dans les colonies (1886), le haut commandement anglais aux Indes mettait au nombre de ses devoirs de procurer aux soldats des femmes en nombre élevé et offrant des charmes *more attractive*. (Conclusions du *Rapport du Vice-Roi et du Conseil de l'Inde,* p. 76. Document parlementaire n° 200.) Cette sollicitude n'eut d'ailleurs aucun résultat au point de vue de l'enraiement des maladies qui demeurèrent fort nombreuses. Les soldats se plaignaient au surplus que l'on ne leur livrât que des femmes indigènes, trop vieilles et laides (sic).

fleur seraient imposés..... Il faudrait que les soldats ne pussent jamais être accueillis par nulle autre catégorie de femmes inscrites ou libres..... Il faudrait qu'ils fussent réglementairement astreints à leurs prostituées réglementaires par une surveillance incessante et par punition en cas de fugue..... Il faudrait que les femmes des maisons militaires fussent en nombre proportionnel (lequel?) au chiffre des garnisons..... Il faudrait aussi que la loi civile et pénale sanctionnât un état de choses constituant pour les femmes la résurrection d'une variété d'esclavage et de doctrine esclavagiste! Il faudrait, il faudrait..... Que de conditions à réaliser! Et qui ne conclura que c'était courir la chimère que de s'engager dans cette voie!

Mais la raison, la consigne d'État s'imposent, avant tout, au grand corps social qu'est l'armée. Les réflexions critiques que lui a, sans doute, suggérées le chaos intersexuel des sociétés civiles au milieu desquelles elle doit se maintenir, elle les a tues. Son silence est de rigueur. Le devoir de parler librement incombe à d'autres.

Ce qui est moins facile à comprendre, c'est l'approbation publique, l'apologie officielle, données — non pas par la médecine militaire, considérée dans l'ensemble de tous ses membres, mais — par quelques hommes éminents et par leur mérite propre et par les hauts grades qu'ils occupaient ou occupent dans le corps sanitaire, à l'institution telle quelle de la police des mœurs actuelle. Ces hauts officiers de santé ont une expérience scientifique et une envergure intellectuelle générale trop complètes pour ne point avoir examiné, avant de se prononcer, la Réglementation civile sous l'angle où il est bien difficile de ne pas se poster si l'on veut en faire une étude impartiale. Comment n'ont-ils pas vu le dommage considérable que l'organisation municipale ou préfectorale pure et simple, d'unilatéralité policière, avait porté aux troupes malgré l'effort raisonné de la médecine militaire? Comment l'étude du très mauvais état sanitaire spécial des anciennes armées, contemporaines du régime civil battant alors son plein dans toute sa rigueur administrative et n'essuyant encore aucune critique ni attaque publiques, ne les a-t-elle pas amenés à moins de résistance systématique? Comment surtout, les modifications profondes apportées par les lois françaises de recrutement sur la constitution et l'effectif de nos armées, n'ont-elles pas été pour eux le point de départ d'une observation nouvelle ou mieux d'un renouvellement d'orientation dans l'étude de cet important sujet, puisque les mœurs et l'esprit des foules militaires subissaient de ce chef une véritable révolution?

A cet égard, c'est avec quelque ennui que nous entendîmes, en 1888, dans le débat provoqué à l'Académie de Médecine par le Pr Alfred Fournier sur un projet de réforme ou plutôt de renforcement de la police civile des mœurs, l'éminent M. Legouest, un des maîtres dont la carrière a si vraiment honoré la médecine et la chirurgie d'armée, s'élever en faveur du maintien des maisons publiques de femmes avec une animation que l'âge et le grade d'inspecteur général paraissaient avoir exacerbée : il soutenait que c'était une grave imprudence médicale que de mettre une garnison dans une ville dépourvue de cette catégorie d'établissements : il ne connaissait pas de plus sûr moyen de répandre la syphilis et les autres maladies vénériennes parmi les soldats ; et toutes les fois qu'il s'était trouvé, au cours de sa longue existence militaire, en présence de ce néant, il avouait avoir fait, de concert avec les colonels, des démarches pressantes auprès des maires pour obtenir l'installation immédiate de maisons de tolérance (1).

A quelque vingt ans de distance, en 1907, cette même tribune de l'Académie de Médecine, occupée par un haut officier du corps de santé, était l'écho d'un langage identique, et professait la même doctrine. Un des plus distingués chirurgiens de notre armée, le savant M. C. Delorme, dont l'opinion doublait de valeur et d'influence par sa situation de directeur du Service de santé et de directeur de l'hôpital du Val-de-Grâce, lisait un long mémoire dans lequel, utilisant et interprétant les statistiques médicales générales de l'armée relatives aux quatre années 1901-1904, ainsi que quelques statistiques locales soigneusement réunies, à Paris et en province, par des médecins de troupes (2), il entendait établir d'une façon absolue la relation existant entre l'état sanitaire des garnisons et l'absence ou l'insuffisance de la police administrative spéciale.

Sans doute il constatait la décroissance progressive de la morbidité syphilitique et vénérienne dans l'armée française, mais pourquoi cette amélioration se produisait-elle ?

1° Parce que — *à la requête*, il est vrai, *du service de santé militaire* — les municipalités avaient pris des mesures de réglementation qui n'existaient pas auparavant dans un grand nombre de milieux contagieux ;

2° Parce que, malgré la disparition spontanée fâcheuse des mai-

---

(1) *Bulletin de l'Acad. de Méd.*, n° 10 ; séance du 6 mars 1888, p. 361.

(2) MM. les docteurs, médecins principaux ou majors, Moty, Alvernhe, Lafeuille, Rudler, Richelonne, Legrand, etc.

sons de tolérance, les médecins militaires par leur insistance avaient contribué à les maintenir en de nombreuses villes.

L'éloge hygiénique des maisons surtout, malgré toutes les preuves apportées contre elles, sonnait haut dans l'argumentation de M. Delorme. Les pensionnaires des maisons de tolérance étaient parfaitement traitées par les tenancières; elles avaient toute latitude pour se refuser à recevoir « les individus porteurs de lésions par trop évidentes et particulièrement contaminantes *(sic)* »; elles présentaient le maximum de garanties pour les visiteurs, bien supérieures en cela, non pas seulement aux clandestines toujours représentées comme les plus fécondes semeuses de contagion, mais aux femmes inscrites libres. Toutefois, les visites médicales dans les tolérances étaient insuffisantes : les médecins des dispensaires municipaux n'en faisaient qu'une par semaine, mais les médecins des garnisons en exigeaient au moins deux et ne désespéraient point de les obtenir, prochainement, des règlements municipaux... Ainsi dans ce plaidoyer pour la police des mœurs civile, la maison de tolérance classique restait le palladium de la santé intersexuelle du soldat : son éloge la laissait à son ancienne place de corps de bâtiment principal dans l'édifice réglementariste (1). Il n'est pas inopportun de faire observer ici que le mémoire du savant directeur du Val-de-Grâce publiquement approuvé aussitôt en séance par le professeur Fournier et produit comme pour servir d'amorce à la reprise du projet académique de 1888, devait cependant pécher aux yeux de l'illustre maître de la Faculté de Paris par un point, précisément l'exaltation de la maison de tolérance : le professeur Fournier condamnait, en effet, médicalement et depuis longtemps l'existence des maisons publiques (2); il en avait demandé, il y avait quelques mois à peine, dans la *Commission extra-parlementaire du Régime des mœurs*, la suppression radicale et générale (3).

---

(1) *Mémoire sur la syphilis dans l'armée avec quelques considérations sur sa prophylaxie*, lu à l'Académie dans sa séance du 23 avril 1907.

(2) En 1860, dans ses Commentaires annexés aux Leçons de Ricord sur le chancre, le Dr Alfred Fournier écrivait : « Je tiens de médecins militaires que c'est dans les maisons publiques que les soldats prennent *le plus souvent (a)* la syphilis. » (*Notes et pièces justificatives*, p. 487, in-8°, Paris, A. Delahaye, édit., 1860.)

(a) Les *italiques* sont employées dans le texte même de M. Alfred Fournier.

(3) 15e Séance. — « La maison de tolérance autorisée, dit textuellement M. le Pr Fournier dans cette séance mémorable où le lupanar policier fut condamné par la Commission, doit disparaître; c'est une école de dépravation et d'ivrognerie; elle donne l'investiture officielle des Pouvoirs publics au proxénétisme; elle a déconsidéré dans le passé tout le système de la réglementation par la police; elle est incompatible avec la conception de ceux qui, comme nous

Dans l'armée même, cette confiance de M. Delorme n'est pas si générale que l'éminent directeur semble le croire : sa loyauté scientifique fait une allusion, un peu discrète sans doute, mais suffisante, aux critiques d'ordre exclusivement médical adressées aux maisons de tolérance ; il reconnait, en passant, d'un mot rapide, que « la garantie dans la maison non seulement n'est pas absolue, mais qu'elle n'y est même pas toujours relative *(sic)* ». Ce qu'il nous faut mentionner ici plus nettement, c'est l'opposition faite à la thèse du directeur du Val-de-Grâce par des médecins exclusivement militaires ou par des maires mis régulièrement en possession de la statistique médicale des garnisons de leur municipalité.

Voici, d'abord, un rapport de M. le Dr Catteau, directeur du Service de santé au Ministère, rapport demandé par le Ministre de la Guerre et lu par son auteur à la *Commission extra-parlementaire* précisément à l'occasion du débat particulier qui devait se clôturer par la condamnation de la maison de tolérance. M. le Dr Catteau peut laisser transparaître ses préférences théoriques personnelles pour un régime disciplinaire maximum où la femme-à-soldats subirait une sorte de claustration absolue, mais il n'attribue pas son opinion à tous, il ne la généralise pas ; il fait nettement ressortir, au contraire, que ce que le Ministère de la Guerre ou mieux le Service militaire de Santé demande *aujourd'hui*, ce n'est pas tant la maison de tolérance que la surveillance hygiénique des prostituées, sans prédilection pour telle ou telle catégorie d'entre elles, et surtout leur internement immédiat quand elles sont malades. M. Catteau ajoute cette déclaration capitale qu'il extrait d'un rapport bien antérieur à l'existence de la *Commission extra-parlementaire* et qui, pour cette raison, mérite d'être textuellement rapportée : « *Il ne faudrait point penser que la maison publique » constitue pour le service militaire la forme idéale et nécessaire de la » prostitution réglementée.* Dans de nombreux documents que nous » avons compulsés, *cette préférence ne se trouve nettement affirmée » qu'une seule fois*, en 1889, dans un document transmis par le Comité » technique du Conseil de Santé au Ministère de l'Intérieur (1). »

---

voudraient une réglementation légale. » Cette déclaration ayant, de la part d'un réglementariste tenace comme M. Fournier, provoqué quelque surprise, le maître la renouvelle textuellement à la *Société de Prophylaxie* au début de la séance du 10 octobre 1907 et renvoie les sceptiques au Procès-verbal de la *Commission extra-parlementaire.* (V. Bulletin du 10 octobre 1907, p. 213-214.)

(1) *Observations* de M. le Dr Catteau, directeur du Service de Santé au Ministère de la Guerre *sur l'état sanitaire de l'armée française, dans ses rapports avec la prostitution clandestine et inscrite, notamment avec la prostitution en maison.* (14e Séance, 27 janvier 1905. Com. extra-parlem.)

Après cette citation de M. le directeur Catteau, on pourrait réunir de nombreux témoignages médico-militaires locaux qui sont loin de confirmer la déclaration d'un sens général et conséquemment imprécis de M. le directeur Delorme. C'est ainsi qu'en 1894, à l'hôpital Saint-Martin, M. le médecin-principal Billet, qui y professait un cours d'instruction pour les médecins de l'armée de réserve, avait l'obligeance de nous remettre une note aux termes de laquelle en dix ans, à Saint-Omer et à Châteauroux, dans ces deux garnisons d'un effectif d'environ 1.300 hommes, il avait traité 7 vénériens qui devaient leur mal à la maison de tolérance. Ces accidents, connus dans la garnison, contribuèrent à détourner aussitôt la clientèle militaire de l'établissement spécial. Pendant trente-six ans, de 1861 à 1897, la ville de Salins (Jura) avait été dotée d'une maison de tolérance — puisqu'elle avait une garnison : à la suite de désordres scandaleux, de vols, de séquestrations, de rixes meurtrières, de suicides ou prétendus tels (dissimulant peut-être des assassinats), à la suite de contaminations multipliées, le maire, M. Champon, prit un arrêté de fermeture du lupanar, auquel le Préfet ne s'opposa pas. En 1901, au Congrès tenu à Lyon par la Fédération, ce magistrat municipal, venu pour étude impartiale, présentait les statistiques sanitaires de la garnison : en quatre ans, elle n'avait pas compté un seul cas de syphilis (1). Dans la population civile, aucune aggravation n'était signalée par les médecins de la municipalité. A Foix (Ariège), le médecin-major de la garnison (500 hommes) communiquait à M. Yves Guyot ses statistiques sanitaires : le nombre annuel des vénériens était infinitésimal : il s'élevait à 5 ; la ville ne possédait aucune maison de tolérance (nov. 1887).

En 1902, le professeur Adolphe Pinard, l'éminent titulaire de la chaire d'obstétrique de la Faculté de Paris, si compétent dans les questions de médecine clinique et publique gynécologiques, signale à la Société de Prophylaxie cette situation d'une ville de

---

(1) Rapport de M. Champon, maire de Salins (Jura), p. 7. — Nous relevons dans un autre rapport, écrit il y a tantôt dix-neuf ans (en mai 1897), ces quelques lignes intéressantes : « L'autorité militaire paraît moins fanatique aujourd'hui de ce mal nécessaire. Rien ne prouve, d'ailleurs, que les maisons ne favorisent pas l'espionnage, la désertion, etc. En novembre 1896, se présentait à la mairie de Salins pour reprendre la maison *(un instant fermée par ordre du maire)* un ex-tenancier de Mulhouse, qui avouait passer pour allemand en Alsace et prétendait être resté français. » Dans un autre rapport du 31 mars 1898 : « Beaucoup de maires n'oseront rien sans l'agrément de l'autorité militaire, et malheureusement nos grands chefs ne sont pas tous éclairés sur la question *(la nocivité et la suppression des maisons de tolérance).* » (Rapport de M. Champon.)

l'Est pourvue, d'ailleurs, d'un genre plus agréable de célébrité (Commercy) à qui la prévoyance réglementariste a imposé une maison de tolérance pour 13.000 habitants et une garnison de 2.300 hommes : or, la maison publique contient 12 pensionnaires, pas une de plus. Le maître pose une double question à ses collègues militaires de la Société: « Quel peut être et l'état de santé sexuel de ces malheureuses, et celui des hommes, des soldats qui franchissent le seuil de cette maison ? » Pas de réponse (1). Quelque temps après, la même Société apprend que la garnison d'une petite ville de l'Est vient d'être décimée par une épidémie de syphilis; une compagnie a été particulièrement ravagée; une femme syphilitique de maison a été arrêtée pour avoir personnellement, exclusivement causé, à elle seule, tout le mal : ses agréments physiques voilaient sa contagiosité aux yeux de sa trop nombreuse clientèle de pantalons rouges (2). Cette femme de maison faisait pendant à l'insoumise, serveuse du débit installé devant une caserne, syphilisant 35 soldats du régiment des pompiers de Paris. Son cas fit cependant moins de bruit que l'autre : il ne fallait pas déconsidérer l'arche sainte de la police civile des mœurs, la maison de tolérance. L'informateur de la Société ne la renseigna pas, non plus, sur cet autre fait : « Cette maison mal famée était-elle la même qui avait deux portes d'entrée, une pour les soldats, l'autre pour les officiers, et le personnel féminin y était-il interchangeable? » Passons…

Il faut croire que les accidents quasi épidémiques de ce genre, dans l'existence des maisons de tolérance, ne sont pas isolés, sont même assez fréquents pour que le Commandement n'y demeure pas indifférent en dépit de la profession publique de confiance dans la Réglementation; il a obtenu, en effet, des Pouvoirs publics, du Ministère de l'Intérieur et des municipalités, que *lorsqu'une maison publique autorisée aurait, dans un laps de temps donné, causé trois cas de contamination syphilitique dans la garnison d'une ville, l'établissement serait puni d'une fermeture immédiate.*

La fermeture est-elle temporaire, prolongée, définitive? C'est ce que nous n'avons pu savoir : en tout cas, elle n'indique pas, du fait même de cette suppression, une foi absolue dans le système puisqu'on admet officiellement la lacune ou l'absence de l'établissement dont tout le personnel féminin en service pouvait ne pas être incriminé.

---

(1) *Bull. Soc. Proph.*, 10 janvier 1902, p. 21.

(2) *V.* sur les contagions prises dans les maisons, la II⁰ partie de la présente étude, § VIII, p. 158.

La protection offerte et assurée par la maison de tolérance aux agglomérations militaires est tellement incertaine et irréelle que, si, de petites ou moyennes villes comme celles que nous venons de citer, nous passons à des cités importantes, nous voyons le plus ou moins grand nombre de maisons jouer un rôle tantôt nocif quand il est élevé, tantôt favorable parce qu'il est insignifiant ou réduit. La ville du Havre en est un exemple intéressant. Tous ceux de nos lecteurs qui ont étudié cette question majeure de l'intégrité populaire intersexuelle depuis qu'elle est à l'ordre du jour, savent qu'il est malheureusement en France, dans notre armée métropolitaine, un corps d'armée, le IIIe, dont l'état sanitaire sexuel est, à quelques unités près, constamment presque aussi fâcheux que celui de nos troupes d'Alger, d'Oran, de Constantine et de Tunis (1). En 1908, en 1909 la morbidité syphilitique du corps africain oscillait pour les quatre garnisons quasi coloniales (en suivant l'ordre adopté) entre 24 et 24.1, 16.2 et 18, 15.8 et 27.1, 21.3 et 25.3 0/00. Or, en nous tenant à ces dernières années, on voit le IIIe Corps atteindre 10.7 en 1909 et 11.7 en 1908 0/00.

Les centres métropolitains les plus éprouvés, Marseille (XVe Corps) oscillent entre 8 et 8.2, Bordeaux (XVIIIe) entre 9.4 et 7.2 0/00. La morbidité vénérienne du IIIe Corps est à l'avenant de la syphilitique (2). Mais, voici que sur cette carte sombre de la géographie médico-militaire normande, on constate avec étonnement que Le Havre (ville de plus de 130.000 habitants) fait contraste : tandis que les cités voisines, Rouen et surtout Caen et Évreux rappellent par l'élévation de leurs syphilis et autres maladies vénériennes, les statistiques africaines sus-mentionnées, la grosse sous-préfecture voit sa garnison à peine plus touchée que les corps les moins éprou- vés du reste de la métropole. « Cette immunité constante des troupes havraises peut paraître étrange... », écrit M. le Dr Granjux, ancien médecin militaire, qui a fait, à diverses reprises, de cette question de médecine publique une étude attentive (3). Nous verrons plus

<hr>

(1) La région du IIIe Corps, dont le quartier général est à Rouen, comprend plusieurs départements normands, la Seine-Inférieure, le Calvados, l'Eure, etc.

(2) En 1887, le IIIe Corps atteint un véritable maximum de morbidité syphili- tique, soit **13.92** pour *mille* hommes d'effectif; avec les blennorrhagies et leurs complications, il atteint la proportion maxima de 56.53; avec le chancre simple, 22.92 0/00.

(3) *Bull. Soc. proph.*, déc. 1911. Statistique de la syphilis par corps d'armée, p. 153-158.

L'effectif de la garnison du Havre oscille entre 1.250 et 1.300 hommes.

La population civile atteignait 130.196 habitants en 1901.

loin les raisons que donne ce distingué hygiéniste pour expliquer « cette immunité » d'après sa propre parole. En tout cas, cette intégrité satisfaisante ne semble guère due à l'existence des maisons de tolérance qui, en 1874, étaient au nombre de 34 et progressivement descendent déjà en 1890 au chiffre de 19 (1), à ceux de 9 en 1895, 6 en 1900, pour atteindre celui de 4 en 1909 (2)!

La ville du Havre fait cependant partie d'un département où l'on accuse l'alcool de jouer un rôle causal prépondérant dans la débauche et ses conséquences morbides.

Ainsi, que l'on constate, avec la coexistence et un chiffre imposant de maisons de tolérance, des statistiques élevées de morbidité syphilitique et vénérienne dans la garnison d'une ville, ou que l'on reconnaisse l'intégrité sexuelle, sinon absolue, du moins relative et notable des troupes garnisaires dans une ville dépourvue de maisons publiques autorisées, la même conclusion logique, sans trop de prétention systématique, peut être formulée : « Dans les deux cas, la maison de tolérance n'apparaît en aucune manière comme la condition *sine qua non* d'une bonne organisation sanitaire, qu'il s'agisse des populations civile et militaire confondues ou de la population militaire envisagée à part et seule. »

Il y avait du reste, pour le haut commandement sanitaire, un moyen simple et scientifique de tenter d'élucider, en vue de sa conviction propre (la preuve n'étant plus à faire ailleurs), cette question de l'utilité, de l'indispensabilité sanitaire des maisons de tolérance offertes aux soldats. Le Gouvernement n'avait qu'à mettre en mouvement les administrations des Ministères de la Guerre et de l'Intérieur : il instituait une enquête dont les médecins militaires d'une part, les maires et les préfets, de l'autre, eussent réuni sans difficultés les principaux éléments, et l'on se serait rendu compte si en réalité l'hygiène spéciale des villes dotées de maisons de tolérance l'emportait, au bénéfice des militaires, sur l'hygiène de celles où elles sont absentes : les conclusions valables pour l'armée l'eussent été sans doute pour la population civile. En 1903, la constitution de la *Commission extra-parlementaire du régime des mœurs* offrait une occasion tout indiquée d'éclaircir ce point et beaucoup

---

(1) *De la fréquence des maladies vénériennes* et des moyens de la faire diminuer, par le Dr Armand Laurent, membre du Conseil central d'hygiène publique et de salubrité de la Seine-Inférieure, in-8° de 110 p. *Voir* p. 19-21, 30-34. Paris. J. Baillière, 1893.

(2) Statistiques adressées à M. J. Siegfried, député du Havre, qui nous en a obligeamment donné communication par l'entremise de Mme Avril de St-Croix.

d'autres; malheureusement, l'enquête générale demandée par quelques membres fut repoussée, sans nul doute à l'instigation des
mêmes personnages qui avaient vu à regret la nomination de cette
Commission; nous n'avons pas d'ailleurs souvenir que les médecins de l'armée ou de la marine, dont la collaboration fut d'ailleurs
très appréciée dans cette laborieuse réunion, se soient rangés du
côté des collègues qui souhaitaient la plus large documentation. La
seule recherche officielle qui ait été faite à cette époque, sur l'ordre
du ministre de l'Intérieur, fut celle de l'*avis personnel* d'un certain
nombre de maires de cités métropolitaines, plus ou moins popu-
leuses, sur le maintien ou la suppression des maisons publiques,
avis demandé sans justification de motifs et donné en réponse sans
être motivé, n'ayant par conséquent d'autre valeur que celle d'une
opinion individuelle.

La grande majorité opta pour le maintien.

Il est curieux toutefois, qu'une dizaine de ces magistrats, représentant non des moindres communes, aient librement répondu que
cette forme de la réglementation policière, ou n'avait aucune valeur
d'ordre et d'hygiène, ou au contraire était, à ce point de vue, d'une
nocivité néfaste : « La médecine publique, à l'égal de la morale et
d'une bonne police, devait absolument condamner, les maisons
publiques « tolérées » (1). Opinion pour opinion, celle de la minorité, ainsi formulée, ne devait pas être sans provoquer la réflexion
de ceux mêmes pour qui la maison de tolérance reste l'arche sainte.

---

(1) Les maires des villes suivantes acceptaient ou réclamaient la suppression
des maisons de tolérance : Saint-Étienne, Bourges, Cherbourg, Rochefort, Pau,
Châlons-sur-Marne, Vienne, Lisieux, Melun, Pont-à-Mousson.

IV

Conséquences regrettables de l'association de la médecine militaire et de la police des mœurs civile : « L'armée considérée chez les populations fixes comme un foyer de maladies vénériennes. » — Défiance réciproque fréquente des municipalités et des états-majors au point de vue spécial. — Un aphorisme militaire : « De nos jours, même en campagne, l'armée reçoit plus qu'elle ne donne. »

Rappel des défenses instituées par le Commandement dans les très anciennes et anciennes armées modernes contre les maladies vénériennes : les « courtisanes » enrégimentées du duc d'Albe; les noyades de g..... et de p..... en rivière de Loyre et le colonel-général des gardes-françaises Strozzi, etc., etc. — Un passage de Machiavel. — Les peines du chevalet, des baguettes, du barbouillage noir, etc., aux armées sous Louis XIV et Louis XV.

A cette doctrine professée avec une telle insistance, un tel éclat, à cette mise en pratique continuée depuis de si longues années, l'armée a conquis de ce chef dans l'organisme social général une réputation regrettable : elle passe dans son ensemble, — du moins elle a passé — pour un persistant et vivace foyer de contaminations vénériennes, et tous les rayons qui en émanent sous forme de garnisons citadines, de petits ou gros groupements casernés, de camps de manœuvres, de détachements en forteresses ou fortins, sont tenus pour constituer des foyers partiels de contamination qui conduisent, répandent et installent sûrement le mal dans toutes les parties de la population civile.

Les maires acceptent le séjour d'une garnison ou en sollicitent l'octroi parce que la dépense du soldat et de l'officier favorise l'activité de toutes les branches du commerce local, fait circuler le numéraire; parce que le militaire met de l'animation, du pittoresque sur les places publiques, donne des récréations, des concerts en plein vent, le concours de sa musique régimentaire aux fêtes municipales, etc.; ils offrent souvent l'habitat, quelque vieux monument public, couvent, abbaye d'avant la Révolution, et autres avantages très appréciables, mais ils y mettent une condition, c'est qu'ils ouvriront (ainsi d'ailleurs que le droit et la coutume municipaux les y autorisent) une maison publique de femmes, la maison de tolérance classique. A ce prix, leurs concitoyens et électeurs rassurés saluent avec joie l'arrivée et l'installation des troupes dans leurs murs. Que de maires nous ont dit : « Une garnison sans maison publique !... Nous savons les grossesses et les maladies vénériennes qui en résulteraient pour les jeunes filles de nos faubourgs... »

L'armée garnisonne avec plaisir partout, sûre de l'accueil que le patriotisme public lui assure, en quelque région qu'elle vienne cantonner ou résider ; mais, elle aussi, du moins ses chefs effectifs et ses officiers sanitaires font leurs réserves qui aboutissent d'ailleurs aux mêmes conclusions et conditions que celles des municipalités ; ils savent combien peu la population civile est défendue administrativement contre les maladies vénériennes ; ils savent que, tandis qu'ils soignent, eux, et hospitalisent leurs hommes malades, les neuf-dixièmes des règlements de l'Assistance publique locale interdisent, dans les salles de l'hôpital municipal, l'admission des hommes et surtout des femmes contagionnés ; ils savent que les civils vénériens eux-mêmes ont toutes les libertés : celle de ne pas se soigner ou de ne s'adresser qu'aux charlatans des édicules de nécessité ; celle surtout de continuer leurs allées et venues sexuelles sans être inquiétés par qui que ce soit, et de semer ainsi le germe du mal chez les femmes bien portantes, qui à leur tour..., etc. En conséquence, le Commandement et les officiers sanitaires réclament la maison de tolérance où le contrôle militaire compétent s'exercera de droit ; ici le médecin de troupes viendra s'adjoindre réglementairement au médecin civil s'il le juge nécessaire (Circulaire ministérielle du 10 mai 1842) ; ils réclament un régime de mœurs qui, hors la maison, leur donne le pouvoir de s'enquérir si les filles publiques sont toutes inscrites à la police du lieu ; si elles sont surveillées à leur domicile ou dans la maison ; si elles sont régulièrement et efficacement visitées (Notice n° 4, annexée au Règlement actuel du service de santé), etc. Toutes ces mesures ont pour objet de permettre aux médecins militaires, après qu'ils ont soigné leurs propres malades, « de préserver les femmes d'une contamination dont seraient victimes d'autres soldats de la garnison (1) ». Elles montrent bien au vrai leur pensée primordiale, quasi unique, qui est de viser avant tout l'intégrité de la santé du groupement militaire. C'est cette préoccupation justement absorbante, obsédante, qui inspire toutes les mesures de la médecine militaire, ses exigences, ses corrections de desiderata à réaliser dans son action commune avec l'administration civile.

Sur ce point, une défiance réciproque anime donc les deux collaborateurs, l'armée et la société civile, celle-ci représentée par les municipalités et une partie importante de l'opinion publique. La

____

(1) Rapport du D' Burlureaux, agrégé libre du Val-de-Grâce, à la *Conférence internationale* de Bruxelles, session de 1899, p. 190, 191, 200. (Rapport présenté par M. le D' Ozenne, médecin de la prison de Saint-Lazare, membre de la Conférence.)

société civile, nous le répétons à dessein, voit avec appréhension —
au point de vue intersexuel — malgré la garantie donnée par la
médecine militaire, ces rangs serrés de célibataires mâles qui tantôt
vont se mettre en quête. L'armée, de son côté, n'est pas convaincue,
malgré les bruyantes assurances et le pourchas de la police municipale des mœurs, de l'intégrité des femmes soumises puisqu'elles
sont communes avec l'ensemble de la population masculine, restée
libre de toute surveillance et de toute responsabilité; elle n'accepte
pas les suspicions du préjugé civil; elle se défend vigoureusement
et un médecin militaire, hors pair par ses travaux et son mérite
technique, s'est cru autorisé, contre l'injustice d'une accusation trop
courante, à protester en ces termes : « De nos jours, même en campagne, l'armée reçoit plus qu'elle ne donne (1). »

Comme dans tous les aphorismes, d'une concision un peu dogmatique, il ne faut point chercher dans celui-ci la vérité complète :
ainsi que dans beaucoup d'autres on y trouve du vrai, on y trouve
aussi de l'erroné. Là (et en tout lieu du reste) il y aurait danger
civil à lui accorder entière créance; ici, il y aurait péril militaire
à ne pas l'accepter et à ne pas se soigneusement garer de l'ambiance.

En tout cas, le système défensif de protection des mœurs, appliqué dans les très anciennes et les anciennes armées modernes, n'a
point été pour créer, jusqu'à nos jours, aux militaires, une réputation traditionnelle d'intégrité corporelle rassurante pour les populations vulgaires. Tantôt, le système consistait à embrigader les
femmes publiques et à les annexer en quelque sorte aux armées,
comme avait fait le duc d'Albe quand, conduisant à travers les
Marches de l'Est, les troupes espagnoles parties d'Italie pour réduire
l'insurrection des Gueux de Flandre et d'ailleurs, dans la louable
intention de faire respecter les femmes des habitants des pays tra-
versés, il organisait, à la suite de ses troupes, de vrais régiments
« de courtisanes, les unes, quatre cents, à cheval, élégantes et
parées comme des princesses » (sans doute destinées aux officiers),
les autres « huit cents à pied, bien en point aussi » pour les hommes du rang (2); tantôt, par une conduite opposée, à proscrire ces
malheureuses comme le colonel-général des Gardes françaises
Strozzi, qui « voyant ses compagnies embarrassées par trop de
garces et p...... de soldatz et ayant faict faire plusieurs bandons de

---

(1) D\u1d3f Burlureaux. *Id.*, p. 191.
(2) *Voir* les historiens du temps : Meteren, *Histoire des Pays-Bas*, fol. 52. —
Brantôme, *Œuvres complètes*, t. 1 (Vie de T. de Cossé-Brissac).

les chasser et voyant qu'ilz n'en faisaient rien, ainsi que l'on passait la rivière de Loyre, sur le Pont de Cé, en fit jetter pour un coup du haut en bas plus de huict cens de ces pauvres créatures, qui, piteusement crians à l'ayde, furent toutes noyées par trop de grande cruauté (1) » ; tantôt par un procédé original usité, paraît-il, dans les armées huguenotes durant nos guerres intestines du xvie siècle, à mettre les soldats dans l'obligation morale de chasser les filles de joye eux-mêmes ou ..... Mais laissons parler l'historien : « Aussitôt en effet que l'on en découvrait une cachée ou ostensiblement gardée, on obligeait celui qui l'entretenoit à l'espouser (2). » Machiavel, dans son toujours instructif livre *L'Art de la guerre*, nous apprend que les princes et généraux de son temps refusaient comme intermédiaires, pour le recrutement de leurs soldats mercenaires, toute la catégorie interlope « de ces gens qui font un sale commerce de femmes impudiques et tous ceux dont le métier ne regarde que la volupté » (3). Il appert suffisamment qu'après avoir fourni des soldats aux princes, ces mêmes intermédiaires, en vue d'un double gain, s'empressaient de fournir des femmes aux soldats, et que la discipline devenait difficile devant ces arrangements.

Si nous passons de ces armées de mercenaires, souvent internationaux, aux armées plus modernes, celles de notre royauté avant 1789, nous voyons encore usités des moyens de défense contre les femmes, dont la brutalité ne cadre qu'avec une civilisation moins raffinée en profondeur qu'en surface, et de plus, décèle des mœurs soldatesques intersexuelles où l'état sanitaire devait être et était en effet détestable. C'était le temps, il est vrai, où les châtiments corporels étaient appliqués aux soldats eux-mêmes et, par une associa-

---

(1) Cet ordre et cette exécution abominables excitèrent l'indignation publique dans un temps où les guerres civiles, qui désolaient la France, n'attribuaient pas cependant grand prix à la vie humaine. Brantôme se fait l'écho de cette impression générale en ajoutant que Strozzi, obligé d'abord de réprimer à cette occasion une véritable mutinerie de ses soldats révoltés, se justifia ensuite en disant « qu'il avait fait faire le coup, persuadé et pressé d'aucuns de ses maistres de camp et capitaines, puis s'en repentit fort depuis, comme il me dist (écrit textuellement notre vieux conteur), s'excusant sur la police qu'il falloit observer ». Les historiens du temps ne sont pas indulgents pour cet homme de guerre vénitien, général de François II et de Catherine de Médicis; ils rapprochent de l'atrocité du Pont-de-Cé la mort même de Strozzi qui, fait prisonnier, blessé dans un combat naval contre les Espagnols près les Açores, en 1582, fut, sur l'ordre de l'amiral ennemi Santa Cruz, jeté tout vivant à la mer.

(2) Varillas, *Vie de Charles IX*, 1, 209. (Édit. de 1683.

(3) *Op. cit.*, Liv. 1, 57. (Édit. 1693, Amsterdam.)

tion qui semblait naturelle, se trouvaient ainsi étendus et infligés aux femmes que le Commandement saisissait mêlées à la vie intérieure des casernes et des camps. La peine du chevalet ou cheval de bois, était appliquée indifféremment aux militaires fautifs contre la discipline et aux filles publiques surprises avec eux. Le chevalet était un tréteau fait de deux fortes planches aux côtés coupants, en biseau, accolées en dos d'âne, et supportées par quatre poteaux hauts d'environ une toise (près de deux mètres), de façon que les pieds ne puissent trouver le soulagement d'un point d'appui sur le sol. Le patient devait se tenir à califourchon, un laps de temps donné, sur cette arête. La peine était plus ou moins additionnée de complications douloureuses : tantôt le patient restait les bras libres et avait le droit de se servir de ses mains pour se hausser un peu et se soulager ainsi, d'une façon intermittente, de la pression coupante au lieu d'élection : c'était le chevalet le moins pénible; tantôt le patient avait les mains liées derrière le dos; tantôt enfin, pour exagérer la pression sur l'axe, des boulets étaient attachés aux deux pieds pendants dans le vide. On conçoit qu'une telle peine devenait facilement un supplice : appliquée aux femmes, elle ne mérite pas un autre nom. La mise au chevalet était pratiquée souvent quinze jours de suite, au moment où se faisait le petit remue-ménage militaire quotidien des gardes montantes. Le chevalet est réglementairement inventorié dans le matériel des places avec les pièces d'artillerie, etc. (1). Il fut appliqué d'une façon régulière aux « filles de mauvaise vie » au cours des XVIIe et XVIIIe siècles, quand elles ne subissaient pas un autre genre de peine. Les Ordonnances et la Correspondance des ministres de la Guerre et de la Marine en font foi (1er juillet 1727, 15 janvier 1730, 25 juin 1750). Cependant, vers cette dernière époque, le progrès des mœurs et les sentiments d'humanité que répandaient dans toutes les classes les écrits des philosophes, joints à quelques récentes manifestations publiques d'un cynisme dépassant les bornes du scandale donné habituellement par ce vilain spectacle, paraissent avoir provoqué la réflexion dans le commandement militaire : une Ordonnance du 17 mars 1760 abolit (Titre XIX, art. 20) la mise au chevalet pour les femmes.

Une seule peine, de violence corporelle, qui d'ailleurs avait aussi été concurremment usitée pour elles, subsista, le passage par les

---

(1) CARTE MILITAIRE où sont représentées toutes les principales parties d'une place fortifiée, avec les pièces d'artillerie qui servent à l'attaque et à la défense d'une place, dressée sur les MÉMOIRES DU MARÉCHAL DE VAUBAN, par J.-E. Duhamel, ingénieur. (Paris, Lattré, rue Saint-Jacques, avec privilège, 1773.)

baguettes ou verges. Cette peine était également appliquée aux soldats dans les cas graves (vente d'effets, de poudres, de balles, etc.), mais, détail caractéristique, à leur égard elle était cependant considérée comme « trop déshonorante *(sic)* »; le commandement préférait s'en tenir pour les hommes au chevalet ou au cachot (1). Ici la femme, toujours entièrement dépouillée de ses vêtements supérieurs, le torse au vent, souvent nue de la tête aux pieds, devait elle-même distribuer un fagot de baguettes aux soldats chargés de l'exécution, puis, faire un ou plusieurs aller et retour, passer et repasser devant une double haie, recevant à droite et à gauche une fustigation plus ou moins violente et méchante selon l'humeur des exécuteurs, du sous-officier ou de l'officier de corvée. La malheureuse naturellement courait soit pour éviter la baguette, soit pour abréger son supplice de façon à ne pas recevoir de la même main des coups redoublés, et ses cris, le désordre physique de sa fuite, redoublaient une ordurière gaité (2).

Une autre peine plus offensante qu'afflictive, mais suffisamment infamante, frappait encore les femmes-à-soldats sous l'ancien régime : le commandement leur faisait barbouiller de suie, parfois même de cambouis, la figure, le cou et les mains, et elles étaient en cet état ou exposées une matinée, comme un criminel au pilori, sur un petit échafaud élevé en place publique, ou promenées devant les troupes de la garnison, avec accompagnement de la musique régimentaire, à la revue des dimanches.

---

(1) Lettre du ministre de la Marine au Commandant de la marine du Port de Brest (15 janvier 1730).

(2) Le provincial Pierre Barthès a laissé dans son journal manuscrit le récit d'une de ces exécutions faite à Toulouse, sous Louis XV, sur l'ordre du colonel commandant le régiment cantonné à la caserne Sainte-Catherine : « Le 1er février 1748, vers les trois heures de l'après-midi, en vertu d'un jugement rendu par un Conseil de guerre, une femme qu'on avait trouvée la nuit avec des soldats dans la caserne était conduite par un piquet de troupe sur la place Royale, devant l'Hôtel de Ville, portant sous chacun de ses bras un faisceau de verges qu'elle distribua elle-même à cent hommes rangés sur deux lignes se faisant face et un peu distancés l'un de l'autre. Cette malheureuse, sur l'ordre de l'officier qui commandait la troupe, quitta ses vêtements, *même sa chemise*, pour ne garder qu'une simple jupe. Elle passa ensuite sept fois en allant et venant entre les deux haies formées par les soldats, qui la fustigèrent avec les verges qu'elle-même avait apportées et qu'elle leur avait remises. »
Les estampes du temps conservées dans nos collections publiques ou dans les collections particulières nous donnent d'ailleurs une représentation suffisamment exactes de ces mœurs. Dans le livre de l'ingénieur J.-E. Duhamel, cité ci-dessus, le dessin du chevalet est accompagné de cette inscription : « Cheval de bois qui sert de châtiment aux filles de mauvaise vie, si Elles ne passent pas par les baguettes. »

Il ne paraît pas que ces procédures aient eu pour résultat d'améliorer les mœurs et la santé sexuelles de nos armées si l'on en juge
par cet épisode survenu au cœur de Paris, au milieu du règne de
Louis XV : des soldats de la garnison parisienne enlevant en plein
jour un lot de femmes publiques malades que les archers du guet
conduisaient de l'Hôpital général (La Salpêtrière) à Bicêtre, dans la
charrette réglementaire, pour y subir le traitement anti-syphilitique.
Les archers avaient été au préalable rossés d'importance. Il est
inutile d'ajouter que le cas, pour être relaté par les nouvellistes du
temps comme un fait divers intéressant, n'était pas exceptionnel et
que la situation n'était pas meilleure dans les armées des autres
États de l'Europe.

Aussi, Voltaire pouvait-il écrire, en contemporain bien informé,
lié qu'il était avec un des hommes de guerre les plus expérimentés
de son temps, le maréchal duc de Richelieu, et autres personnages
du monde militaire et de la fourniture d'armées :

« La *maladie* a fait un merveilleux progrès parmi nous et surtout
dans ces grandes armées composées d'honnêtes stipendiaires bien
élevés qui décident du destin des États ; on peut assurer que quand
trente mille hommes combattent en bataille rangée contre des
troupes égales en nombre, il y a environ vingt mille vérolés de
chaque côté. »

L'explication, non pas l'excuse, de ces mœurs militaires, d'une
stupide grossièreté ou d'une véritable sauvagerie, réside d'ailleurs
en grande partie dans les mesures que le Gouvernement employait
contre les femmes, de la main de ses polices parisienne et provinciales, en dehors même de l'armée. Les Ordonnances royales
rendues sous les rois Louis XIV (1684) et même Louis XVI (1778)
contiennent des stipulations barbares (1) que compléta la déporta-
tion d'abord au Canada, puis, en 1720 et 1750, à la Louisiane,
aux Isles comme on disait.

---

(1) La coupe des cheveux, l'amputation des oreilles, la marque, la fessée
publique, l'emprisonnement indéfini, la promenade dans les faubourgs à califourchon sur un âne, la face tournée du côté de la croupe, la vente publique du
mobilier, etc. Dans certaines villes de province, à Toulouse par exemple, la
femme était enfermée dans une cage installée sur les quais de la Garonne : à
l'aide d'une poulie, cage et femme étaient immergées à plusieurs reprises consécutives dans la rivière au grand divertissement de la foule attirée par son de trompe
à ce spectacle. Plus d'une fois, la femme était retirée morte, noyée, de la cage.
Cette peine était appliquée également aux femmes faisant métier d'entremetteuses,
de m...... comme disaient nos pères et écrivaient crûment les Ordonnances
royales elles-mêmes. A Montpellier, à Narbonne le supplice de l'immersion était
également appliqué soit dans le Lez, soit dans quelque canal ou étang.

V

Coup d'œil sur les mesures instituées contre les femmes prostituées dans les armées plus modernes et contemporaines : Armées de la Révolution française, du Premier Empire.

Survivance d'errements de l'ancien régime dans les armées impériales. — Au camp de Torgau (Saxe), etc.

La Révolution française, de ces errements, n'accepta pas les plus cruels. D'ailleurs plusieurs Cahiers de la bourgeoisie et du bas Clergé s'étaient fortement élevés pour demander aux États généraux de mettre un terme aux actes arbitraires et inhumains de la Lieutenance générale et du guet à Paris, des commissaires et de la maréchaussée dans les provinces, vis-à-vis des femmes soupçonnées ou convaincues d'une vie trop libre (1). En 1791, les autorités militaires avaient ordre de faire conduire dans les dépôts de mendicité les filles et femmes arrêtées par discipline militaire ; on voit dans l'état des fonds accordés annuellement au Département intéressé que la présence de ces malheureuses occasionnait une dépense de 5 sols par tête et par jour, qui devait être remboursée par le Ministère de la Guerre.

Dans une séance du 24 frimaire an II (14 décembre 1793), nous relevons que la Convention nationale avait consenti à faire la part du feu (si l'expression est permise ailleurs que sur le front) en admettant qu'un *quantum* déterminé de femmes pourrait suivre les armées à distance plus ou moins prochaine : ce qu'elle refusait, c'est que les armées en *fourmillassent (sic)*... Les soldats permissionnaires et non permissionnaires abondaient aussi à l'arrière et s'attardaient dans une compagnie « qui les amollissait ou les infectait et les rendait incapables de servir avec vigueur la République ».

---

(1) Nous relevons, dans le *Cahier particulier et local du Tiers-État de la Ville de Paris*, ce vœu :

« ART. 10. — Qu'aujourd'hui où les hommes ne veulent plus être jugés arbitrairement, ils daignent jeter un œil de pitié sur ces *malheureuses* qu'un lieutenant de police emprisonne tous les mois sur la simple déposition d'un caporal du guet, d'un clerc de commissaire ou un espion vindicatif. » (L'espion est l'inspecteur en bourgeois de nos jours.) — Dans les *Additions* aux Cahiers de la Ville de Paris, dans les Cahiers des bailliages de Caen, de Reims et autres on trouve également des vœux sévères contre le proxénétisme.

Romme, Merlin de Thionville demandent l'arrestation des militaires qui n'auraient pas rejoint leurs postes avant le 1er nivôse (21 décembre) et aussi celle des femmes qui auraient enfreint les latitudes prescrites. Bourdon de l'Oise ajoute qu'il faut tenir la main à ce que les généraux obéissent eux-mêmes aux décrets de la Convention : en Vendée, lui et son collègue, le représentant Goupilleau, ont reçu à leur quartier le général Rossignol, accompagné d'une femme déguisée en aide-de-camp).

Le Gouvernement du Directoire avait même fini, en désespoir de cause, par établir des sortes de services spéciaux annexes pour les femmes que l'on trouvait toujours aux alentours des cantonnements(1). Il est intéressant de suivre dans l'ancien *Moniteur* la préoccupation très constante des Comités de gouvernement, au plus fort des événements militaires de 1792 à 1794, pour l'état sanitaire sexuel des troupes : le lecteur trouve à chaque instant dans la feuille officielle, après le compte rendu d'une séance capitale de l'Assemblée où se décidaient les destinées, soit du parti dirigeant, soit de la patrie même. de longs filets où il n'est question que du danger, pour les jeunes gens et surtout les soldats, des maladies vénériennes, et de la nécessité de s'en garer ou de se faire soigner. Les médecins spécialistes entrent en scène nominativement : ils apportent leurs prospectus, leurs réclames, leurs formules, leurs adresses, jusqu'à l'indication du transfert de leur domicile et cabinet : le tout est longuement inséré, et, dans tels numéros, Boyveau-Laffecteur vantant son mystérieux *rob* (2), bénéficiera de la même publicité qu'un héros de l'armée du Nord et du Rhin ou qu'un orateur écouté de la Convention.

(1) Ces services paraissent avoir été organisés avec plus d'humanité que les établissements de même caractère que l'on rencontrait dans les grandes villes de garnison sous l'ancien régime. Nous lisons dans un rapport du commissaire de police Masson, adressé en germinal an VIII (avril 1800) au Préfet de police Dubois : « Autrefois (c'est-à-dire avant la Révolution), il y avait dans les villes de guerre des *renfermeries* pour les filles publiques incorrigibles et gâtées où elles travaillaient forcément pendant plusieurs mois. » (Parent-Duchatelet. *Op. cit.*, II, Ch. xvi, § II, 51.)

(2) Le vieux maître A. Bouchardat, un des plus savants thérapeutes qui aient occupé la chaire d'hygiène à la Faculté de médecine de Paris, ne manquait jamais, au cours des digressions sur les médicaments et poisons qu'il intercalait dans ses leçons réglementaires, de rappeler le cas de Boyveau-Laffecteur qui avait toujours tu la composition de son remède. Comme le fameux rob était encore prescrit par les médecins de tels dispensaires, assez avant dans le commencement du xixe siècle, il ajoutait qu'il s'était toujours élevé contre les remèdes dont la formule n'était pas rendue publique par l'auteur même et qu'un médecin consciencieux devait répugner à les prescrire quand il n'en connaissait pas la recette. Bouchardat croyait d'ailleurs que le rob ne contenait pas de mercure et était uniquement composé de plantes constituant des médicaments sudorifiques, purgatifs et dépuratifs (salsepareille, sureau, séné, cannelle, etc.).

Le passage au noir paraît cependant avoir été d'un usage persistant aux armées de frontières, en pays envahis (1796-1797), et même dans certaines garnisons de l'intérieur (1803). Ainsi, quand Bernadotte amena d'Allemagne en Italie sa division que Bonaparte avait demandée à Moreau, il fit connaître à son nouveau général en chef qu'il portait un règlement sévère contre les femmes... à la suite. Bonaparte approuva aussitôt son lieutenant et, confirmant la vieille coutume, dicta lui-même un ordre du jour qu'on retrouve à cette date (1797) dans la *Correspondance* de Napoléon : « Toutes les femmes, non autorisées par le Conseil d'administration, y disait-il, devront s'éloigner dans les vingt-quatre heures: à défaut de quoi, elles seront arrêtées, barbouillées de noir et exposées pendant deux heures sur la place publique. » Ainsi, le 27 nivôse an XI (17 janvier 1803), à Autun, le chef de la 9° demi-brigade de ligne faisait défiler à la parade une fille ainsi accommodée, qui avait été surprise escaladant une fenêtre basse de la caserne.

Il semble même, quand les armées impériales campèrent en Europe, que le commandement ait ressuscité complètement, hors France du moins, les pratiques les plus brutales de l'ancien régime. Nous avons vu chez un collectionneur parisien contemporain, érudit bien connu, écrivain d'histoire intéressant à ses heures, M. Alfred Bégis, avocat, ancien agréé au Tribunal de commerce (1), une estampe du temps, plus documentaire que licencieuse, représentant un passage aux baguettes exécuté dans le camp occupé par les troupes françaises à Torgau en Saxe, au temps de Tilsitt : la malheureuse victime du châtiment, entièrement nue, dépourvue de tous vêtements inférieurs et supérieurs, échevelée, s'enfuit ; sa physionomie offre tous les signes de l'affolement et de la douleur ; les exécuteurs, en uniforme de nos armées, appliquent en effet la peine sans atténuation dans le geste et se divertissent visiblement mais sans indécence, du tableau dans lequel ils ne croient pas remplir d'autre rôle que celui de bons et braves justiciers.

Nous ne pouvons nécessairement suivre les troupes françaises dans les divers pays où les guerres, soit de défense républicaine, soit de conquête napoléonienne, ont fait flotter nos drapeaux et installer nos garnisons ou nos grands rassemblements militaires. Il paraît avéré qu'en 1799, au début de la campagne qui aboutit à la

---

(1) M. Alfred Bégis a publié sur l'époque révolutionnaire, entre autres livres à consulter, des études sur Robespierre aîné, Saint-Just, Lebas, la prise de la Bastille, les massacres de septembre (Annuaire de la Société des *Amis des Livres* 1889-1892) ; les *Mémoires inédits de Billaud-Varennes*, in-8°, Paris, 1893.

victoire de Zurich, Masséna donnait ordre d'ouvrir en Suisse les fameuses maisons publiques de femmes qui ont subsisté, entre autres lieux, à Berne sur les rives de l'Aar, en contrebas de l'esplanade de la cathédrale, sous la dénomination publique de « bains », jusqu'au moment où la branche hélvétique de la *Fédéra- tion abolitionniste* en a provoqué la suppression définitive (1886-1888). Il paraît non moins acquis, qu'après Iéna et Auerstaedt, le maréchal Davout, un instant gouverneur de Berlin, y institua également pour la garnison française des maisons de femmes naturellement surveil- lées par les médecins de nos armées. Nous ignorons les mesures administratives prises en Italie et si l'on y continuait les pratiques de Bernadotte, et quel était l'état spécial des troupes d'occupation. Sur la santé des officiers, ses camarades, Paul-Louis Courier, alors capitaine d'artillerie dans la garnison de Milan, a laissé une lettre, d'ailleurs connue, dont la libre et spirituelle ironie donne de suffi- santes informations (1).

En même temps que les Pouvoirs publics révolutionnaires avaient tenté d'enrayer dans les armées à l'intérieur les pratiques de l'ancien gouvernement, ils avaient institué dans les villes, et notamment dans Paris, un régime d'ordre légal qui soustrayait définitivement les femmes arrêtées pour inconduite de rues, à l'arbitraire des Administrations et des officiers de police : les prostituées fautives de désordre public ou d'un raccolage scandaleux passaient désormais devant le tribunal correctionnel et n'étaient punies d'emprisonne- ment que par un jugement de droit commun (2). D'ailleurs, point

---

(1) Le rappel de cette lettre n'est pas déplacé ici :

« Milan... est à présent, *delà les monts*, la seule ville où l'on trouve du pain cuit et des femmes françaises, c'est-à-dire nues, écrit P.-L. Courier. Car toutes les Italiennes sont vêtues, même l'hiver, mode contraire à celle de Paris. Quand nos troupes vinrent en Italie, ceux qui usèrent sans précaution des femmes et du pain, s'en trouvèrent très mal. Les uns crevaient d'indigestion, les autres coulaient des jours fort désagréables (expression que me fournit bien à propos le style moderne) :

« Ils ne mouraient pas tous, mais tous étaient frappés » comme les animaux de La Fontaine ; ce que voyant, la plupart des nôtres prirent le parti de s'accommoder aux usages du pays ; mais ceux qui n'ont pu s'y faire, et auxquels il faut encore de la croûte (vous me passez ces détails puisque *charta non erubescit*, selon Cicéron, qui en écrivait de bonnes), ceux-là font donc venir de France des femmes et des boulangers. » (*Œuvres complètes*, avec introduction et une bio- graphie de P.-L. Courier, par Armand Carrel. T. III. Lettres inédites écrites d'Italie, p. 26. Rome, 8 janvier 1799. Paris. Édit. in-8°, Paulin et Perrotin 1834.

(2) L'auteur du présent ouvrage a réuni d'assez nombreux documents sur la répression de la prostitution à Paris pendant l'époque révolutionnaire et met la dernière main à un livre qu'il espère pouvoir publier prochainement : *La Police des mœurs à Paris pendant la Révolution française* (1789-1799).

capital, les femmes n'étaient pas frappées pour délit de prostitution :
la loi du 19 juillet 1791 ne s'appliquait qu'aux individus qui faisaient
métier de débaucher la jeunesse, en d'autres termes aux proxénètes
qui servaient d'entremetteurs et procureurs. Le Directoire avait
bien songé, dans un Message aux Cinq-Cents, du 17 nivôse an IV
(7 janvier 1796), à provoquer le vote d'une loi *spéciale :* l'Assemblée
qui comptait un grand nombre de jurisconsultes ne fit même pas
au message directorial l'honneur de le mettre à son ordre du jour.
On ne légifère pas sur les mœurs tant qu'elles ne se révèlent pas,
contre les particuliers ou l'ordre public, par des actes déclarés
dommageables aux termes mêmes du droit écrit; on légifère moins
encore lorsque la loi nouvelle devra établir, pour le même délit
moral, des catégories entre les citoyens, distinguer (comme le
demandait le Directoire) entre les sexes, et frapper seulement l'un
d'eux, les femmes.

Il appartenait au régime issu du 18 brumaire de restaurer en la
matière, et en beaucoup d'autres d'ailleurs, le principe gouvernemental de l'arbitraire. Au lendemain du coup d'État qui allait
remplacer les assemblées par la dictature, le général Bonaparte
ressuscitait la lieutenance de police à Paris, sous le nom de Préfecture de police, avec addition d'un département de police des mœurs
bien supérieur sur certains points, comme modèle aggravé, au
système policier d'avant 89 (1802). Sans doute les femmes n'étaient
plus tondues, marquées au fer rouge, ni fouettées, mais toutes les
autres prescriptions arbitraires, enlèvement sur l'ordre des commissaires, internement, amendes, emprisonnement prolongé étaient
maintenues, et la police, s'inspirant des rêveries de Restif de la
Bretonne, prenait à son compte l'administration sanitaire des
femmes désormais inscrites, embrigadées, soumises à la consigne
de jour et de nuit, visitées corporellement d'office (1); elle s'empa-
rait également d'une façon presque directe de la gestion des
maisons de tolérance maintenant annexées au service officiel et

______

(1) Nous devons rappeler qu'en 1714 et en 1747 les lieutenants généraux de la
police à Paris, Voyer d'Argenson et Berryer, avaient étudié et préparé des projets
d'administration de la prostitution où, devançant Restif de la Bretonne, ils organisaient un service officiel de femmes publiques *visitées* par les médecins de la
lieutenance et tenues à la disposition du public. Mais les ministres de Louis XIV
et de Louis XV trouvèrent que c'était là dépasser l'objet de l'administration
gouvernementale, et les projets des deux lieutenants généraux, mis de côté, ne
furent jamais repris. — Restif de la Bretonne a vraisemblablement connu ces
projets; en 1798, on le trouve employé dans les bureaux du Ministère de la
Police.

tenues par des entremetteuses nominativement agréées, sorte de fermières générales de la débauche publique. Avec ces aides, les magistrats de police [à commencer par le premier préfet, M. Dubois (1)] avaient licence plus ou moins de partager les bénéfices commerciaux de l'entreprise, sinon en comptes réglés, du moins sous forme d'épices, pots-de-vins, cadeaux en deniers, riches vêtements ou bijoux, sans oublier, pour les bas sous-ordres, le « paiement en nature ».

Dès le début du consulat, l'armée est associée à la police des mœurs. Les troupes de la garnison parisienne, bien mieux, la Garde consulaire sont souvent employées à faire des rafles dans les lieux publics les plus fréquentés de la foule, au Palais-Royal notamment. L'une de ces opérations, plus ample et plus brutale que les autres, fut même l'occasion de récriminations un instant fort vives. L'opinion publique s'émut : on répétait que le premier consul organisait, en l'instant, des troupes de renfort pour l'armée d'Égypte (ce qui était exact) et l'on ajoutait qu'il avait donné ordre d'y joindre toutes les femmes arrêtées — à destination des soldats. La rumeur d'opposition au départ de ces pauvres Manon Lescaut grandit à tel point que Bonaparte dut y faire donner, par ses publicistes familiers, Roederer et autres, un démenti public. Paris apprit officiellement qu'il avait été seulement question d'organiser pour le délassement des garnisons d'Alexandrie, du Caire, une troupe théâtrale de petites chanteuses, danseuses et comédiennes. L'explication est du reste peut être en concordance exacte avec la vérité : mais la rafle avait été très copieuse. L'affaire prit vite fin du reste par des brochures où les plaisanteries l'emportaient sur les raisons sérieuses, autant dire finit par des chansons, comme il est de mode dans la capitale (2).

Il est vrai que les temps, au point de vue militaire, ne sont pas ordinaires. La France ne va présenter pendant quinze ans, sur tout son territoire, que camps d'instruction, de concentration, immenses rassemblements de milliers et milliers d'hommes, jeunes, ardents, bouillonnants de toutes passions, de l'action, de la force, de l'enthousiasme, de la gloire, toutes sœurs de la passion foncière, la passion sexuelle, qui ne s'efface devant nulle autre. C'est ici l'afflux sur

(1) Pasquier, successeur de Dubois à la Préfecture en 1810, flétrit dans ses *Mémoires* la cupidité des mœurs administratives de ce fonctionnaire.

(2) *Arrestation de 300 femmes publiques au Palais-Égalité* par Astaroth, broch., Paris, an VIII. — *Lettres de jolies femmes du Palais-Égalité à Bonaparte*, broch., id.

Dijon et le départ pour Marengo. Puis voici le camp de Boulogne pour la descente en Angleterre. C'est maintenant le départ de la grande armée pour l'Allemagne, Ulm, Austerlitz, Iéna, Eylau (1805-1807). Puis entre temps, le retour en France des corps pour se reconstituer, prendre part aux fêtes nationales, municipales, aux banquets publics, commandés en célébration de tant de triomphes. Ce sont les traversées, en toute sa longueur, du pays, par des armées entières pour gagner l'Espagne (1808), revenir sur l'Autriche pour les victoires plus difficiles d'Essling et de Wagram (1809). En ce même an 1809, autre branle-bas : les gardes nationales, définitivement supprimées en 1806, sont à tout hasard de danger, en partie rappelées et mobilisées en l'absence de Napoléon, par Fouché, vrai chef du Gouvernement, pour faire face à l'invasion ennemie de Valcheren qui menace Anvers, la Belgique, le nord de la France. Les années 1812, 1813, voient les deux désastreuses refoulées de Russie et de Leipsig ; 1814, l'entrée sur nos talons des armées de la coalition en Franche-Comté, en Alsace, dans les Vosges, en Champagne, en Roussillon, en Languedoc, à Toulouse, à Paris... Le rapatriement des débris de l'armée d'Égypte (1801), celui des épaves de l'armée de Saint-Domingue (1803-1804), le retour des corps d'Espagne (1814), tous pays où les maladies spécifiques abondent, doivent être particulièrement soulignés. L'occupation de tous les départements de l'Est, des grandes villes, notamment de Paris, après Waterloo, par les Alliés, complète la trop longue série des tempêtes antisanitaires qui bouleversent en France l'hygiène publique.

VI

Tableau du fonctionnement de la Police des mœurs dans le premier tiers du xixᵉ siècle. — Les grandes villes (Paris, Lyon, etc.) sous l'Empire et la Restauration. — Les troupes d'invasion et d'occupation et les filles (1814-18). — Les garnisons françaises. — La garde royale. — Enquêtes de Fouché, du préfet Delavau, etc. — Dénombrement des filles, des maisons. — Le régime réglementariste : Punitions, amendes, taxes, emprisonnements. — Rôle de l'armée dans la répression de la prostitution. — Un premier coup d'œil sur l'état sanitaire spécial des troupes.

C'est à ces dates que Parent-Duchatelet trouve à la Préfecture de police les premières statistiques qu'il classera dans son ouvrage et encadrera de documents pris sur le vif. Venu à Paris en 1806, à l'âge de seize ans, pour y faire ses études cliniques, le futur auteur de *La Prostitution dans la Ville de Paris*, a d'ailleurs sous les yeux tous ces tableaux troublés et, en étudiant en médecine méditatif, ne les a point laissés sans observations, ni souvenirs : il passait sa thèse de docteur à l'École de médecine en 1814, et se liait avec le savant Hallé qui y occupait la chaire d'hygiène depuis 1794; ce maître inclinait heureusement le jeune et studieux médecin vers cette branche de la science médicale.

En 1801, Paris est une des plus grandes villes et des plus peuplées de l'Europe; il compte près de 550.000 habitants. Ce chiffre ira chaque année en augmentant, 600.000 en 1814. La Police des mœurs y fonde près de 190 maisons publiques; c'est le nombre atteint en 1807; en 1812, il sera de 202 et restera tel, à quelques unités près, jusqu'en 1818. A cette dernière date, la Ville compte 713.966 habitants dont 92.436 non mariés mâles de 15 à 59 ans (1). En 1812, les 202 maisons de tolérance contiennent 679 pensionnaires; le nombre des isolées inscrites étant de 614, on voit que le chiffre total des soumises, 1.293, est médiocre, hors de toute proportion. Mais, n'importe! Le système réglementariste s'est établi : peu lui chaut que sa réelle insignifiance numérique se trahisse par un

____

(1) C'est-à-dire célibataires, veufs, séparés ou divorcés. — Le divorce avait d'ailleurs été aboli par la loi du 8 mai 1816.

état sanitaire tel que Parent-Duchatelet, faisant appel à ses observations personnelles, confirmées par les recherches que les préfets de police de la Restauration et des premières années de la Monarchie de juillet lui permettront dans les Archives de la Préfecture, s'en déclare ému. Les dix années d'administration du premier préfet impérial, Dubois, sont désastreuses. Soumise ou insoumise, la prostitution est entassée, accumulée, en chambres d'isolées ou en maisons, dans une vingtaine de quartiers les plus denses, les plus obscurs des IIe, IIIe, IVe, VIe, VIIe arrondissements du centre (1). Visitées à leur domicile ou en maison, le nombre des vénériennes rapportées aux inscrites est considérable et le reste constamment. Parent-Duchatelet relève en 1812, sur 1.293 inscrites, 276 vénériennes dont la moitié sont syphilitiques ; en 1813, sur 1.676 inscrites, 300 vénériennes dont un tiers sont syphilitiques ; en 1814, sur 1.905 inscrites, 296 vénériennes dont un quart sont syphilitiques (2). Les statistiques manquent pour l'année 1815, mais nous verrons plus loin par les frais de finance qu'occasionne au Gouvernement français le traitement des maladies vénériennes d'un corps allemand d'occupation à Paris, quel peut avoir été, numériquement supputé, l'état sanitaire des militaires dans la zone de la capitale. Dans les maisons de tolérance, il y a une fille malade sur sept. Ces années de troubles et de malheurs publics sont sans doute exceptionnelles : mais en 1825, en 1826, en 1829, nous retrouverons encore, avec Parent-Duchatelet, le même nombre de vénériennes chez les filles de maison, une sur sept présentes. Ces tableaux statistiques qui ne présentent vraisemblablement que la réalité fort atténuée, suffirent au Préfet de police Pasquier, qui succéda à Dubois en 1810, pour ordonner la fermeture d'une « foule *(sic)* de maisons » qui n'étaient que des sentines de syphilis, de gale, de vermine en permanence (3). Son ordonnance du 26 juillet crut

---

(1) Louvre, Sainte-Avoye, Chaussée d'Antin, Mail, Faubourg et Porte Saint-Denis, Montmartre, Temple, Montorgueil, Saint-Martin-des-Champs, Saint-Jacques, Bonne-Nouvelle, Faubourg Montmartre, Arcis, Banque, Feydeau, Cité, Saint-Honoré, Palais-Royal, appartenant aujourd'hui aux 1er, 2e, 9e, 10e, 3e, 4e et 5e arrondissements.

(2) Parent-Duchatelet, édit. 1836. *Op. cit.*, I, Ch. I., § 35 ; I, 341, 458 ; II, 108, 116, 120, 121, 122, 238, 254. Le nombre des insoumises malades ne figure pas dans les statistiques visées ci-dessus, Parent-Duchatelet le rapporte en un paragraphe particulier (II, 134) : il est également fort élevé : soit 412 arrestations d'insoumises en 1816, 107 infectées ; en 1817, 326 arrestations, 51 infectées ; en 1818, 290 arrestations, 58 infectées.

(3) *Op. cit.*, I, 288, 289. — Sont signalés par Parent-Duchatelet comme particulièrement mal famés ces quartiers de Paris, les grandes barrières sur le mur

devoir descendre, en présence d'un tel pestilentiel désordre, dans les plus infimes détails concernant la tenue des locaux, la propreté des femmes, le renouvellement de leurs vêtements, de leur linge de corps, le changement des draps; elle prescrivait de plus, en termes impératifs, aux tenancières de donner un lit individuel à chaque pensionnaire et faisait défense aux femmes de jamais coucher deux ensemble. Le Préfet exigeait des rapports mensuels circonstanciés et tint la main à l'observation de son ordonnance tant qu'il resta en place, jusqu'en 1814. Les maisons moyennes et populaires offraient à cette époque, sur rue, des façades absolument provocatrices ; de même que beaucoup d'isolées habitaient en boutique, derrière la vitrine de laquelle elles se tenaient parées, encadrées de bouquets, pour passer ensuite aux actes de prostitution dans l'arrière-boutique (qui contenait leur mobilier de chambre), de même les maisons autorisées organisaient leur rez-de-chaussée en boutique-salon où les passants voyaient les femmes en attente, et mieux, en provocation de visiteurs. Déjà, il y avait des marcheuses qui allaient au dehors, dans les rues environnantes, faire scandale de costume et d'œillades pour attirer l'attention sur l'établissement vers lequel elles ramenaient ainsi une suite de passants au moins toujours bruyamment divertis. La police des mœurs du temps, malgré l'orientation donnée par Pasquier qui ne voulait les maisons ni luxueuses ni sordides, ne s'en obstinait pas moins à les toujours multiplier : dès qu'un estaminet, un débit de rogome lui donnait quelque difficulté de surveillance, elle savait suggérer au patron une demande de conversion de sa maison de commerce en maison de femmes ; « l'Administration s'empressait de lui accorder la tolérance (1). »

Le souci de la police spéciale était d'ailleurs de bien assortir l'aspect extérieur et la tenue de la maison autorisée avec le ton du quartier : c'eût été un scandale d'autoriser dans un quartier comme il faut, par exemple dans le quartier Feydeau, l'ouverture d'une maison prolétarienne, d'un établissement seulement à sa place dans la Cité ou le quartier des Arcis.

Le voisinage des maisons était en principe toujours mal accueilli, malgré ces précautions : les propriétaires des immeubles, les voisins,

---

de ronde (aujourd'hui boulevards extérieurs) : sur la rive gauche, barrières de Grenelle, de Sèvres, d'Enfer, des Fourneaux, de la Santé, de Lourcine, d'Italie, de Vincennes, etc ; sur la rive droite, de la Chapelle, du Combat, des Vertus, Rochechouart, Blanche, Clichy, etc ; les quartiers de l'Hôpital (Salpêtrière), les rues qui aboutissent aux grands ponts du Pont-Neuf au Pont d'Iéna. *Op. cit.*, 1, 533.

(1) *Id., Op. cit.*, 1, 292.

les habitants du quartier protestaient contre ces foundations d'un contact diurne et nocturne abject, vainement du reste ; la police des mœurs maintenait maisons et système ; elle s'étonnait que les propriétaires et habitants des rues mêmes les plus obscures, étroites et vilaines, fissent rebuffades (1). Cependant elle avait consenti à faire disparaître des noms assez incongrus de rues qui offusquaient depuis longtemps l'oreille publique : elle avait ainsi débaptisé la rue Trousse-Vache pour l'appeler du nom de La Reynie, le premier lieutenant général parisien de la police, et la rue Tire-Boudin pour lui donner le nom d'une reine sinon tout à fait vertueuse, du moins malheureuse, Marie-Stuart. Mais le principe de la multiplication des maisons demeurait intangible : la police des mœurs n'avait pas de meilleurs auxiliaires, de meilleurs agents que les tenancières de lupanars : à elles seules « les dames de maison » (comme on les appelait officiellement à la Préfecture) présentaient annuellement le tiers des filles à l'inscription ; leur propagande pour la réglementation valait bien quelques reconnaissance et faveur (2). L'octroi de la carte, la petite charte octroyée aux filles, emportait un droit de « racrochage » ; toutefois un grand nombre d'endroits, les quais, les grands boulevards et rues adjacentes, tout le quartier des Champs-Élysées (le 1er arrondissement d'alors) et autres lieux déterminés et énumérés étaient « défendus et interdits ». Le stationnement des isolées entraînait leur pourchas.

En dehors des chiffres officiels retenus par la police des mœurs, à combien appréciait-on à cette époque (Empire et Restauration) le nombre des femmes plus ou moins prostituées publiques à Paris ? La variabilité des réponses indique une grande part d'appréciation personnelle. Quand Fouché, ministre de la Police générale, ordonna le 3 prairial an X (23 mai 1802), une enquête qui avait pour objet déterminé de créer dans les départements des dispensaires à l'instar de celui de la Préfecture, on estima que le chiffre global des filles publiques à Paris était de 30.000; en 1800 il aurait été de 15.000 seulement. Pourquoi cet écart du double ? Les statisticiens de 1802 avaient compris dans le nombre les occasionnelles, les accidentelles de la prostitution et même de la galanterie, petites ouvrières en chômage, filles de théâtres, etc., etc. En 1810, Fouché redemanda une note sur la même matière : le chiffre de 30.000 fut reproduit. Les préfets de la Restauration et de la première année du règne de

---

(1) Parent-Duchatelet, *Op. cit.*, 1. 311.
(2)   *Id.*   1, 384.

Louis-Philippe, par recensement approximatif, estiment le nombre des prostituées parisiennes à 15.000 en 1826, et 20.000 en 1831 (1).

Contrairement à ce qu'on aurait pu imaginer *a priori*, la prostitution officielle, malgré la présence des troupes alliées, comptait à Paris peu de filles d'origine étrangère, au moins parmi les filles que la police des mœurs soumettait sur registres à sa réglementation : en 1816, sur 1.971 inscrites, on ne compte que 73 étrangères, et en 1817, sur 2.281 inscrites, 61. Ce chiffre retombe à la moitié, à 33, en 1818. En 1829, on compte seulement 17 soumises, d'origine non française. Ces filles sont anglaises (surtout de Londres), belges, hollandaises, suissesses et prussiennes. La grande majorité des filles qui constituent le groupe des soumises parisiennes est surtout native de Paris : sur 12.607 inscrites du 16 mars 1816 au 31 avril 1831, Paris et sa banlieue en ont fourni, à eux seuls, 4.744 ; 2.242 sont illettrées au point de ne pouvoir signer leur nom (2). Dès le début de l'application du système, les manifestations de brutalité, de grossièretés violentes, d'inhumanité qui vicient la police des mœurs ont ces conséquences que nous retrouvons un siècle plus tard, si justement signalées par M. Yves Guyot : ces disparitions incessantes, ces fuites de femmes inscrites qui ne laissent jamais en circulation et en service qu'un chiffre d'actives souvent fort diminué. De 1815 à 1819, sur 1.800 à 2.000 femmes inscrites, plus de 500 disparaissent annuellement qu'il faut rayer des tables d'inscription ; en 1820, sur 2.611 inscrites, il en disparaît 716 (3).

Les déménagements qui figurent un moyen aussi de se soustraire aux inquisitions policières, sont incessants ; c'est là une des plus intéressantes statistiques de Parent-Duchatelet : sur 2.254 femmes inscrites n'ayant pas quitté Paris d'une année, 322 sont restées, l'an entier, dans leur même logement ; les autres ont déménagé, au cours de l'année, 6, 7 et 13 fois ; 231 ont déménagé de 15 à 24 fois (4). Enfin la réglementation de la prostitution a cet effet de honteuse immoralité, dès la première heure, d'englober dans son organisation administrative des filles mineures, des fillettes, des enfants... Que dire quand on lit, dans les documents officiels collectés par Parent-Duchatelet, l'inscription authentique comme femmes publiques, d'enfants de 13, 12, 11 et 10 ans ! La police des mœurs en inscrivait encore de cet âge en 1831... Une statistique globale d'inscriptions

---

(1) Parent-Duchatelet, *Op. cit.*, I, § 2, 30, 33.
(2)   *Id.*   I, 42, 43, 55, 79.
(3)   *Id.*   I, 419, 421.
(4)   *Id.*   I, 344-347.

de filles mineures montre à quel point la police des mœurs a été
de bonne heure un instrument néfaste de démoralisation publique,
en recrutant presque exclusivement ses inscrites chez les filles et
fillettes, grandes et petites mineures. A partir de 21 ans, l'inscription
policière qui n'avait fait que progresser dans une puissante ascension
entre 10 et 21 ans, décroît au contraire progressivement entre 21 et
31 ans dans une proportion quasi vertigineuse (1). Dès que la
police des mœurs ne se trouve plus en présence de personnalités
où la volonté faiblit, est susceptible d'abdiquer devant l'intimida-
tion ou la menace, elle recule, après avoir fait la preuve qu'elle ne
s'est édifiée comme institution et n'a duré qu'au détriment de la
jeunesse maintenue définitivement dans l'immoralité dont on ne se
dégage peut-être jamais, celle de la prostitution publique officielle.

Le système financier sur lequel repose l'organisation matérielle du
dispensaire de la Préfecture de police à cette époque apportait lui-
même un trouble profond dans le fonctionnement non seulement
administratif mais médical de la réglementation : ce système était
basé sur le rendement des taxes dues obligatoirement par les
femmes inscrites et les tenancières de maisons publiques et celui
des amendes infligées à ces mêmes femmes pour inobservation des
règlements. Cette finance servait au traitement des médecins et
employés, en même temps qu'à l'entretien du matériel, des instruments chirurgicaux. Si l'on s'en rapporte aux indications officielles,
la taxe mensuelle exigée de chaque « dame de maison » était de
12 francs ; celle exigée des filles isolées s'élevait à 3 francs.
L'absence à la visite entraînait pour ces dernières une amende de
2 francs. L'amende qui frappait les tenancières paraît avoir été
d'un taux arbitraire. Une quatrième source de revenu prostitutionnel
provenait de la vente aux tenancières de livrets remis soit à l'ouverture de la maison, soit dans diverses circonstances de leur gestion. Le rendement de ces finances diverses atteignait le chiffre
moyen annuel officiellement avoué de 70.000 à 90.000 francs ; mais
l'opposition libérale qui, sous la Restauration, avait pris la question
en main, même à la tribune de la Chambre, n'acceptait pas cette
indication : elle évaluait le produit global annuel tantôt à 500.000,
tantôt à 800.000, à 1 million de francs. Un fait indéniable est qu'en
1816 et 1817 l'administration de l'Assistance publique refusait de
soigner gratuitement les filles inscrites malades admises dans ses

______

(1) V. *Appendice* (Inscription de mineures par la police des mœurs à Paris
en 1831). Voir p. 222.

hôpitaux en donnant comme motif que la police percevait sur les
« courtisanes » des droits suffisamment élevés pour subvenir, en
cas de maladie, à leur examen et traitement. Le préfet Anglès
s'était tourné vainement ces deux années 1816-1817 vers le Conseil
municipal de Paris, en 1819 et 1822 vers le ministre de l'Intérieur,
afin d'obtenir d'eux les fonds nécessaires pour subvenir aux frais du
dispensaire et de son personnel : ces demandes n'avaient eu aucun
succès. Le préfet Delavau fit alors faire une enquête et un rapport
circonstancié par un de ses fonctionnaires qualifiés, d'où il ressortit
que : le recouvrement des taxes et des amendes était opéré par de
bas agents, absolument suspects ; les poursuites et punitions contre
les insolvables ou récalcitrantes engendraient des moyens corrup-
teurs et odieux ; la menace des agents amenait les femmes à se
livrer avec eux à un véritable trafic ; les sommes perçues n'étaient
pas intégralement versées à la Caisse du service ; une *autre* corruption *(l'octroi de leurs faveurs aux agents?)* expliquait le refus de
paiement de la part des femmes, etc., etc. Le rapport concluait à la
suppression des taxes. Parent-Duchatelet, qui n'approuve pas le
système financier spécial usité sous l'Empire et la Restauration,
ajoute que le paiement de la taxe par les tenancières de maison
constituait, pour cette classe de femmes, une sorte de droit dans
l'exercice de leur infâme métier à débaucher la jeunesse. Pour compléter la rigueur, la prison ne s'ajoutait pas seulement à l'amende
en cas de manquement aux règles disciplinaires communes; le
défaut de paiement de cette taxe, l'insolvabilité au demeurant,
entraînaient eux aussi la détention : celle-ci était d'une durée inva-
riable qui était un maximum de trois mois. Sur la durée invraisem-
blable de cet emprisonnement pour non-paiement de la taxe, le très
informé archiviste de la Préfecture de police du temps, J. Peuchet
n'est pas moins affirmatif que Parent-Duchatelet (1).

La détention libérait de la dette, il est vrai, mais les prisons du
temps étaient tellement insalubres, tortionnaires que, malgré l'élévation des arriérés souvent épuisants pour ces pauvres bourses,
100 francs et plus, nombre de femmes préféraient vendre leurs meubles, leurs nippes, se saigner, comme on dit, plutôt que de se laisser
incarcérer. Le plus grand nombre tranchaient d'ailleurs la difficulté
par la fuite; elles disparaissaient au grand dommage du système de

______

(1) *Mémoires historiques tirés des Archives de la Police de Paris* pour servir à
l'histoire de la morale et de la police depuis Louis XIV jusqu'à nos jours (six
vol. in-8°, Paris. Édit. A. Levavasseur 1838). T. VI, p. 13. (Préfectorat de M. de
Belleyme.)

la réglementation lui-même qui les flétrit de la dénomination d'insoumises. Parent-Duchatelet relève que chaque mois *quatre cents
visites* étaient manquées et que *plus de six cents prostituées* se trouvaient, également tous les mois, dans l'impossibilité d'acquitter la
taxe. Ces chiffres jettent un jour suffisant sur les résultats pratiques
de la police des mœurs, durant cette époque, au point de vue de
l'hygiène (1). L'avant-veille seulement de la chute de la monarchie

---

(1) *Op. cit.*, II, Ch. xvi, § VII, p. 104 et suiv.; *id.*, Ch. xix, *Sur la taxe des
prostituées*, p. 364-392. Étaient dispensées de la taxe les filles inscrites vivant en
maison ; *idem* les filles admises à l'hôpital ou internées en prison (pendant un
mois) ; *idem* les filles inscrites enceintes pendant les deux derniers mois de leur
grossesse, les nouvelles accouchées durant deux mois après l'accouchement et
celles qui allaitaient leurs enfants.

On a honte pour la dignité de la médecine administrative quand on voit que,
sous le préfectorat de Dubois, c'était les médecins du dispensaire eux-mêmes qui
devaient se faire personnellement payer, par la taxe, des mains des prostituées.
Parent-Duchatelet insiste sur ce triste épisode de l'histoire officielle des
dispensaires de Paris : son honnêteté se révolte en constatant que les chirurgiens
du dispensaire ne recherchaient que les filles publiques dont l'aisance leur
garantissait le prix de leur inspection ; qu'ils omettaient les autres ; qu'ils ne
mettaient jamais les pieds que dans les lupanars les plus riches, négligeant les
maisons infimes, « abandonnant ainsi entièrement la classe la plus nombreuse,
la plus dangereuse, celle enfin par laquelle ils auraient dû commencer ». Pour
couvrir ces méfaits, se garer d'une révocation et d'une punition peut-être plus
grave de la main du duc de Rovigo qui venait d'être appelé après la chute de
Dubois et de Fouché en 1810, au ministère de la Police générale, le personnel
médical de l'inspection sanitaire faisait intervenir Corvisart et celui-ci obtenait
la nomination de son collègue et ami Leroux, professeur à l'École de médecine,
à la place de premier médecin du dispensaire. Le traitement était de 6.000 francs.
M. Leroux était donc participant au partage du revenu des taxes. Le nouveau
premier médecin semble avoir voulu bénéficier jusqu'au bout de la situation
plus que délicate à laquelle son dévouement s'était résolu : « En acceptant cette
sinécure, conclut Parent-Duchatelet d'une plume où perce l'amertume d'un haut
esprit professionnel visiblement offensé, M. Leroux y mit pour condition que son
fils, jeune homme qui n'avait aucune connaissance en chirurgie et qui était
expéditionnaire dans les bureaux de la police aux appointements de 1.500 francs,
recevrait un traitement annuel de 4.000 francs. » La direction même du dispensaire, alors placé rue Croix-des-Petits-Champs, était dévolue à un praticien
effectif, lequel fut presque aussitôt nommé, en la personne du médecin-accoucheur
de Mme Dubois, femme de l'ex-Préfet Dubois. (*Op. cit.*, II, Ch. xvi, § 2, 53-57.)

Le professeur Leroux des Tillets (Jean-Jacques), né en 1749, mort en 1832,
avait au début de sa carrière fait de la politique. Médecin praticien connu à
Paris, il était membre de la municipalité en 1792 et se compromit pour défendre
le roi le 10 août. Arrêté, il put échapper aux exécutions des 2 et 3 septembre.
On le retrouve aux environs du IX thermidor président de la Section de l'*Unité*,
et prenant part le 13 vendémiaire à l'échauffourée royaliste, ce qui lui valut une
condamnation à mort par contumace. Cet épisode clôt sa vie politique. Clinicien
de valeur, il était nommé professeur à l'École de médecine et en devenait doyen
en 1810. La Restauration l'éliminait lors de l'épuration de la Faculté en 1823 ; il
remontait dans sa chaire en 1830. Leroux dirigeait le *Journal de médecine,
chirurgie et pharmacie*, publié par Corvisart et Boyer ; il a laissé un *Cours sur la
médecine pratique et la philosophie de la médecine*, en 8 volumes (1825-1826).

des Bourbons, le nouveau Préfet de police, M. de Belleyme, un magistrat éminent qui, après son préfectorat, devait rentrer dans la magistrature, était plus heureux que ses prédécesseurs ; il obtenait du Conseil municipal l'inscription des frais du dispensaire au budget des dépenses de la Ville ; le 16 décembre 1828, la taxe sur les prostituées disparaissait à Paris, comme illégale et immorale.

Pendant toute la durée de l'Empire et les toutes premières années de la Restauration, l'armée est, à l'intérieur, intimement mêlée au mécanisme de la police des mœurs ; elle joue un rôle dans son fonctionnement et surtout dans la répression manuelle de la prostitution : dans beaucoup de villes des départements, comme à Paris, ce sont les patrouilles de soldats qui, de nuit, surveillent les femmes, pénètrent dans les maisons de tolérance et font les arrestations tantôt de concert avec la police locale, tantôt seules en son lieu et place. Ce sont même des soldats qui sont réglementairement appelés à faire dans Paris le service du transfert des filles publiques arrêtées, placées momentanément au Dépôt puis conduites en prison. Sans le témoignage de Parent-Duchatelet, on croirait difficilement qu'une telle mission fût confiée à des jeunes gens sous les drapeaux. L'auteur de la *Prostitution dans la Ville de Paris* écrit textuellement : « Pour faire passer les filles du Dépôt à la prison, on les confiait à des soldats qui les conduisaient par le bras ; dans cette marche qui attirait tous les regards et que suivaient en grand nombre les polissons des rues, les filles affectaient une effronterie scandaleuse, riaient aux éclats avec les soldats et prenaient avec eux toutes les libertés possibles ; de là, des évasions fréquentes, le plus souvent favorisées, soit par les souteneurs, soit par les soldats eux-mêmes, et le spectacle le plus hideux et le plus dégoûtant livré aux regards de la population (1). »

(1) *Op. cit.*, II, Ch. XVIII, p. 249-250 (Édit. 1836). — Sous l'ancien régime, les filles publiques arrêtées étaient d'abord placées au Dépôt, situé rue du Vert-Bois, au coin de la rue St-Martin, proche le lieu où se trouve encore actuellement une fontaine : elles comparaissaient au Châtelet devant le lieutenant général de la police qui y tenait séance une fois par mois. Condamnées à la prison, elles étaient transférées à l'Hôpital (La Salpêtrière) et, selon leur état de santé, y étaient soit maintenues, soit transportées à Bicêtre où était institué, pour femmes et hommes, le traitement antisyphilitique. Le transfert se faisait dans une charrette ouverte, souvent reproduite dans les estampes du temps. Une troupe de police accompagnait le convoi, les gardes dits de l'Étoile, faisant partie des troupes du guet, dont les fonctions spécialisées se restreignaient à la surveillance des prostituées et à la conduite des condamnés à mort en place de Grève pour y subir la peine de la pendaison, de la roue, etc. Le transfert des filles s'opérait surtout la nuit. C'est en 1816 que fut inauguré le transport des filles arrêtées par

Cet état de choses n'aurait duré, d'après Parent-Duchatelet que jusqu'au 20 mars 1816. Si nous en croyons au contraire J. Peuchet, en 1817, postes et patrouilles militaires continuaient réglementairement le service de surveillance dans les maisons de tolérance de Paris et y semaient la nuit des désordres et scandales tels que la Place fut finalement obligée de sévir avec une effective rigueur contre ces singuliers gardiens de la morale publique extérieure. *Quis custodiet custodes ipsos?* sinon la prison elle-même. Les exemples cités par l'archiviste de la Préfecture sont caractéristiques et leur authenticité, sous la plume de ce véridique historien de la police parisienne, ne peut être mis en doute (1).

Quant à l'état sanitaire même des troupes, on peut juger du bas degré auquel elles étaient tombées, non en échafaudant des raisonnements théoriques ou des prévisions basés soit sur le mouvement incessant des corps militaires pendant l'Empire, soit sur le désordre indescriptible qu'engendrèrent les invasions des armées étrangères en garnison à Paris ou en colonnes ravageuses dans nos départements, mais en donnant quelques coups de sonde dans les rares statistiques réunies au cours de ces tristes années.

Nous voyons d'abord, en 1815, au milieu d'un curieux débat financier élevé entre la Préfecture de police et l'Administration des hôpitaux civils de Paris, cette dernière arguer de son impuissance, malgré son bon vouloir, à hospitaliser les prostituées qui encombrent Paris, « presque toutes malades à un très haut degré », attendu que « les Prussiens (entre autres troupes étrangères), occupent à l'Hospice du Midi les salles des prostituées *(sic)* ». Les circonstances étaient d'autant plus fâcheuses que le ministre de la Guerre venait de donner des ordres pour réunir à Paris des détachements nécessaires à la formation de la Garde royale et de la Légion de la Seine (2), et pressait le Préfet de nettoyer la place dans l'in-

---

voiture fermée, telle que nous la voyons aujourd'hui circuler dans Paris, le *panier à salade*: l'omnibus des filles avait été baptisé de ce sobriquet dès le début, le lecteur devine facilement pour quel motif. Notre grand historien de mœurs, Balzac, parle de tout cela, en termes exprès, dans plusieurs de ses études sociales. V. notamment dans *Splendeur et misère des courtisanes* le début de « Où mènent les mauvais chemins ». V. id. Mercier, *Le tableau de Paris*.

(1) V. *Appendice : La Police des mœurs et l'armée sous la Restauration* (mai 1817). Peuchet, *op. cit. Mémoires tirés des Archives*, etc. T. III, Ch. I, p. 293-301. (« Chronique des faits relatifs à la police avant et depuis la Révolution »), p. 223.

(2) Une ordonnance royale du 3 août 1815 avait, pour remplacer les troupes impériales licenciées, remanié l'armée dans sa composition régimentaire et dans ses dénominations. Il s'agissait de briser de glorieux souvenirs et des traditions

térêt des soldats qui devaient arriver incessamment. L'Administration des hôpitaux ajoutait d'ailleurs que la Préfecture de police avait tous les moyens financiers de traiter ses prostituées elle-même, puisqu'elle prélevait des taxes sur cette classe de femmes, sur les « courtisanes » ; quant aux finances hospitalières elles étaient épuisées ; elles venaient encore d'être grevées d'une dépense de 500.000 (cinq cent mille) francs, précisément faite « pour les militaires prussiens qui s'étaient emparé *(sic)* de la division des prostituées (1) ».

L'Administration des hôpitaux insistait même à deux reprises sur cette lourde charge récente : « Si le Ministère de l'Intérieur remboursait cette somme aux hôpitaux civils de la Seine, l'Administration s'efforcerait de se mettre à la disposition de la Préfecture de police... D'ailleurs, encore une fois, pourquoi la Préfecture ne soignait-elle pas ses prostituées elle-même avec les deniers qu'elle prélevait sur la prostitution ? » Mais le Ministère de l'Intérieur, sollicité directement par l'Administration hospitalière, n'entendait pas traiter tous les vénériens de France aux dépens du Trésor : il répondit que s'il accédait aux demandes du Préfet de police à Paris se basant sur la présence des troupes étrangères, il n'y avait aucune raison pour qu'il ne fît pas les mêmes avantages financiers à toutes les villes des départements dans lesquelles le passage des alliés avait provoqué un grand nombre de maladies spéciales. En désespoir de cause et allant au plus pressé, après avoir fait remarquer au ministre que l'on ne pouvait comparer une cité de 600.000 habitants où toutes les filles en quête affluaient, à une ville de province ; qu'en 1815 et 1816 le mal n'était plus localisé à la Ville de Paris comme en 1814 (2), le Préfet Anglès se résolut à traiter ses prostituées lui-même, comme l'y avait invité l'Assistance publique : il prit le parti de convertir en hôpital spécial la prison de la Petite-Force, destinée à l'emprisonnement collectif des prostituées depuis la

---

quasi-familiales de longue camaraderie. La *Légion* remplaçait le régiment : elle était composée de deux bataillons d'infanterie, d'un bataillon de chasseurs à pied, d'une compagnie d'éclaireurs à cheval et d'une batterie d'artillerie, environ 1.650 à 1.700 hommes.

Il y avait une Légion par département, soit 86 : dix départements devaient former dix légions d'infanterie légère. Après deux remaniements portant le premier sur son effectif réduit à 600 hommes par ordonnance du 8 avril 1818, le second sur le nombre des bataillons ou réduit à 2 ou remonté à 4 selon les départements par ordonnance du 19 février 1819, la Légion disparut et, par ordonnance du 23 octobre 1820, restitua sa place et son nom au régiment.

(1) Parent-Duchatelet, *op. cit.*, II. Ch. xvii, 188, 190.

(2) Id., II, 191, 192.

désaffectation de la Salpêtrière devenu définitivement un Hospice (1).
Mais à peine la prison fonctionnait-elle comme hôpital que s'y firent
un encombrement et une horreur de promiscuité tels que l'on se
croyait au temps de Bicêtre, avant 1789, quand le médecin Michel
Cullerier, Mirabeau, alors simple publiciste, des personnages officiels
eux-mêmes, le baron de Breteuil, ministre de la Maison de
Louis XVI, Mme Necker, la femme du Contrôleur des finances, en
dénonçaient l'abominable régime administratif et médical (2). Les
femmes contaminées n'avaient qu'un lit pour quatre (3)

La morbidité générale, celle des maladies communes et l'infection
du milieu eurent vite fait de révolter les filles. Ce fut de leur part
une fuite générale. L'opinion publique mêla sa clameur. Le Préfet
protestait que cette mesure intempestive était venue interrompre un
état sanitaire qui s'annonçait meilleur. Sa protestation au ministre

---

(1) Nous avons dit dans une note précédente (p. 48, note 1) que le *Dépôt* où
l'on plaçait les filles immédiatement après leur arrestation était, sous l'ancien
Régime, jusqu'en 1785, situé rue Saint-Martin (près le Conservatoire des Arts et
Métiers actuel) : les filles, sur la condamnation au Châtelet, étaient internées à la
Salpêtrière qui remplissait, sous le nom d'*Hôpital général*, la fonction de prison.
Les malades étaient menées à Bicêtre. Le Dépôt, après 1785, fut momentanément
transféré à la Petite-Force qui devint également prison à la place de l'*Hôpital*
définitivement constitué en l'Hospice qu'il est de nos jours. En 1829, la Petite-
Force, comme prison, était remplacée par les Madelonnettes (rue des Fontaines),
à leur tour remplacées par Saint-Lazare, le Saint-Lazare actuel. Jusqu'au
moment où Saint-Lazare confondit derrière les mêmes murs les inscrites malades,
les inscrites punies administrativement et les femmes coupables de délits de droit
commun (1834-1836), on voit que les prostituées malades étaient, comme nous le
disons ci-dessus, traitées dans les hôpitaux de l'Assistance publique, d'abord à la
Pitié, puis à Saint-Louis. Le préfet Anglès, un préfet de la Restauration, s'était
défendu, judicieusement et humainement, de continuer à soigner dans la prison
de la Force des femmes qui étaient des malades, non coupables de délits.
(V. ci-dessus dans le texte.)

(2) Dans le même temps, le lecteur se souvient que Bailly, Lavoisier et le
chirurgien Tenon avaient dénoncé, dans un mémoire resté célèbre, à la suite
d'une mission officielle (1788), l'état de l'Hôtel-Dieu : un air croupissant et chargé
de vapeurs humides et méphitiques, des malades couchés jusqu'à 4, 5 et 9 dans
le même lit, pas de jour ou faiblement, la salle des fous à côté de la salle des
opérés, la salle des opérations, pièce d'attente de ceux que l'on allait tailler,
trépaner, amputer ; les varioleux mêlés aux simples fébricitants, les femmes
enceintes ou *accouchées* réunies quatre dans le même lit ; les femmes « malsaines »
en danger de « blesser les enfants », etc. Tenon avait appartenu à la chirurgie
militaire : chirurgien de première classe aux armées en 1774, il fit la campagne
de Flandres et dans ses divers écrits montre qu'il conservait toujours un souvenir
favorable de cette époque scientifique de sa vie. En quittant l'armée, il avait été
nommé chirurgien principal de la Salpêtrière. Membre de l'Académie des
sciences, professeur de pathologie externe, il publiait encore des mémoires de
pathologie et d'anatomie en 1812, à l'âge de 90 ans. Né en 1724, Tenon mourait
en 1816.

(3) Parent-Duchatelet, *Op. cit.*, II, Ch. xvii, § III, p. 188-189.

mérite d'être reproduite. Anglès avait observé « qu'en envoyant dans la prison les femmes malades, mais non coupables de délits, ce serait confondre, sous un seul et même régime, deux établissements bien distincts, un hôpital et une prison, ce qu'il ne ferait jamais ; que le Préfet de police et les hôpitaux avaient chacun des devoirs particuliers à remplir ; que ces devoirs consistaient pour le Préfet de police à signaler et à saisir les malades, et à les diriger sur les hôpitaux, et pour ces derniers, à soigner ces malades et à les guérir, et cela indistinctement, sans examiner la nature de leurs maladies et par la seule raison qu'ils étaient malades et qu'ils réclamaient un traitement (1). » Bref, le Préfet qui n'avait interné les prostituées malades à la prison de la Petite-Force qu'à son corps défendant, finit par se faire entendre sur ce point et un service de vénériennes pour les inscrites envoyées par la police fut ouvert à l'hôpital de la Pitié (décembre 1815).

Le mal n'en était pas moins fait.

A peine la Garde royale est-elle constituée (2) que le taux annuel de ses vénériens monte à cent (3) : ce chiffre est considéré comme l'indice d'une santé sexuelle... satisfaisante ! Les officiers de la Garde, consultés par les agents élevés de la Préfecture de police, opinent que cette proportion — réduite — de maladies tient à ce que ces régiments d'élite ne quittent pas Paris : les maladies spéciales des militaires sont plus élevées dans d'autres villes de

---

(1) Parent-Duchatelet, *Op. cit.*, II, Ch. xvii, § III, p. 190-191. — Nos préfets de police contemporains auraient pu, pourraient trouver dans cette déclaration d'un préfet de la Restauration des arguments en faveur d'une réforme bien souvent réclamée par le Conseil municipal de Paris.

(2) La Garde Royale comprenait six régiments à trois bataillons et deux régiments suisses. (Ordonnances royales des 1er et 31 décembre 1815, 11 juin et 17 juillet 1816.) On voit par l'Ordonnance du 27 février 1825 qu'elle avait, sur pied de paix, un effectif de 25.000 hommes. En 1830, elle figurait au budget des dépenses pour une somme de 20.473.466 francs.

(3) Parent-Duchatelet, *Op. cit.*, II, Ch. xiii, p. 600. — A la suite de ce constat, le préfet de police se concerta avec le ministre de la Guerre, et celui-ci porta une ordonnance aux termes de laquelle : 1° une visite de santé spéciale serait passée chaque semaine dans les casernes par le chirurgien-major assisté de l'officier de service ; les soldats malades étaient immédiatement convoqués et conduits à l'hôpital ; — 2° tous les hommes appartenant au corps de troupe venant garnisonner à Paris seraient visités avant le départ ; — 3° que les militaires voyageant isolément et les recrues seraient tenus de se faire visiter par les chirurgiens-majors dans les vingt-quatre heures de leur arrivée à Paris : — 4° « les cantinières, blanchisseuses et autres femmes de service qui accompagnaient les régiments, et que l'on pouvait toutes considérer comme de véritables prostituées *(sic)*, seraient également soumises à une visite régulière. » *Id.*, p. 601-602.

province et s'élèvent encore au moment des mutations de garnisons (1).

L'état sanitaire des troupes et des populations civiles est-il en
effet pire ou meilleur dans les départements sous le fonctionnement
d'une police des mœurs toujours généralisée comme, à l'instar de
Fouché, l'avait décidé le ministre de l'Intérieur Becquey, d'accord
avec le Préfet de police Anglès (2)? Le court séjour qu'une partie de
cette même Garde royale fit à Lyon, lors du mariage du duc de
Berry, pour honorer le passage de la royale fiancée, la princesse
Caroline arrivant de Naples, édifie. Partie de Paris « parfaitement
bien portante », la garde y rentre avec « *quatre cent dix vénériens*,
tous affectés de la manière la plus grave (3) ».

La ville de Lyon avait cependant, depuis 1803, un service de surveillance policière spéciale avec inscription pour les filles et Grand-
hôpital pour les malades vénériens des deux sexes sans distinction,
quant aux femmes, entre celles qui étaient soumises à la police et
celles qui étaient libres. Le médecin Potton, qui a cherché à donner
sur Lyon un ouvrage analogue à celui que Parent-Duchatelet a écrit
sur Paris, reporte au commissaire général de police Dubois l'hon-

---

(1) « C'est un principe, disait souvent Napoléon — il le répétait à Sainte-Hélène
— qu'il faut changer souvent les autorités et les *garnisons*, sans cela on aurait
bientôt des fiefs et des justices seigneuriales. »

(2) Parent-Duchatelet, *Op. cit.*, II, Ch. xvi, § 2, p. 67-68 (Correspondance du
ministre avec le directeur de la police générale, 18 octobre 1816).

(3) Id., *Op. cit.*, II, p. 600-601.
Ces véritables épidémies de syphilis ont provoqué dans la médecine militaire
des recherches scientifiques d'autant plus intéressantes que les cliniciens de
l'armée conservaient d'office sous leur observation, pendant un long temps, les
sujets affectés et pouvaient ainsi suivre les phases de la maladie et l'action des
divers traitements. Les abus encore respectés du traitement par le mercure à la
fin du xviiie siècle et au commencement du xixe, la diffusion des maladies
vénériennes dans les troupes combattantes du premier Empire et dans l'armée de
la Restauration amenèrent notamment un mouvement thérapeutique antihydrar-
gyriste puissant dont le foyer résidait au Val-de-Grâce où, il est vrai, le chef de
l'École phlegmasique, Broussais, régnait depuis 1814 à titre de médecin ordinaire
et de professeur en second aux côtés de Desgenettes. Cette réaction plus ou
moins soit empirique, soit doctrinale, n'était pas d'ailleurs particulière à la
médecine française d'armée, les maladies vénériennes abondant partout ; on la
relève dans le corps expéditionnaire anglais pendant la campagne du Portugal,
dans les hôpitaux militaires de Vienne, de Munich, de Hambourg, etc., à la même
époque. Le lecteur trouvera à l'*Appendice* une note sur cet épisode de réforme
de la médecine spécifique non d'ailleurs exclusivement militaire, qui se reproduit
de temps à autre et dont un des derniers promoteurs ou réessayeurs contemporains a été hier le chirurgien des hôpitaux, agrégé de la Faculté, Armand
Després, un instant député de Paris.
V. *Appendice* du présent ouvrage « La médecine militaire et la crise antimercurialiste au Val-de-Grâce (1812-1841) ». V. p. 227.

neur d'avoir créé, en 1803, l'hospice de l'Antiquaille où s'est formée.
en effet, une école médicale célèbre en matière de syphilidologie.

L'organisation médicale et l'administrative marchaient donc de
pair. Potton relève que, de 1806 à 1809, 2.500 vénériens « privilégiés » furent soignés à l'Antiquaille : les filles y figuraient pour
moitié. En 1810, le service sanitaire de la police fut régularisé :
554 malades furent hospitalisés ; mais la visite dans les maisons de
tolérance n'avaient lieu qu'une fois par mois ; elle ne devait s'y
effectuer tous les quinze jours qu'après 1830. « La syphilis, écrit
Potton, s'était si multipliée que l'hospice ne pouvait répondre à
toutes les demandes d'admission ; souvent, lorsqu'une fille était
déclarée malade, on la laissait languir en prison jusqu'à ce qu'une
place vacante permît de la recevoir. Ce vice d'organisation s'est
continué jusqu'à ces dernières années (1). »

Nul doute, d'ailleurs, que la grossièreté, l'inhumanité, l'inintelli-
gence médicale de l'administration civile n'ait contribué, à cette
époque, à rendre irréalisable la bonne situation sanitaire que visaient
les doctrinaires de la police des mœurs.

Quelques médecins paraissent avoir pourtant entrevu les conditions dans lesquelles doit s'exercer la médecine et en particulier la
médecine sexuelle. L'un d'eux, entre autres, le Dr Renault (son
nom mérite d'être cité), « homme de mérite, ancien médecin de
l'armée d'Égypte » (avertit Parent-Duchatelet), nommé sous l'Empire
par le préfet Pasquier médecin du Dispensaire et plus particulièrement employé aux visites des maisons de tolérance et de passe.
adressait le 23 avril 1817 une note d'un véritable intérêt au préfet
Anglès : il y disait que, *par des moyens de douceur et de persuasion, il
avait obtenu des femmes qu'elles vinssent se faire visiter à jour et heures
fixes convenus entre elles et lui, que l'on en fera tout ce qu'on voudra*

---

(1) *De la prostitution et de la syphilis dans les grandes villes, dans la ville de
Lyon en particulier*, par le Dr A. Potton, médecin de l'hospice de l'Antiquaille
(Paris, J.-B. Baillière. — Lyon, Ch. Savy, 1842), 1re partie, p. 40-41.
En 1815, le service du dispensaire de Lyon visitait 180 prostituées qui figuraient
de 320 à 330 entrées annuelles à l'hospice ; sur ce nombre, 80 à 90 étaient galeuses.
Du 25 août 1813 au 31 décembre 1820, 2.250 filles furent internées à l'Antiquaille.
soit une moyenne annuelle de 310 ou de 220, si l'on déduit les dermatoses. En
1814, les filles publiques de Lyon figurent parmi les 673 vénériens traités, pour
171 ; en 1815, 226 filles sont internées à l'hospice ; les malades autres sont des
soldats, des étrangers et femmes à leur suite au nombre de 340. En 1816, 243 prostituées figurent parmi les 554 vénériens hospitalisés. En 1820, le nombre des filles
inscrites était de 220 à 230 environ : elles fournirent 255 entrées à l'Antiquaille :
les années de chômage ont fait monter le nombre des soumises à 350. Les maisons de tolérance, au nombre de 50 à ces dates, atteignent 95 en 1840. L'Antiquaille admettait des malades des deux sexes payants. (*Op. cit.*, p. 43-46.)

en les traitant comme une honnête femme voudrait être traitée;... il traçait leurs devoirs aux médecins. aux officiers de paix, aux inspecteurs à l'égard de ces femmes, *réclamant de tous de la douceur et jusqu'à des égards, exposant en termes énergiques le bien qui en résulterait.* Il n'abandonnait pas ces femmes à elles-mêmes, il est vrai, mais il demandait qu'il fût créé pour elles une maison de santé *(sic)* où non seulement les femmes de maisons de passe (classe plus relevée), mais les filles dans leurs meubles et même les filles de maison «qui redoutaient les hôpitaux», pourraient venir se faire traiter; dans l'organisation de cet établissement, il allait jusqu'à prévoir l'existence de chambres séparées (1). Cette note n'obtint aucune attention : elle fut classée; elle reste un bon document.

Le système de la police civile des mœurs vis-à-vis de l'armée est, à cette époque, d'autant plus en défaut, malgré les difficultés ambiantes sur lesquelles nous n'avons pas fait silence, que le monde des prostituées qui gravitent plus particulièrement autour des soldats dans les villes, est parfaitement connu et déterminé; la Préfecture de police classe ces femmes à part; ses employés ne les désignent que sous le nom de « filles-à-soldats ». Il est commode d'en faire un portrait global abject. Il conviendrait d'insister davantage sur l'effroyable misère qui sévit sur le peuple des villes depuis 1813-1814 : l'industrie si spécialisée sous l'Empire aux fournitures de guerre, vingt branches du commerce sont arrêtées. Les femmes du prolétariat meurent littéralement de faim. Pendant les premières années de la Restauration, la situation dans Paris restera sans changement. C'est Parent-Duchatelet qui la dénonce lui-même, montrant cette foule de malheureuses sans gîte ni abri, sordides de vêtements, allant des barrières de la Ville aux casernes, se donnant pour *trois sous,* pour *deux sous,* souvent même *pour un morceau de pain de munition* que le soldat leur jetait par la fenêtre en rentrant à la chambrée; la nuit, elles vont dormir dans des baraques près le Mur de ronde (boulevards extérieurs), plus ou moins habitées par des chiffonniers, des marchands de chiens, des mendiants, etc. Les trois quarts de ces pauvresses sont des ouvrières de province qui ont suivi des soldats. leurs amants, de garnison en garnison, et abandonnées sans ressources quand le régiment est envoyé au loin, sont tombées de degré en degré jusqu'à la promiscuité la plus publique (2). La police des mœurs les connait, les suit à Vaugirard,

----

(1) Parent-Duchatelet. *Op. cit.,* II, ch. xvi, § iv, p. 77-78.
(2) Id., *Op. cit.,* I, ch. i, § x, p. 92 : ch. ii, § xiii, p. 186-188; V.. également II, ch. xiii, p. 588-589.

dans le haut faubourg Poissonnière, aux barrières Saint-Denis et des Vertus, autour de l'École militaire, et les flétrit. Cette seule attitude est un remède social insuffisant. Parent-Duchatelet en convient (1), mais sans se laisser distraire de son objet, le thème réglementariste.

Le même Parent-Duchatelet se demande si, en bonne police, il ne faudrait pas, pour préserver les soldats et les détourner de cette prostitution dangereuse, créer à leur unique usage des maisons de tolérance (2)? Ces maisons seraient placées auprès des postes disséminés dans la ville, auprès des casernes. Il est vrai que l'empereur repoussait absolument cette tactique, mais sur ce point Parent-Duchatelet lui donne tort, et voit avec satisfaction que la Restauration ne suit pas la tradition napoléonienne (3). D'ailleurs, en plaçant la maison publique près des casernes, d'une part on en surveille mieux le personnel, et d'autre part de graves désordres sont conjurés : la même maison, les mêmes femmes, sont ainsi fréquentées par les soldats du même régiment, et l'on évite les querelles, les rixes meurtrières qui ensanglantent le lupanar quand des soldats d'armes ou de régiments différents s'y rencontrent. Entre soldats du même régiment, « il y a de l'accord, l'union est rarement rompue » ; on fraternise. Le soldat de la Restauration, hier soldat de l'Empire, le héros de l'épopée, est parfois buveur, querelleur, bretteur : des duels fréquents, nés de ces « collisions », ont fait couler des *torrents de sang*, écrivent avec la pointe d'exagération inévitable les commissaires dans leurs rapports. Malheureusement pour la prospérité du système réglementariste en général et de la maison de tolérance en particulier, les tenanciers n'ont aucun goût pour la clientèle militaire : le troupier venant en maison méprise cette variété de patrons ; il est mauvais payeur souvent, tapageur toujours ; les filles se plaignent elles-mêmes d'être gourmées, malmenées dans leurs chambres, évidemment quand elles réclament, après le prix de l'entrée, une sorte de second paiement, la *buona mano*, leur gratification, en sorte que « même quand les soldats se présentent l'argent à la main, c'est à qui ne les recevra pas *(sic)* (4) ». Les colonels se

(1) Parent-Duchatelet. *Op. cit.*, I, ch. 1, § x, p. 96-97.

(2) Id., *Op. cit.*, I, ch. xiii, p. 595.

(3) Id., *Op. cit.*, I, ch. v, p. 294, 296, 310.

(4) Id., *Op. cit.*, I, ch. ix, p. 509 : ch. xiii, p. 595.
Le chapitre xiii du t. II est consacré exclusivement aux rapports des prostituées de Paris et de la banlieue avec la garnison.
Enfin, il y a les soldats licenciés, les « réformés », comme écrivaient d'une plume de malveillance et de mépris les journaux royalistes du temps. C'est à cette catégorie que fait allusion la plaisante « *Complainte* » que, en novembre 1816,

plaignent. Les maisons sont désertées par les filles qui, en partie, se rejettent en la vie d'hôtels garnis; là, elles ont la liberté de recevoir « qui bon leur semble », et comme elles ne sont plus exploitées par les tenancières, non plus que les soldats qui n'ont pas ici à payer deux fois, elles « amènent surtout des militaires que les dames de maisons redoutent singulièrement (1) ».

Au surplus, il semble que, de 1815 à 1825, il y ait eu un conflit permanent entre le service des mœurs et la garnison parisienne, tant les régiments de ligne que ceux de la Garde royale. Quand le temps était mauvais, les femmes des soldats avaient l'habitude, au lieu de descendre dans Paris, de se promener sur la Place du Châtelet et dans l'espace compris entre le Pont-au-Change et le Pont-Notre-Dame.

En 1818, le préfet Anglès voulut faire déguerpir tout ce monde. Le militaire s'en mêla naturellement; il y eut des résistances violentes, du sang répandu. La Garde, notamment, ne se rendait pas aux sommations de la police. Il fallut que la Place envoyât des officiers d'état-major pour étouffer ces effervescences et que le Préfet

---

Béranger met dans la bouche « *d'une de ces demoiselles à l'occasion des affaires du temps* » où une spirituelle satire publique et patriotique se mêle à une très acceptable gauloiserie :

> Faut qu'lord Vilain-ton ait tout pris, } *bis.*
> Gn'a plus d'argent dans c'gueux d'Paris! }
>
> Du métier d'fille j'me dégoûte :
> C'commerce n'rapporte plus rien...
> Quand gn'a pas l'moindr' profit-z à faire,
> Sur tant d'réformés mécontents,
> Les juges pt'êtr' f'raient not'affaire
> Mais l'roi n'leux en laisse pas l'temps...
>
> Enfin, je n'trouvons plus not' compte
> Avec nos braves qu' l'on vexa,
> Vu leur misère, y aurait d'la honte
> A leux d'mander queuq'chose pour çà...
>
> Faut qu'lord Vilain-ton ait tout pris,
> Gn'a plus d'argent dans c'gueux d'Paris!

Dans une autre chanson dont l'intention satirique porte bien au delà du monde des filles — « *L'opinion de ces demoiselles.* Cent jours, mai 1815 » — Béranger met en contraste les générosités galantes si faciles aux soldats de l'invasion et place, toujours dans la bouche de ces demoiselles, le fameux refrain qui valut au poète amende et prison :

> . . . .
> Viv' nos amis,
> Nos amis, les enn'mis !

(1) Parent-Duchatelet. *Op. cit.*, I, ch. IX, p. 509.

de police obtint la menace du Conseil de guerre contre les militaires « qui se porteraient à des insultes et, à plus forte raison, à des voies de fait contre la force publique, agissant au nom du roi et conformément à la loi (1) ». La situation était évidemment épineuse, car enfin, comme le déclarait avec quelque solennité Parent-Duchatelet lui-même en s'occupant des besoins du militaire de son temps : « Il est dans l'ordre social une loi aussi constante que celle de la nature : c'est que partout où se trouvent des soldats réunis en certain nombre, là se rencontrent des prostituées (2). »

Si l'année 1818 n'était notable militairement que par ce misérable épisode parisien, le lecteur peut croire que nous ne nous y serions pas arrêté, mais elle est intéressante à un haut point, en ce qu'elle voit l'évacuation complète du territoire par les troupes de la coalition, grâce à l'habileté du premier ministre français, le duc Armand de Richelieu, et à la générosité diplomatique du tzar Alexandre (3), et surtout par le vote de la loi organique du recrutement de l'armée, élaborée par le maréchal Gouvion-Saint-Cyr. Cette loi, du 18 mars 1818, qui fixe, pour la plus grande partie du xixe siècle, notre statut militaire constitutionnel, offre un intérêt capital : c'est elle qui a fondé notre armée de métier contemporaine, plus peut-être que le recrutement global indécis, arbitraire, un peu anarchique, des troupes de Napoléon.

---

(1) Parent-Duchatelet. *Op. cit.*, I, ch. xiii, p. 593.

(2) Id., I, ch. xiii, p. 586.

(3) Le temps de l'occupation fut réduit à cinq années au lieu de sept, ce qui abrégeait, par la libération anticipée la contribution de guerre imposée à la France pour l'entretien sur place de 150.000 soldats étrangers.

Né en 1766, le duc Armand de Richelieu, petit-fils du maréchal ami de Voltaire, mourait en 1822.

VII

Les lois de recrutement au cours du XIXe siècle : Restauration, Monarchie de Juillet, IIe République, Second Empire.

Importance de la loi du 10 mars 1818, demeurée la charte militaire de l'armée jusqu'en 1868-72. — Le service militaire d'inégalité et à long terme. — Le remplacement, le rachat. — Abstention du service militaire de la part des classes riches, aisées et cultivées; conséquences intellectuelles et morales de cette abstention. — Un mot sur la loi du 1er février 1868.

Nous abordons un des articles essentiels de la présente étude, le détail de nos lois de recrutement; nous pénétrons du même coup, par la composition originelle de l'armée, dans la relation de ces lois avec l'état social national; nous pouvons distinguer les effets de l'accommodation de la prostitution officielle, ou mieux l'influence de la réglementation sur la formation de l'esprit spécial, des mœurs et finalement sur l'hygiène de nos grands groupements militaires.

Nous laisserons de côté les organisations du 16 décembre 1789, du 28 février 1790 et du 15 mars 1792 où le recrutement volontaire joue un grand rôle, les décrets conventionnels des 24 février et 24 août 1793 qui commandent d'abord une levée de 300.000 hommes, puis la levée en masse par réquisitions graduelles de 18 à 40 ans (1) : nous retiendrons, avant les lois tout à fait contem-

---

(1) L'Assemblée Constituante se trouve en présence de l'armée de l'ancien régime composée de nombreux régiments étrangers, d'ailleurs représentant une minorité, et de régiments nationaux recrutés dans le peuple misérable, la roture aventurière et autres éléments que l'ancienne société considère assez peu : le recrutement se fait par engagement mercenaire, le soldat louant ses services au roi moyennant prime d'engagement et solde pour une période déterminée. Les officiers appartiennent exclusivement à la classe des nobles. (Déclarations royales des 22 mai et 10 août 1781 et 1er janvier 1786.) Le 16 décembre 1789, malgré Dubois-Crancé qui propose la conscription avec service obligatoire pour tous les citoyens, l'Assemblée décrète que les troupes françaises, autres que les gardes nationales, seront recrutées par enrôlement volontaire avec prime payée aux engagés, mais elle garde sous les drapeaux les soldats de l'ancienne armée jusqu'à l'expiration de leur engagement; les grades seront accessibles à tous avec avancement à l'ancienneté pour les officiers subalternes ; les officiers en fonction sont maintenus dans leurs grades; les sous-officiers seront choisis par le capitaine et le colonel. Le 14 juillet 1789, l'Assemblée avait organisé les gardes nationales, sorte d'armée préposée à l'ordre intérieur en face des troupes de ligne et des volontaires qui figurent dans l'armée active dès 1791; elles se sont constituées en

poraines, d'abord l'unique loi militaire organique qui ait présidé à la constitution des armées impériales, la loi du 10 fructidor an VI (27 août 1798), présentée, ou mieux rapportée, par le général Jourdan, le vaillant et honnête soldat qui commandait dans les batailles victorieuses de Hondschoote, de Wattignies et de Fleurus.

Le grand péril de l'invasion était conjuré, les masses n'étaient plus indispensables, l'appel devait être régularisé : c'est à quoi répond la loi nouvelle. A la réquisition est substituée la conscription ; nulle exemption n'est admise ; tout Français doit le service de

bataillons par départements. Le 4 juillet 1792, la Législative, déclarant la patrie en danger, combine avec la réquisition un nouvel appel aux volontaires qui, comme ceux de 1791, s'organisent en bataillons, élisent leurs officiers. Les volontaires de 1791 et de 1792 combattent à Valmy, à Jemmapes, en Belgique avec Dumouriez, sur le Rhin avec Custine, en Savoie, à Nice, tout au cours de l'année 1792 ; mais en décembre, les premiers grands dangers conjurés et l'engagement des volontaires de 1791 ne comportant qu'un service d'une durée d'un an, la plupart de ces volontaires, suivis d'ailleurs en partie par ceux de 1792, se croient autorisés à rentrer dans leurs foyers. Or, en janvier 1793, la coalition redouble d'efforts. La Convention pare aux nouveaux périls par de grandes mesures : le 21 février, elle fait un nouvel appel de 300.000 volontaires, et, combinant avec cette forme favorite de recrutement le service obligatoire, décrète que la garde nationale sera réquisitionnée jusqu'à parfait complément du contingent. Le décret du 9 mars, qui organise la pratique de la levée, formule enfin le principe « que, dans un pays libre, tout citoyen se doit tout entier au salut de la République ». L'avancement est donné par élection, mais pour un tiers des grades seulement ; les deux autres tiers, au choix et à l'ancienneté. Les insuccès de Dumouriez, sa trahison (il est hué et quasi fusillé avec sa petite escorte quand il veut entraîner son armée contre la Représentation nationale) imposent d'urgence une réorganisation des formations militaires mêmes et l'épuration du commandement à tous les degrés. Le 30 mai, la Convention, bien que la levée du 21 février ait réussi, décrète la levée générale, la levée « en masse » de 18 à 40 ans (la première réquisition portant sur les hommes de 18 à 25 ans), et le 12 août elle décrète « l'amalgame » sur la proposition de Dubois-Crancé, c'est-à-dire la fusion des troupes de ligne et des corps de volontaires, à raison de *deux* bataillons de volontaires et d'*un* bataillon de ligne, constitués en demi-brigade. L'uniforme auparavant blanc pour la ligne (comme dans l'ancien régime), bleu pour les volontaires, est désormais le même, bleu pour tous, et consacre ainsi une unité nécessaire. L'amalgame est confirmé par la loi du 8 janvier 1794. Telle est l'organisation dernière de l'armée républicaine, l'armée de l'an II, qui sauva la France et lui donna dès 1795 ses frontières naturelles. L'esprit de dévouement de cette armée, son abnégation, son désintéressement, son patriotisme enthousiaste, son audacieux courage, sa générosité envers les ennemis vaincus et prisonniers, la cordialité fraternelle qui unissait les officiers et les soldats, les plus nobles vertus militaires et civiques, ont assuré à ce grand groupement volontaire, qui n'a malheureusement pas duré, une page unique de vraie gloire dans l'histoire du pays. Ajoutons que quelque fondées que soient les observations dressées par certains critiques systématiques de la Révolution contre la mesure fondamentale de l'appel aux volontaires, comme cette constitution militaire a toujours été simultanément employée avec le système des réquisitions, on peut affirmer que les deux idées-mères du recrutement contemporain, l'égalité et l'universalité du service, datent de cette grande époque.

20 à 25 ans; mais *en temps de guerre la durée du service est illimitée*. La loi de l'an VI, dans ces termes, correspondait aux exigences de Napoléon : elle lui permit de conserver dans le rang des foules d'hommes, de vieux soldats solides, admirables au point de vue militaire, passionnément dévoués à sa personne, mais de plus en plus étrangers à la société civile. Le remplacement, prohibé par les lois de 1793 et de l'an VI même, jouait un grand rôle dans la constitution légale des armées impériales et était d'un gros profit précisément pour les hommes qui faisaient des armes une véritable profession ; il battait son plein dès 1808 : un simple sénatus-consulte appelait deux ou trois classes d'avance, revenant aussi sur deux ou trois classes en arrière. Nous nous souvenons des récits que nous faisait dans notre jeunesse un très proche vieux parent, mort presque centenaire en 1876, dont la sympathique vieillesse, lucide et conteuse, évoquait, à notre fréquente demande, les tableaux du temps de la Révolution et de l'Empire; atteint, à la suite d'un grave accident en 1799, d'une infirmité qui l'empêchait de servir, réformé, il n'en fut pas moins obligé de se racheter quatre fois, plus exactement de se trouver, de payer quatre remplaçants. Les bureaux de remplacement, les marchands d'hommes, comme on disait, tenaient alors bonne place dans le recrutement de l'armée.

La loi du 10 mars 1818, élaborée par le maréchal Gouvion-Saint-Cyr, avec l'approbation de Louis XVIII et malgré l'opposition de la droite ultra-royaliste, était basée sur l'égalité apparente de tous les citoyens : tout Français était inscrit sur les listes de recensement, mais le contingent n'était appelé que par le tirage au sort (bons et mauvais *numéros*), et comme la faculté de rachat, de remplacement officiellement maintenue par le constat de l'aptitude du remplaçant, ne pouvait s'exercer qu'au bénéfice des jeunes gens ayant une famille fortunée, il s'en suivait que l'armée était composée uniquement de soldats appartenant aux classes populaires, ouvrière et rurale, pour lesquels la présence sous les drapeaux devenait une carrière. Fort nombreux seront ceux qui, par rengagement, figureront dans tous les régiments un puissant noyau, âme et caractéristique véritables de l'armée française sous la Restauration et les régimes politiques qui la suivront. La loi de 1818 admettait toutefois comme soi-disant pièce principale du contingent annuel les engagements volontaires, simple clause de style destinée à donner le change sur le maintien de la conscription. La durée légale du service était de six ans. Une disposition organique importante, stipulant que les

anciens soldats, libérés, pouvaient être rappelés à titre de vétérans
et réincorporés pour six années, présentait ce grand avantage militaire soit de replacer dans le rang des hommes expérimentés, soit
de constituer en seconde ligne, selon un autre mode d'utilisation,
une armée de réserve de forte valeur, mais elle accentuait l'esprit
professionnel. Gouvion-Saint-Cyr, pour constituer ses corps de
vétérans, était remonté jusqu'à la classe 1807.

Nous ne ferons qu'indiquer la loi du 9 juin 1824 qui porte à
huit ans le service actif, supprime les vétérans et multiplie les
motifs de dispense au bénéfice du clergé et de telles professions
exercées par la bourgeoisie, et celle du 21 mars 1832, présentée
par le maréchal Soult, qui réduit le service actif de huit à sept
années, sans constituer de troupes de réserve, ni supprimer, après
malechance au tirage, la faculté de substitution.

Jusqu'à la fin du second Empire, en 1868, la loi du 18 mars 1818
demeure donc notre charte militaire avec le statut central d'une
présence de sept années sous les drapeaux. Nous n'avons point à
cet égard à établir de distinction entre l'armée sous les divers
gouvernements de la France depuis 1830, Monarchie de juillet,
seconde République, second Empire et l'armée réorganisée de la
deuxième période de la Restauration. La loi du 22 avril 1855 confirmait le principe des armées de métier en admettant l'exonération,
c'est-à-dire le rachat : les finances provenant de cette source étaient
versées à la Caisse de dotation de l'armée, création nouvelle qui
constituait ici, en l'espèce, l'État marchand d'hommes.

En fait, l'État l'était bien devenu : quand les remplacés moyennant finances abondaient et que les vieux soldats, rengagés successifs, n'étaient point au pair, les préfets avaient ordre de recourir
aux « remplacements administratifs » ; des gendarmes d'élite,
jouant le rôle des sergents racoleurs de l'ancien régime, parcou-
raient les campagnes et faisaient ressortir dans les cabarets la gran-
deur, mais non les servitudes de la vie de soldat ; ils suscitaient les
vocations militaires : chaque engagement leur valait 25 francs de
prime.

La loi du 1er février 1868, due au maréchal Niel, tout en parais-
sant faire une modification profonde dans la constitution organique
de l'armée, s'inspirait de l'esprit traditionnel de la loi de 1818 :
comme elle, elle établissait un service actif d'une durée de neuf
années, dont les quatre dernières dans la réserve. La portion de
chaque classe excédant les besoins de l'armée (l'effectif étant maintenu sur pied de paix) constituait une seconde partie du contingent,

considéré comme en congé, après avoir reçu une instruction sommaire, et demeurait dans ses foyers à la disposition du ministre. Il était institué en outre un deuxième contingent, toujours en prévision d'une guerre de plus en plus probable avec la Prusse, véritable armée auxiliaire appelée garde nationale mobile dans laquelle le service était dû pendant cinq ans. La loi de 1855 ayant été abrogée, mais le remplacement étant toujours maintenu, les exonérés qui ne figuraient pas dans le premier contingent faisaient partie de la garde mobile ainsi du reste que toutes les classes non comprises dans le service actif et dans la réserve. Constitués en bataillons autonomes, sur le modèle des bataillons de chasseurs à pied, les gardes mobiles devaient être convoqués à diverses reprises dans l'année pour instruction et exercices, mais sans être casernés. On sait assez que la loi de 1868, encore que défectueuse, fut malheureusement pour le pays une loi mort-née : elle ne survécut pas à son sage auteur dont le successeur s'empressa de mettre l'œuvre à néant. Seule la garde mobile de la Seine fut à demi organisée, pourvue en partie d'officiers dont un bon nombre excellents, provenant de l'armée active qu'ils avaient quittée comme retraités ou démissionnaires, et quelques appels d'instruction journalière mirent fin dans Paris à la courte histoire de l'armée de seconde ligne aussitôt après la mort de Niel. En province, la garde nationale mobile n'avait même point été constituée sur les contrôles (1).

---

(1) Revenant aux traditions royales et impériales, le second Empire organisa, dès la fin de 1854, une troupe dite d'élite, la garde impériale qui tenait exclusivement garnison à Paris et dans sa plus proche banlieue (Saint-Denis, etc.) : cavalerie, artillerie, infanterie, la garde atteignit environ le chiffre maximum de 30.000 hommes. C'était l'effectif de la garde royale porté sur pied de guerre (1825). La garde impériale de Napoléon Ier offrit des effectifs très variables, correspondant tout à la fois aux vicissitudes de la politique et aux exigences militaires de l'empereur : elle était de 12.000 hommes au camp de Boulogne (1804) ; de 15.000 en 1807 ; la jeune garde, cette année-là, doubla son effectif. En 1811, par suite d'additions incessantes, elle atteint près de 50.000 hommes. En 1813, après Moscou et Leipsick, elle remonte difficilement à 16.000. A Waterloo, elle atteint le chiffre de 25.000 hommes.

VIII

Statistiques médicales de l'armée correspondant à la phase des armées de
métier. — Garnisons de Paris, Lyon, Brest, Strasbourg, Marseille, Bordeaux. —
Chiffres considérables de soldats atteints de maladies intersexuelles : 1814-1859.

Ce substratum établi, venons, sans autre digression et dans des
termes précis, à l'état sanitaire des troupes du temps et aux conditions dans lesquelles elles se trouvent par leur participation à la
vie sociale ambiante.

Les premières statistiques de Parent-Duchatelet indiquaient, on
l'a vu, qu'entre 1814 et 1820 le nombre des filles inscrites à Paris
variait entre 1.800 et 2.700 environ (1), les maisons de tolérance
entre 200 et 180, la population des pensionnaires figurant au total
des inscrites pour un chiffre oscillant entre 720 et 480. Tout l'effort
de la police des mœurs tend à augmenter ces chiffres en présence
d'une garnison parisienne qui monte, garde royale et régiments
suisses joints aux troupes de ligne, à environ 40.000 hommes. Elle
réussit à enfler de temps en temps le nombre des inscrites, qui, à
travers une série d'oscillations, arrive en 1829 à 2.850, mais avec
quelles difficultés, 2.913 en 1821, 2.491 en 1827 ! Quant aux maisons, de 1820 à 1829, elles sont en pleine décroissance : elles tombent de 200, chiffre moyen, à 148 en 1825, 142 en 1827 ; il faut la
volonté systématique, soit du préfet de Belleyme punissant tout
stationnement des isolées sur les trottoirs, soit du préfet Mangin
interdisant, par son célèbre arrêté du 14 avril 1830, à ces mêmes
isolées, de paraître en aucun temps et à aucune heure dans les rues.

---

(1) En 1812, 1.110 inscrites ; 1813, 1.449 ; 1814, 1.801 ; 1815, 1.780 ; 1816, 1.970 ;
1817, 2.281.

Peuchet, pour trois mois de 1818, dresse le tableau suivant (*Mémoires hist. tirés
des Archives de la Police*, T. III. 310) pour Paris :

1818 — Mois.	Maitresses de maisons.	Filles de maisons.	Filles isolées.	Total des filles inscrites.	Nombre de filles syphilitiques.
Juillet	173	450	2.136	2.586	79
Août	173	462	2.154	2.616	68
Septembre . .	175	491	2.148	2.839	67

pour faire remonter les lupanars au chiffre de 200 (exactement 199)
l'année même de la chute de la monarchie. Leur population était tombée de 482 (1820), par une suite de décroits réguliers, à 364 (1828).
En d'autres termes, après avoir interné la moitié des inscrites en
1812 et 1813, le tiers de 1814 à 1816, le quart en 1817, le cinquième en 1818 et 1819, le sixième, le septième, le huitième de
1820 à 1822, le dixième de 1823 à 1825, les lupanars étaient péni-
blement arrivés à réinterner une population personnelle représentant le neuvième, puis le huitième, enfin le tiers (1829-1830) du
chiffre global des inscrites! Pendant le préfectorat de Delavau,
l'administration est cependant tellement entichée de la forme prostitutionnelle des maisons, que nombre d'entre elles ne contenaient
qu'*une* fille! Delavau finit cependant par exiger, dans les dernières
années de son administration, que toute maison contînt « toujours
au moins deux pensionnaires » ! A ce chiffre seul, l'entremetteuse
avait droit au titre de « dame de maison » (1) !

L'état sanitaire de ces malheureuses filles soumises nous permet
de récrire ici ce que nous avons écrit tant de fois, que le personnel
féminin de la police des mœurs, sur lequel elle concentre, par son
appel, l'afflux du public masculin, est le conservatoire des maladies
vénériennes : si l'on suit l'ordre protocolaire de la pestilence, les
filles de maison viennent en première ligne, puis les isolées. Parent-
Duchatelet n'a malheureusement point établi, nous croyons l'avoir
dit plus haut, ses statistiques par la méthode individuelle, mais
telles quelles, celles qu'il nous a transmises indiquent un état de
contagiosité des plus dangereux pour la santé publique. Militaires
et civils, sur la foi de la garantie administrative, ont trouvé chez
les filles soumises une source inépuisable de contamination, les
militaires toutefois avec cette réserve que le Commandement et les
officiers de santé entendaient ne les laisser libres que lorsqu'ils
étaient sains ou traités de façon à n'être plus nuisibles, tandis que
les civils avaient toute liberté initiale et ultérieure pour aborder les
femmes et les contaminer quand ils étaient eux-mêmes malades. Si
nous omettons les années exceptionnelles 1814 et 1815, nous voyons
que, *chaque mois*, une population inscrite d'environ 2.500 femmes,
dont il faudrait défalquer les fuyardes, offre de 80 à 150 vénériennes soit, à la fin de l'année, de 700 à 1.200 contagieuses, du tiers à
la moitié de son effectif (2). Les filles de maison sont contaminées

---

(1) **Parent-Duchatelet**, *op. cit.*, t. II, p. 107, 108, 110. En 1811, on estimait,
par aperçu *(sic)*, qu'il y avait quatre à cinq filles par maison.
(2) *Id.*, t. II, p. 116; *V. id.*, p. 108, 109.

et contaminantes dans la proportion constante du double des isolées, une sur sept; les isolées, une sur quatorze (1).

La Révolution de 1830 n'était pas pour modifier le régime des
administrations de police spéciale et autres de la Restauration.
Les statistiques de Parent-Duchatelet en 1830, 1831, 1832 montrent
un accroissement du nombre des inscrites, sans révéler toutefois
une augmentation officielle du nombre des femmes soumises malades qui reste à peu près identique, sauf en 1831 (2), ce qu'on
explique par le désordre qui accompagna et suivit les journées de
la guerre civile. Parent-Duchatelet, dont toutes les sympathies politiques et religieuses étaient pour le régime des Bourbons déchus,
a soin de laisser entendre, d'une plume intentionnellement mal-
veillante, que vraisemblablement figurèrent parmi les vainqueurs
des Trois-Glorieuses les souteneurs qui, le 29 juillet, forcèrent
l'hospice des vénériennes pour en faire fuir leurs amies; on retrouva,
dit-il, quantité de ces femmes toujours malades, parmi les nombreuses coureuses qui, chaque jour, faisaient le voyage de Paris
à Saint-Cloud pour aller distraire par des promenades dans le
parc, des tête-à-tête chez les meilleurs restaurateurs du village
et des environs, les blessés patriotes de la Révolution, installés officiellement dans une maison de santé pour y parfaire leur convalescence. Dupuytren et Jobert (de Lamballe) étaient les deux chirurgiens traitants. Le mal devint rapidement assez commun pour que
Dupuytren qui, comme on sait, avait son franc-parler, demandât
au Préfet de police si la maison de convalescence de Saint-Cloud
était une « succursale de l'hôpital du Midi » (3)?

Les statistiques de Parent-Duchatelet sur la police des mœurs de
la monarchie de Juillet s'arrêtent à 1832 et ce médecin hygiéniste
étant prématurément mort en 1836, les amis qu'il avait chargés de
la publication posthume de son ouvrage, MM. Leuret, Villermé et
H. Gaultier de Claubry, ne se soucièrent pas de le mettre au point.

---

(1) Parent-Duchatelet, t. II, p. 121.

(2)

Années.	Filles inscrites.	Total des malades.
1830.	3.033	1.092
1831.	3.260	1.320
1832.	3.725	936

Les années 1827, 1828, 1829 avec une moyenne de 2.470, 2.660, 2.840 inscrites
avaient présenté (1827 manque) 1.250 et 1.190 vénériennes dans l'année.

(3) Op. cit., I, p. 615-616.

Les éditeurs de la troisième édition. parue en 1857 (les deux premières avaient été épuisées en 1836 et 1837, sans compter l'édition de Bruxelles), A. Trébuchet et Poirat-Duval, qui tous deux appartenaient à la Préfecture de police, le premier comme chef du bureau sanitaire, le second comme chef de bureau dans un service moins technique, auraient pu compléter dignement ce livre intéressant, devenu unique par suite de la disparition des archives de la Préfecture dans l'incendie de 1871 : mais ou les deux éditeurs n'ont pas compris la portée scientifique de leur entreprise et la suite qu'ils devaient donner à l'œuvre de l'auteur, ou les recherches qu'ils furent amenés à faire sur les statistiques recueillies de 1833 à 1848 et même 1854, date à laquelle ils arrêtent leurs propres travaux, leur semblèrent tout à fait défavorables à certaines branches de la réglementation, et ils décidèrent volontairement de ne point mettre au jour des constatations documentaires trop fâcheuses. C'est l'insuccès sanitaire des maisons de tolérance qu'il fallait surtout voiler. Les seuls chiffres que Trébuchet et Poirat-Duval publient sont ceux de janvier 1845 ; ils sont peu encourageants. Sur une population de pensionnaires de maisons en banlieue de 320 femmes, le nombre *mensuel* des syphilitiques est de 13 ; sur les 1.206 femmes internées dans les lupanars parisiens, il est constaté 27 syphilis ; sur les 1.623 isolées en service actif, il est relevé 3 syphilis (1). Or, Parent-Duchatelet, tout en faisant à diverses reprises un éloge doctrinal accentué des maisons de tolérance, n'avait cessé de déplorer l'insalubrité vénérienne incomparable du personnel qui y était interné (2). On comprend que ses successeurs n'aient point insisté, ni donné un détail série dans cette troisième et dernière édition (3).

Si nous ne savons qu'imparfaitement, pour la garnison de Paris, les résultats sanitaires ou antisanitaires auxquels l'armée arrive durant la monarchie de Juillet, sous le régime de la police civile des mœurs, on peut, en jetant ailleurs un autre coup de sonde, se rendre partiellement compte de ces conséquences pour les garnisons de telles villes de province. A cet égard, Lyon nous est encore d'une étude utile.

---

(1) Parent-Duchatelet, édit. de 1857, p. 691.

(2) *Op. cit.*, édit. de 1836, II, p. 123-125 (Dispensaires).

(3) De 1833 à 1848, le nombre des maisons oscille, mais en déclinant, entre 190 et 170 dans Paris ; entre 50 et 35 dans la banlieue parisienne. Le nombre des inscrites est de 3.723 en 1833 et atteint graduellement 4.285 en 1847. Quant au chiffre des syphilitiques et autres vénériennes, les continuateurs de Parent-Duchatelet l'ont passé sous silence.

Nous avons vu en quel état, lors de son passage de 1816, la garde royale était revenue du chef-lieu du Rhône dans ses casernements parisiens.

Occupons-nous de la garnison en résidence fixe. La garnison de Lyon, pendant toute la durée de la Restauration, s'élevait à 5.000 hommes environ. Après l'insurrection ouvrière de novembre 1831, bien moins grave que celle de 1834, la garnison fut immédiatement portée par le Gouvernement de Juillet au chiffre d'environ 18.000 combattants. En 1842, son effectif était exactement de 16.000 présents. La proportion des vénériens est élevée dès le début. Les militaires sont soignés pour les cas peu intenses dans les infirmeries régimentaires, et à l'hospice de l'Antiquaille, quand les accidents sont accentués et persistants. Le chiffre des vénériens monte encore : le taux moyen des militaires constamment présents dans les salles à l'Antiquaille est de 110 à 115. Dans l'espace de huit années, le chirurgien en chef Repiquet en compte un défilé de plus de dix mille *(sic)*. Le médecin Potton qui donne ces statistiques dans le livre que nous avons cité, conclut : « si l'affection syphilitique était aussi commune, dans toutes les villes de France que dans Lyon, elle enlèverait à la défense de la patrie, près de quinze mille hommes retenus momentanément en dehors du cadre de service (1). » En 1840-1842, le nombre des maisons de tolérance officielle était de 75. La population civile, de 135.000 habitants en 1825, était passée en 1840 à 190.000. La construction de forts détachés, en créant hors Lyon des foyers militaires, avait attiré un grand voisinage de filles et même de maisons publiques officielles, et le contre-coup de cette vie sexuelle, inusitée dans les campagnes, avait eu immédiatement son déplorable effet. Un médecin qui exerçait dans les villages périphériques, écrivait en 1842 à Potton : « Jamais il ne s'est présenté autant d'affections syphilitiques chez les paysans que de nos jours. La syphilis était autrefois chez eux une maladie rare, apportée par le nourrisson ou due à une faute, à une faiblesse, à une erreur passagère; maintenant, elle trouve dans les villages limitrophes de puissantes conditions d'existence, de développement (2). » A partir des derniers mois de

---

(1) *De la prostitution et de la syphilis dans les grandes villes de France et en particulier dans la ville de Lyon*, par le Dr Potton. *Op. cit.*, p. 73 : V. *id.*, p. 67, 69-70, 72-73.

(2) Potton, *op. cit.*, p. 71. Potton, partisan de la réglementation, comme tous les médecins de cette époque, incrimine l'irrégularité des visites et inspections dans les maisons autorisées.

1833, les soldats vénériens furent soignés à l'hôpital militaire et Potton donne une statistique dans laquelle il met en parallèle, pour une partie des années 1832 et 1833 et l'année 1834 entière, les entrées de filles publiques vénériennes à l'Antiquaille, et celles des soldats également vénériens à l'hôpital militaire : il est intéressant de noter que le nombre des soldats malades est généralement le double de celui des femmes dans le même état de morbidité (1).

Ces statistiques ont, il est vrai, l'inconvénient de ne point catégoriser les maladies; le terme vénérien est indicateur générique de maladie des organes sexuels, mais le contexte de l'auteur indique bien qu'il s'agit de la syphilis. « On ne peut nier, dit Potton, que la syphilis ne soit extrêmement fréquente parmi les militaires; et les soldats ne se font point scrupule de la propager, lorsque surtout les occasions de plaisir ou de débauche naissent à chaque instant sous leurs pas. C'est depuis que notre garnison s'est accrue, qu'on a vu rapidement aussi s'élever, dans les contrées adjacentes, le nombre des filles publiques (2). » Le médecin lyonnais fait enfin cette observation, sur laquelle nous aurons occasion de revenir, « que tous les régiments ne sont pas *également* décimés par la maladie syphilitique. Les soldats des armes spéciales sont victimes des avantages extérieurs qui les font distinguer de leurs camarades (3) ».

Dans une étude parue quinze ans plus tard, également relative à la prostitution dans la ville de Lyon, Potton donne encore les indications suivantes où l'armée n'est point omise. En 1856, la population fixe de Lyon est, en y comprenant les communes suburbaines, montée à 295.000 habitants; la population flottante atteint 130.000. La garnison oscille entre 18.000 et 22.000 hommes. Les industries sont poussées d'une façon intensive. Les chômages sont fréquents. Un règlement de 1852 a placé le dispensaire ou bureau des mœurs sur un pied plus large et plus actif. Il y a, sur le registre policier, 696 femmes inscrites soit 370 filles, réparties en 54 maisons de tolérance, et 326 isolées en chambre. Les maisons existent surtout dans la ville centrale, autour de l'hôtel de ville, de la préfecture, dans Perrache, à la Guillotière, aux Brotteaux; il ne s'en trouve que 6 à la Croix-Rousse et à

---

(1) Potton, *op. cit.*, p. 70. — V. *Appendice*. — Nous verrons à Strasbourg, *infra*, se produire le phénomène contraire. Nous avons toutefois rapproché à l'Appendice les deux statistiques. V. p. 239.

2) *Id., op. cit.*, p. 68.

(3) *Id., op. cit.*, p. 80. Potton, toutefois, ne fait suivre cette observation d'aucune statistique.

Vaise. Les mineures sont inscrites mais, depuis un arrêté de 1835, non admises dans les maisons : elles comptent pour un tiers parmi les filles isolées. Sur 3.884 filles inscrites de 1844 à 1845, 942 étaient mineures. La taxe existe, comme dans d'autres grandes villes de France (Bordeaux), bien qu'elle soit depuis longtemps supprimée à Paris : ce droit de visite, exigé de chaque fille, rapporte environ vingt-deux mille francs qui servent au traitement des médecins du dispensaire. Les maisons sont ouvertes aux militaires jusqu'à l'heure de la retraite. Les règlements de l'Hôtel-Dieu interdisent l'admission des malades vénériens. L'hôpital de l'Antiquaille offre 120 lits aux filles : 85 à 90 sont toujours occupés, ce qui indique qu'il y a toujours *une* fille malade sur 5 filles en carte (Potton). Un tableau des entrées de vénériennes et vénériens à l'Antiquaille permet une étude parallèle partielle de l'intensité des maladies spéciales chez les femmes en maison ou isolées inscrites, les femmes libres et les hommes. La ville entretient 110 lits pour les vénériens civils : « ces places sont toujours occupées; quelquefois même, les malheureux qui sont inscrits se voient *obligés d'attendre deux ou trois mois leur tour d'admission :* on conçoit les conséquences, les dangers d'un tel retard. » Au cours des neuf premiers mois de l'année 1856, 2.500 soldats vénériens avaient été traités dans les salles spéciales de l'hôpital militaire, soit une moyenne annuelle de 3.000 vénériens, soit 1 militaire infecté sur 7 militaires de la garnison présents : « ce fléau, termine Potton, est l'objet des réclamations, des plaintes incessantes des chefs de l'armée auprès de l'autorité civile; ils demandent, en signalant ces désordres, une surveillance plus active, une répression plus énergique de la prostitution sous toutes ses formes (1) .»

----

(1) *Histoire statistique et médicale de la prostitution dans la ville de Lyon*, par A. Potton, médecin de l'Hospice de l'Antiquaille, insérée dans la 3e édition du livre de Parent-Duchatelet (1857), V. t. II, p. 436-461.

Années.	Femmes véner. reçues à l'Antiquaille		Vénériens hommes.
	Femmes publiques.	Femmes libres.	
1853.	443	157	803
1854.	555	158	760
1855.	445	225	875
1856.	437	205	785

La moyenne annuelle des femmes vénériennes qui viennent aux consultations externes de l'hôpital est de 1.450. Un dispensaire spécial, créé en 1841, avait traité en 14 ans 19.929 malades, soit 16.391 hommes et 3.538 femmes, soit en moyenne annuelle, 1.135 hommes et 260 femmes.

Enfin, dans une dernière étude, un autre médecin de Lyon, le Dr Garin, donne sur l'état statistique des vénériens dans la garnison de cette même ville, le tableau suivant portant sur plusieurs années postérieures à 1856 (1) :

ANNÉES	Effectif moyen de la garnison de Lyon.	Soldats vénériens de la garnison entrés à l'hôpital.	Proportion de vénériens 0/00 d'effectif (2).
1860	20.158	2.448	121
1861	19.782	2.046	103
1862	20.858	1.793	85
1863	18.515	1.392	69
1864	17.824	1.179	66

Parmi les autres villes de province sur lesquelles des documents ont été recueillis pour la période qui correspond au milieu du xixe siècle, Brest n'est pas moins intéressant que Lyon. Le Dr J. Rochard, que nous avons connu dans ces dernières années inspecteur général du service de santé de la marine, membre de l'Académie de Médecine et auteur très apprécié de livres d'hygiène, notamment d'une *Encyclopédie d'hygiène et de médecine publique* qui sera longtemps consultée avec fruit, a étudié cette ville au point de vue de la prostitution en 1846-1856. Brest avait une double et même une triple population, nous entendons une population présentant un triple caractère : l'élément civil y est mêlé à l'élément militaire et à l'élément marin sans s'y confondre complètement. Au moment où Rochard, à cette époque chirurgien en chef, aborde le sujet, la population fixe ou municipale, de 35.000 en 1846, est montée à 41.500 en 1856. La population flottante composée ici de soldats, marins et ouvriers de l'État est d'environ 27.600 (1846) à 25.000 (1851); en 1856, elle est réduite à 13.000 hommes, soldats et marins ayant été appelés en Orient pour la guerre turco-russe. Le Dr Rochard établit que cette population flottante est composée pour deux cinquièmes de marins; d'in-

---

(1) *De la police sanitaire et de l'Assistance publique dans leurs rapports avec l'extinction des maladies vénériennes*, par le Dr Garin, de Lyon, p. 130, Lyon, 1866.

(2) Ce tableau, pour être tout à fait exact, devrait comprendre les vénériens (cas, d'ailleurs, en état peu grave) traités dans les infirmeries régimentaires ; mais il contient, d'autre part, les soldats vénériens de passage à Lyon, *étrangers à la garnison*. Il conviendrait donc, d'après les critiques adressées à Garin, de réduire d'environ un cinquième la proportion des vénériens de la garnison de Lyon, pour ce laps de temps, de la fixer à 97 (au lieu de 121) en 1860; à 83 en 1861 ; 68 en 1862 ; 55 en 1863 ; 53 en 1864, chiffres encore suffisamment élevés.

fanterie et artillerie de marine, pour un cinquième; de troupes de
ligne, pour un cinquième.

Le nombre des filles inscrites est dérisoire, soit 364 dont 131 en
maisons. Il existait 22 maisons en 1850; il n'en existe plus que 20
en 1856, toutes placées dans l'intérieur de la ville : la moyenne
des filles internées par maison était de 6.

Un règlement du 1er juillet 1829, contresigné le 22 novembre 1830 par le ministre de l'Intérieur, et resté en vigueur, contient
un chapitre particulier à l'adresse des matelots et soldats, leur tra-
çant une ligne de conduite pour leurs rapports avec les filles
publiques : dès que la fille abordée n'est pas pourvue de carte, ils
doivent de suite, avant tous rapports intimes, la dénoncer aux fins
d'arrestation; en cas de maladie reçue, ils doivent à plus forte
raison dénoncer la femme qu'ils soupçonnent, la maison à laquelle
appartient cette femme si elle est pensionnaire, etc. (1). Ce règlement organisait un dispensaire, moitié d'État, moitié municipal,
contenant 60 lits pour les femmes vénériennes. Rochard note que
cette disponibilité de 60 lits, fixée en 1829, était restée la même
en 1856.

Les règlements de l'hôpital civil interdisant l'admission des
vénériens, l'hôpital de la marine restait seul pour offrir une aide
aux hommes appartenant à la marine et à la guerre : 238 lits
étaient affectés au service spécial, sur lesquels 200 en moyenne
étaient constamment occupés. N'étaient hospitalisés que les marins
et soldats offrant des accidents vénériens d'une certaine gravité.
Les autres cas étaient traités aux ambulances des différents corps
et dans les infirmeries régimentaires : le nombre de ces cas plus
ou moins légers s'était élevé à 859 en 1852 et à 1.334 en 1853; pour
être exact, observe Rochard, il faudrait y comprendre les matelots
traités à bord des navires mouillés en rade, renseignement précis
impossible à obtenir, cette partie de l'effectif étant en état de changement et mouvement continuels.

Pour Rochard, les statistiques de l'hôpital de la marine ne représentaient guère que la moitié des maladies vénériennes contractées,
soit par les matelots, soit par les soldats. Le nombre des vénériens
annuellement traités dans cet établissement oscillait entre 1.100 et
1500, ce qui figurait environ un cinquième de la totalité des malades
admis. En 1852, sur un total de 138.444 journées de malades, les

---

(1) V. *Appendice* (L'armée et la police des mœurs. Règlement du dispensaire
de Brest, contresigné par M de Montalivet. V. p. 211.

vénériens militaires et marins en avaient à eux seuls fourni 38.543,
et en 1853, sur 142.901, ils comptaient pour 43.086 journées.
Comme conclusion et en retenant exclusivement les statistiques
hospitalières, Rochard constatait qu'en 1852, la division des équipages de ligne (infanterie de marine, artillerie de marine et infanterie de ligne réunies), forte d'un effectif de 5.947 hommes, comptait 1.635 hommes ayant contracté la syphilis ; en 1853, cette même
division forte de 6.294 unités en comptait 2.144. « En résumé,
concluait l'éminent chirurgien, plus du quart des marins et des
soldats est infecté (à Brest) tous les ans... Ces données positives
permettent de se faire une idée de ce que doit être la syphilis dans
le reste de la population, des ravages qu'elle doit exercer parmi les
prostituées de toute espèce, dont la majorité n'est soumise à aucun
traitement régulier (1). »

Strasbourg, ville de frontière, essentiellement militaire, a été bien
étudié au point de vue de l'hygiène spécifique par un médecin
distingué, agrégé de la Faculté, le Dr E. Strohl, que la municipalité
avait eu la bonne fortune de faire figurer dans le personnel médical
du dispensaire. En 1856, la population fixe est de 75.000 habitants, avec une population flottante et de passage élevée en raison
de la topographie de la ville. L'Université, l'Académie comme on
disait alors, compte les cinq facultés. Quelques détails sur l'historique de la constitution du service sanitaire ne seront point inutiles.
La première ébauche de ce service remonte au 18 août 1825, date à
laquelle un arrêté municipal impose la carte aux filles arrêtées,
avec obligation *d'une* visite par mois. Cette visite pratiquée à l'hôpital est gratuite ; pratiquée au domicile de la femme inscrite ou au
cabinet personnel du médecin du dispensaire, son prix varie de
3 francs à 1 fr. 50 c. et 1 franc, selon la classe dans laquelle est
parquée l'inscrite. Les commissaires de police sont, chacun dans
leur canton, chefs de la police des mœurs. En 1839, le 17 décembre,

---

(1) *De la prostitution à Brest*, t. II de Parent-Duchatelet. Édition de 1857,
p. 417-435. La statistique ci-dessous relate le mouvement général de la population des malades marins et soldats à l'hôpital de la marine de Brest pendant
quatre années.

Années.	Fiévreux.	Blessés.	Maladies de peau.	Vénériens.	Totaux.
1850	3.437	922	327	1.163	5.849
1851	3.058	1.078	462	1.490	6.088
1852	3.219	906	252	1.120	5.497
1853	3.400	871	194	1.148	5.613

un arrêté municipal vise particulièrement les maisons de tolérance : deux visites sanitaires sont obligatoires par mois. Les conditions de gratuité et de paiement pour ces visites restent les mêmes; le prix de 1 fr. 50 c. paraît toutefois dominer. Le 15 octobre 1845, un arrêté supplémentaire réglemente les maisons de passe ou de rendez-vous : les tenancières doivent exiger l'exhibition de la carte sanitaire de toute femme qui vient stationner chez elles. Le nombre des visites mensuelles est porté à quatre; mais cet article du règlement est presque aussitôt désuet. Le 6 janvier 1853, un nouvel arrêté maintient les prescriptions antérieures; un article V accorde à *l'autorité militaire le droit de déléguer un chirurgien de l'armée pour assister aux visites du dispensaire.* Le service des mœurs se centralise : le commissaire central est en partie substitué aux commissaires cantonaux ; il a des agents spéciaux sous ses ordres pour surveiller les prostituées. Le 5 décembre 1854, un arrêté réduit à trois le chiffre des visites mensuelles précédemment surélevé à quatre. Enfin le Gouvernement démunicipalise le service des mœurs : un arrêté préfectoral du 20 novembre 1855 fait passer cette branche de la police, des mains du maire dans celles du préfet. Un long règlement rédigé à l'instar de ceux de Paris abolit la taxe des visites ordinaires faites au dispensaire ou à l'hôpital et ne la laisse subsister que pour les visites et consultations ordinaires ou extraordinaires que les tenancières et les femmes inscrites voudraient obtenir soit à leur domicile personnel, soit au cabinet particulier du médecin du dispensaire : cette taxe est au maximum de 2 francs s'il s'agit de visites ordinaires, de 3 francs de visites extraordinaires.

En 1855 et 1856, Strasbourg comptait 25 maisons de tolérance et 5 maisons de rendez-vous. Les tolérances étaient classées, selon le prix d'entrée et le ton de l'établissement, en trois catégories. La première dite « aristocratique » contenait 7 maisons renfermant 40 à 50 filles se faisant visiter hors la maison : les maladies y étaient rares. La deuxième catégorie contenait 13 maisons, d'une propreté douteuse *(sic)* : les maladies s'y rencontraient déjà plus fréquentes ; elles avaient une clientèle d'artisans, d'ouvriers manuels, de *sous-officiers et soldats.* La troisième catégorie comprenait 7 maisons avec 30 pensionnaires ; les maladies y étaient fréquentes, pas plus cependant que dans les tolérances de la deuxième catégorie.

Le nombre total des filles inscrites était de 250 : 156 en maisons, 94 isolées, en chambre. Avant le règlement de 1853, le nombre des inscrites oscillait annuellement entre 90 et 100 ; 125 en 1855 ; il comprenait peu de femmes isolées en chambre, la doctrine et la pratique réglementaristes admettant surtout la prostitution en maisons fermées. Le Dr Strohl relève qu'un nombre notable des femmes inscrites en chambre étaient des ouvrières authentiques, travaillant dans la couture, la broderie, le filet; d'autre étaient femmes de ménage et ouvrières de fabrique. Le nombre de mineures inscrites jusqu'à l'âge de dix-neuf ans, était très faible : 13.

Rapportant avec raison toute cette organisation administrative aux résultats sanitaires, Strohl après avoir rappelé quelques chiffres statistiques relatifs aux admissions hospitalières féminines avant 1853 (1), constate, la sévérité réglementaire nouvelle aidant, que le chiffre de ces admissions de femmes vénériennes augmente sans cesse : 386 en 1853, 591 en 1854, 660 en 1855, 447 en 1856, soit une moyenne annuelle de 566. Le calcul au pourcentage donne notamment le double de filles en maisons malades rapprochées du nombre des isolées en même état de morbidité : soit en 1853 pour 100 inscrites, sont vénériennes 10.4 en maisons et 6.2 isolées seulement. Le nombre des vénériennes en maisons oscille entre 9.8, 14.8, 17.8, de 1854 à 1856, l'ascension aux chiffres les plus élevés étant constante. Les filles isolées, au pourcentage oscillent pour les trois mêmes années entre 1,5, 3,6, 6,3, 7,9, 8,3, 9,2. L'état sanitaire des insoumises est mauvais : il oscille entre 30 et 82 malades sur 100 arrêtées. Mais ici, Strohl, dont la bonne foi est évidente, tout en faisant l'éloge de la réglementation qu'il sert au dispensaire, fournit lui-même un argument défavorable à cette réglementation : nous le verrons tout à l'heure à propos de ses statistiques féminines d'ensemble rapprochées de celles des troupes. Le service de l'hôpital civil, ouvert aux vénériens des deux sexes est malheureusement très réduit en ce qui concerne les filles publiques envoyées par la police; il ne comprend à leur usage que 40 lits, placés dans un bâtiment isolé. Les filles y sont enfermées sous clé, séquestrées; leur conduite ne donne lieu à aucune plainte d'ailleurs : « il était bien rare que les sœurs de charité, chargées du service, eussent à souffrir quelque malhonnêteté de la part des filles publiques. » La durée moyenne du traitement pour cette catégorie de malades oscille, de 1847 à 1855, entre quarante-quatre et vingt-quatre jours :

---

(1) L'entrée des vénériennes à l'hôpital de Strasbourg (dont les Règlements n'excluent point ici l'assistance à cette catégorie de malades) de 1829 à 1839, atteint une moyenne de 146 par an ; de 1848 à 1851 cette moyenne annuelle est de 279, le chiffre réel étant de 174 en 1838 pour atteindre par une augmentation graduelle continue le chiffre de 336 en 1853.

elle aurait été ainsi en diminuant graduellement et se réduisant de
moitié. Tel qu'il est le traitement est d'une durée manifestement
insuffisante. Mais le médecin, pour recevoir des malades nouvelles,
ayant besoin de lits et de places, est obligé de renvoyer les malades
actuelles *non guéries*. Cette situation regrettable incline les médecins
sanitaires à demander à l'Administration hospitalière la création d'une
salle de convalescentes où les filles publiques feraient un stage pour
cure plus prolongée, avant de reprendre leur vie du dehors.

C'est dans ce milieu que va se mouvoir l'armée.

La garnison de Strasbourg qui comprend en temps ordinaire à
cette époque trois régiments d'artillerie, deux régiments d'infanterie,
un bataillon de chasseurs à pied et les dépôts de recrues annexes,
est, de 1853 à 1856, forte de 6.000 (5.606 en septembre 1853) à près
de 10.000 hommes (9.742, en octobre 1856). La réglementation
civile tient à sa disposition constante un maximum irrégulier de
filles présentes qui oscille, pour les isolées, entre 84 et 108, pour
les filles en maison entre 106 et 156. De 1853 à 1856, pendant les
mois reconnus au dispensaire les plus chargés d'affections vénériennes, sur 100 filles de maison présentes les médecins municipaux
constatent mensuellement de 16 à 18 malades; de 9 à 15 pendant
les trente jours des mois moins chargés. Dans ce même laps
d'années, sur 100 filles inscrites isolées, le dispensaire constate
mensuellement de 6 à 10 malades pendant treize mois; durant
trois mois de 11 à 15 et 17 malades. Enfin durant les mois les plus
favorisés, la catégorie des isolées présente mensuellement, au pourcentage de 1,6 à 5,8 malades seulement, et pendant cinq mois, elle
ne compte aucune malade.

L'état sanitaire de la garnison est traduit par le tableau statistique
ci-dessous :

ANNÉES	Garnison (chiffre maximum) (1)	Soldats vénériens entrés à l'hôpital dans l'année	Soldats vénériens à ‰ de l'effectif (2)
1850. . . .	(manque)	1.008	(manque)
1851. . . .	id.	950	id.
1852. . . .	id.	715	id.
1853. . . .	5.712	331	65.8
1854. . . .	8.874	823	92.9
1855. . . .	9.031	829	91.0
1856. . . .	9.691	1.009	112.5

(1) L'effectif mensuel de la garnison au cours de ces années 1853-56 est
constamment variable : en 1853, il oscille entre 5.712 et 5.606 ; en 1854, entre 8.874
et 6906 ; en 1855 entre 9.031 et 5.096 ; en 1856 entre 9.691 et 7.857.

(2) Malgré cette variabilité de l'effectif (V. la note précédente), le chiffre global
annuel des vénériens ne nous en semble pas moins susceptible d'être utilisé pour

Nous nous garderons d'omettre la collaboration des filles libres
dites insoumises à cet état sanitaire si défectueux : de 1853 à 1856,
tous les mois le service spécial arrête un chiffre variable de filles de
cette catégorie qui oscille entre 9 et 93, et il est constaté au début
que tantôt la quasi-totalité, tantôt la moitié des filles arrêtées est
malade ; mais, comme nous l'avons fait remarquer souvent dans le
débat concernant l'insalubrité des diverses classes de filles rapprochées les unes des autres, inscrites et libres, il se trouve que *plus on
arrête de filles insoumises, plus le nombre d'entre elles trouvées
malades diminue*. Ainsi cette règle infirme l'assertion de la réglementation attribuant aux filles soumises le privilège exclusif d'un
état sanitaire quasi irréprochable. La classe des filles insoumises
arrêtées est en outre celle qui se rapproche le plus, par le caractère
vulgivague de sa prostitution, des femmes que la police des mœurs
englobe dans ses râfles de rues et inscrit sur ses listes. Nous voyons
en effet en septembre 1853, sur 19 insoumises arrêtées, 18 malades,
soit 94,7 malades pour 100 (1) ; en septembre 1854, sur 69 insoumises arrêtées 40 malades, soit 58,0 malades pour 100 ; en septembre 1855, sur 79 insoumises arrêtées, 25 malades, soit 31,6 malades
pour 100 ; enfin, en septembre 1856, sur 70 insoumises arrêtées,
26 malades, soit 37,1 malades pour 100.

On ne peut donc, pour expliquer la haute morbidité spéciale dans
la garnison de Strasbourg, invoquer d'une façon exclusive celle des
filles insoumises. En décembre 1856, la morbidité de ces insoumises
est de 15,8 pour 100 desdites filles arrêtées, tandis que la morbidité
des filles en maisons est de 18,6 pour 100 pensionnaires présentes.
Strohl s'explique avec une entière loyauté sur ce point, quand, se
livrant à une étude plus serrée des rapports numériques entre la

établir le nombre proportionnel de cette catégorie de malades rapporté au chiffre
annuel de la garnison, si, surtout on ne retient que le chiffre le plus élevé atteint
dans l'année par la dite garnison. Si l'on n'admet pas cette base de calcul, la seule
usitée dans toutes les statistiques militaires, il vaudrait mieux s'en tenir à une
série d'opérations partielles rapprochant le nombre des vénériens du chiffre
de l'effectif, *tous deux relevés dans le mois*, en d'autres termes, considérer la
garnison comme chaque mois nouvelle, ce qui est d'ailleurs une inexactitude.
Quoiqu'il en soit, Strohl *(op. cit.* p. 528) établit que pour 1.000 soldats de
l'effectif, 12.75 sont rentrés comme vénériens à l'hôpital en 1850 ; 10.54 en 1851 ;
9 31 en 1852 ; 4.90 en 1853 ; 9.39 en 1854 ; 10.08 en 1855 et 10.90 en 1856, tout
en indiquant *le nombre réel* des vénériens entrés à l'hôpital *dans l'année :* soit
1.098 en 1850..., 1.009 en 1856. Pour arriver à ces conclusions il s'en tient à la
moyenne mensuelle des malades rapprochée de la moyenne mensuelle du chiffre
de la garnison.

(1) Le calcul est ici établi au pourcentage, l'effectif des filles n'offrant pas la
même importance numérique que celui des garnisons.

quantité de filles et la quantité de soldats parallèlement malades, il recherche s'il y a une relation véritable entre ces deux termes du problème sanitaire. Déterminant, du côté des filles, celles qu'il faut incriminer comme ayant contaminé les soldats, il fait sans doute et avec raison leur place à celles des insoumises trouvées malades après arrestation, mais il incrimine *sur le même plan* les filles en maison d'abord, puis les filles isolées en chambre, celles-ci toutefois à un bien moindre degré que les filles de maison ; il a la probité de faire abstraction des maladies prises par les soldats *avec les clandestines qui ont échappé à l'arrestation et à la visite,* maladies dont il ne se reconnaît point le droit, par une supposition systématique et sans preuves, d'attribuer l'origine à des insoumises plutôt qu'à des inscrites.

En ce qui concerne la relation même entre le chiffre des soldats vénériens entrés à l'hôpital militaire et celui des filles reconnues malades et internées à l'hôpital civil — question délicate par sa solution et ses conséquences puisque le système civil de la police des mœurs, n'envisageant le problème de l'assainissement qu'unilatéralement, croit le résoudre en multipliant l'arrestation des femmes — Strohl confesse qu'il lui a été impossible de trouver cette relation : il avoue qu'il l'attendait et a été déçu. Il a rencontré « quelques coïncidences mais bientôt détruites par des différences plus nombreuses et tellement grandes que ces coïncidences perdent toute leur valeur ». Scientifiquement, il s'abstient donc de toute déduction, mais la solution réglementariste lui tient toujours au cœur : à ses yeux la relation doit exister.

Nous professons ici, contre cette opinion *a priori*, que Strohl se trompait, attendu que pour les civils comme pour les militaires, pour les militaires surtout qui sont un peu moutons de Panurge dans l'espèce, il suffit d'une femme qui a su pour tels ou tels motifs se faire soit en maison, soit en chambre d'isolée, etc., une réputation *sui generis*, pour attirer et contaminer à elle seule un nombre notable de jeunes hommes : cette femme, inscrite ou insoumise, arrêtée et conduite à l'hôpital, ne représentera qu'*une* unité mise en regard de la *pluralité* plus ou moins élevée d'hommes à qui elle a communiqué son mal. De cette situation, on pourra bien conclure qu'il faut peu de prostituées (libres ou soumises) malsaines pour contaminer nombre d'hommes, mais on n'aura pas une idée exacte du véritable taux sanitaire de l'ensemble de la prostitution féminine dans la ville ou la localité.

Strohl est du reste arrivé à des constatations numériques, mais

dans un sens contraire, tellement importantes qu'elles doivent être
mises en lumière : il pointe mois par mois en 1855 et en 1856 le
nombre des soldats vénériens entrés à l'hôpital militaire et le
nombre *total* des femmes (inscrites ou libres) dont le dispensaire a
constaté la maladie, et il arrive à ce résultat : 1° qu'en 1855, le
nombre des filles malades est supérieur à celui des soldats hospitalisés comme vénériens, soit 1.130 filles arrêtées comme vénériennes
dans l'année et 819 soldats dans le même état morbide ; 2° en 1856
les deux sexes viennent dans un rapport un peu différent avec
légère supériorité numérique toutefois des soldats malades :
1.009 soldats malades et 921 femmes vénériennes. Strohl conclut,
de ce tableau de 1855 et même 1856, que « ce sont plutôt les soldats
malades qui infectent les femmes publiques, car il arrive plus
souvent que l'augmentation du nombre de soldats malades est
suivie, *le mois d'après*, de celle des filles malades *(textuel)*. » Les
défiances de la population civile dont nous avons parlé à l'égard
des groupements armés, semblent donc ici fondées. Strohl plaide que,
de 1853 à 1856, on se trouve en présence d'années sanitaires anor-
males parce que Strasbourg est le théâtre de mouvements de troupes
provoqués par la guerre d'Orient : la garnison envoie des détachements en Crimée remplacés par d'autres détachements ou un afflux
de recrues arrivant des diverses régions du pays. En 1856, ce sont
au contraire des troupes qui reviennent de Crimée, elles ont traversé
la France en colonnes de marche et « dû nécessairement payer un
tribut considérable à la maladie vénérienne (1) ».

Marseille, comme Brest, offre une population mixte, soldats,
marins et civils. Sa population fixe n'a cessé d'augmenter : en 1821,
elle était de 109.483 habitants ; en 1826, de 115.943 ; en 1836, de
146.839 ; 1844, 167.872 ; 1856, 233.817 habitants. Le nombre des
filles inscrites dans les années qui précèdent 1856 oscille entre 600
et 700 ; en janvier 1856, il est de 816. L'état sanitaire de ces femmes
est mauvais : elles sont reçues à l'Hôtel-Dieu dans une salle spéciale,
la salle Sainte-Madeleine. En 1852, 601 filles malades y sont
internées ; en 1853, 639 ; en 1854, 599 ; en 1855, 743 ; en 1856, 935.
Ce chiffre de malades surpassant le nombre des inscrites, il faut

---

(1) *Coup d'œil sur la prostitution à Strasbourg*, par le Dr E. Strohl, agrégé à la
Faculté de médecine, médecin adjoint du dispensaire (Parent-Duchatelet, édit.
de 1857, t. II, p. 499-535). V. p. 523, 525, 528-529 ; tableau statistique d'ensemble 530-531. — V. *Appendice :* Proportion des soldats et des filles publiques
atteints parallèlement de maladies vénériennes et admis le même mois dans les
hôpitaux de Lyon et de Strasbourg. V. p. 239.

admettre que les mêmes femmes sont entrées plusieurs fois, au
cours de l'année, à l'hôpital. Les inscrites sont partagées en deux
classes, les isolées et les filles en maison. Une taxe de 1 fr. 50 c.
par visite, payée en 1821 par les prostituées inscrites, a disparu
en 1828. Le spéculum n'était pas en usage au dispensaire. Le
nombre des maisons était considérable surtout dans la vieille ville,
autour de l'hôtel de Ville, dans les rues débouchant directement
ou indirectement sur le port (rues Bouterie, de la Reynarde,
etc.); il atteignait près de 150; en 1873, il sera encore de 125.
Les filles isolées peuplaient de préférence les alentours du grand
Théâtre.

La garnison à Marseille en 1860 est de 3.350 soldats environ ; elle compte 425 entrées de vénériens à l'hôpital militaire, soit 12.78 vénériens pour *cent* hommes d'effectif, soit plus
de 145 0/00.

Le tableau ci-dessous est donné par un médecin militaire,
le Dr Didiot, pour les années suivantes :

ANNÉES	Effectif moyen annuel de la garnison	Soldats vénériens entrés à l'hôpital	Proportion des soldats vénériens soignés à l'hôpital pour 1.000 hommes d'effectif
1862. . . .	3.431	267	77
1863. . . .	4.362	258	59
1864. . . .	3.786	203	53
1865. . . .	3.172	227	71

Mais cette proportion de soldats vénériens rapportée à 1.000 hommes d'effectif est plus considérable si l'on se réfère à un autre
tableau du Dr Didiot, qui ajoute au total des soldats vénériens
soignés dans le cours de l'année à l'hôpital, ceux de leurs camarades
traités dans les infirmeries régimentaires, soit alors comme totaux,
en 1862, 129 vénériens pour 1.000 hommes d'effectif; en 1863, 125:
en 1864, 119 ; en 1865, 152 0/00 (1). La garnison de Marseille
est considérée à cette époque comme une des plus lésées par les
maladies vénériennes, la proportion pour 1.000 dans l'armée française, prise dans son ensemble métropolitain, atteignant en moyenne

---

(1) Dr Didiot, *Statistique de la syphilis dans la garnison de Marseille*, p. 15 et
20. — V. id. *Coup d'œil sur la prostitution à Marseille* par le Dr Melchior Robert,
chirurgien adj. de l'Hôtel-Dieu de Marseille. Parent-Duchatelet, édit. de 1857.
T. II, p. 462-480. — V. Dr Mireur et Dr Félix Regnault pour les années postérieures à 1870-71.

un chiffre notablement inférieur (V. *infra*). Marseille et Lyon sont
tenues d'ailleurs, dans la médecine militaire du temps, comme des
foyers de contagion tels que le Dr Mayer, médecin en chef du corps
d'occupation française à Rome, n'hésite pas à rapporter aux garnisons de ces deux villes d'où partent d'importants détachements de
renfort ou de relève à destination de la capitale des États pontificaux, l'augmentation considérable de la morbidité vénérienne qu'il
constate dans la garnison. A Rome, en 1858, *au pourcentage*, cette
morbidité vénérienne est de 3.68 pour 100 hommes d'effectif du
corps français ; au fur et à mesure de l'arrivée de nouvelles
troupes, cette proportion monte à 6,8 en 1859 et à 8.73 en 1860,
pour 100 (1).

Bordeaux, parmi nos grandes villes de province, est encore une
des cités qui ont été le plus étudiées : à la tête de son dispensaire
de salubrité était un professeur de l'École de médecine en même
temps pharmacien principal de 1re classe à l'hôpital militaire,
le Dr J. Jeannel, bien placé pour juger des faits et des personnes au
point de vue militaire et civil. Bordeaux avait en 1856 une population de 150.000 habitants. Son service des mœurs datait surtout
de 1830, il était réorganisé en 1834 et un arrêté du Préfet de la
Gironde du 18 novembre 1858 devait compléter cette réorganisation.
Le nombre des filles inscrites avait oscillé, sous la monarchie de
Juillet, entre 240 et 300 atteignant seulement deux fois un effectif
supérieur, en 1834 le chiffre de 340, en 1835 celui de 416 (2). Sous
la seconde République, il avait oscillé entre 150 et 200. Les
statistiques enflent parfois le chiffre total annuel en y faisant rentrer
les filles probablement insoumises dont la présence est constatée
dans les maisons de passe ou rendez-vous. C'est ainsi qu'en 1847
on trouve 493 filles inscrites ; en 1856, 555 inscrites. Une autre
statistique de 1856, celle du registre du dispensaire (parfois différente
de celle des internements hospitaliers) indiquerait 932 femmes

---

(1) Dr Jeannel, *op. cit.* p. 364, 365. — *V.* Indic. bibliog. *infra* p. 85.

(2) Ville de Bordeaux :

ANNÉES	Filles inscrites	ANNÉES	Filles inscrites	ANNÉES	Filles inscrites	ANNÉES	Filles inscrites
1834. .	340	1839. .	256	1844. .	229	1849. .	188
1835. .	416	1840. .	287	1845. .	191	1850. .	195
1836. .	178	1841. .	252	1846. .	241	. . . .	
1837. .	217	1842. .	219	1847. .	239	1854. .	230
1838. .	246	1843. .	252	1848. .	157		

examinées au premier trimestre, soit 172 filles en maisons fermées, 189 isolées en maison de passe, 571 filles dites des bas quartiers *(sic)*. un total de 932 femmes prostituées. Le nombre des maisons est élevé : en 1869, il est encore de 60. De 1851 à 1853, il aurait été fait un total de 800 inscriptions nouvelles. Au début les visites corporelles étaient uni-mensuelles. En 1856, elles sont bi-mensuelles. La visite est gratuite pour les prostituées dites des bas quartiers ; les filles isolées en maison de passe paient 1 fr. 25 c. ; les filles de maison et en chambre paient 2 fr. 50 c. : celles-ci sont considérées comme constituant une première catégorie. Les mineures sont inscrites : de 1855 à 1860 sur 1.004 prostituées inscrites, 206 étaient mineures : au 1er janvier 1860, sur 554 inscrites présentes, 38 étaient mineures. L'inscription des mineures à cette époque et peut-être même encore aujourd'hui est un dogme dans les administrations policières de mœurs. Le Dr Jeannel écrit sur ce point quelques lignes caractéristiques : il jure d'ailleurs par les paroles du maître et accentue encore l'Évangile de la réglementation selon Parent-Duchatelet (1).

L'hospice Saint-Jean est le lieu de détention des filles publiques malades ; elles sont internées dans trois salles de 12 lits chacune. Le service des vénériens-hommes contient 25 lits pour les indigents : 10 lits pour les payants (1 franc par jour). Les femmes dites civiles sont reçues dans deux salles de 12 lits chacune. Les filles isolées et en chambre paient 1 franc par jour ; les tenancières paient également 1 franc par jour par pensionnaire malade, internée à Saint-Jean.

Le Dr Venot donne, d'après le registre du dispensaire de la ville,

---

(1) « Que faire, dit le Dr Jeannel en parlant des mineures, de ces rebuts de la société *(sic)* ? Les emprisonner jusqu'à la majorité ou les inscrire. Mais l'emprisonnement est une peine qui ne peut être infligée que par les tribunaux, et si les tribunaux se refusent à l'infliger que faut-il faire ? Je ne crains pas de l'affirmer avec Parent-Duchatelet, l'inscription parait encore comme la sauvegarde nécessaire et unique de la Société contre les scandales et les dangers de la prostitution exercée dans ces conditions même par les filles mineures. » (Op. cit. p. 231.)

Parent-Duchàtelet consacre en effet la moitié du chapitre traitant de « l'Inscription » des femmes, à l'inscription des mineures et conclut à la légitimité et l'utilité sociales de cette mesure appliquée même à des jeunes filles de dix-huit ans, en se basant sur leur immoralité, leur morbidité et la mauvaise conduite ou la pauvreté de leurs parents auxquels il y aurait danger à rendre leurs enfants : il ajoute l'inefficacité des moyens de correction mis en usage dans les hôpitaux civils qui ont la tutelle légale des enfants trouvés et orphelins en vertu de la loi du 15 pluviôse an XIII) et dans les couvents de la Madeleine *op. cit.*, t. I, ch. XI, § III, p. 386-405, (édit. 1836).

l'indication suivante sur l'état sanitaire des filles examinées pendant le premier trimestre de 1856 :

		Filles examinées.	Trouvées malades.
1ʳᵉ Catégorie : Filles en maisons fermées		172	25
2ᵉ — Filles isolées, maisons de passe. . .		189	70
3ᵉ — Filles des bas quartiers		571	429
Totaux.		932	524

Au compte des 524 vénériennes, il convient de mettre à part 215 blennorrhagies ; les autres 309 sont atteintes de syphilis.

Le Dʳ Jeannel établit pour neuf années la statistique suivante :

ANNÉES	1858	1859	1860	1861	1862	1863	1864	1865	1866
Filles inscrites. . .	»	534	540	513	485	516	520	534	555
Reconnues malades.	346	482	322	247	312	446	381	406	439

La morbidité des filles inscrites est telle, on le voit, que même en admettant l'irrégularité de statistiques qui négligent la méthode individuelle, on se trouve en présence de véritables épidémies de maladies vénériennes dans la catégorie des inscrites. L'état des clandestines arrêtées est d'ailleurs aussi médiocre : on constate 106 syphilitiques en 1855 sur 178 personnes de cette catégorie visitées. Il est vrai que dans cette dernière statistique, Venot fait figurer 10 petites fillettes déflorées et contaminées par des gredins condamnés en Cour d'assises, et 15 femmes mariées ou concubines honnêtes rendues malades par leurs maris ou amants.

Pour les statistiques de troupes, Jeannel avait toute facilité, étant le pharmacien en chef de l'hôpital militaire. Observons qu'il donne la proportion des soldats malades tantôt en la rapportant au *pour cent* de l'effectif de la garnison, tantôt au *pour mille* de ce même effectif. Nous aurons soin de distinguer les deux modes de calculs qu'il serait d'ailleurs facile d'unifier.

Le tableau suivant est dressé pour établir, au pourcentage, le *rapport numérique de la syphilis et de la blennorrhagie* dans la garnison qui compte un effectif d'environ 1.800 à 1.900 hommes :

ANNÉES	Affections Syphilitiques.	Affections Blennorrhagiques.	Total des entrées de vénériens.	Proportion des blennorr. 0/0 des mal. vénér.
1856	265	123	388	31,7
1857	292	109	401	27,1
1858	286	99	395	25,0
1859	203	72	275	26,1
1860	152	57	209	27,3

La syphilis numériquement l'emporte, si l'on prend la proportion minima, d'environ les deux tiers sur la blennorrhagie.

Ce second tableau, établi au *pro mille*, vise simplement le chiffre global annuel des vénériens de la garnison bordelaise rapportée à 1.000 hommes de l'effectif présent :

ANNÉES	Effectif annuel moyen de la garnison.	Soldats vénériens entrés à l'hôpital.	Proportion des vénériens pour 1.000 hommes d'effectif.
1862	1.800	105	58
1863	1.922	157	81
1864	1.900	103	54
1865	1.875	71	37
1866	1.806	78	43

Faisons observer à l'occasion du premier de ces tableaux, relatif aux blennorrhagiques, et du second qui mentionne en bloc l'entrée des soldats vénériens à l'hôpital sans distinguer la maladie, que plusieurs instructions ministérielles rapportées par Jeannel (22 janvier et 30 octobre 1859, confirmées par note ministérielle du 9 mars 1860, sur avis du Conseil de santé) comprennent dans la nomenclature des maladies susceptibles d'être traitées à l'intérieur des infirmeries régimentaires, les uréthrites aiguës et subaiguës, sans complications. Le traitement des syphilitiques — sauf dans les Places dépourvues d'hôpitaux militaires — n'est pas autorisé dans les infirmeries des régiments.

Incidemment, à propos de mouvements de troupes, de changement de garnisons, de changement de milieux, des différences entre l'état de paix et de guerre, Jeannel fait, comme Strohl, des observations intéressantes, étrangères d'ailleurs à la garnison de Bordeaux, mais qui méritent d'être citées. C'est ainsi qu'en 1858, un régiment d'infanterie nouveau arrive à Sarreguemines : sa morbidité spéciale annuelle est notable, soit 11 vénériens pour cent (100) hommes d'effectif moyen. Jeannel ne dit pas d'où vient ce régiment. Quoi qu'il en soit, le milieu bien qu'industriel est calme, la ville petite. 6.000 habitants ; la morbidité militaire s'apaise : la proportion des vénériens, en 1859, tombe à 5 ; en 1860 elle n'est plus que de 3 0/0. Les journées de traitement des maladies vénériennes ont été naturellement en décroissant : de 428 en 1858 elles descendent à 226 en 1859, 127 en 1860.

Un autre épisode médical instructif se produit en Corse, à Bastia. Avec Ajaccio et Corte, Bastia est une ville importante de la Corse ; elle a conservé les casernes et fortifications génoises ; elle est la résidence en temps ordinaire d'environ un bataillon d'infanterie et de quelques batteries d'artillerie. La population était alors approchant de 15.000 habitants. En 1858, le chiffre des entrées des soldats vénériens à l'hôpital militaire est faible, 6 pour cent hommes d'effectif. En 1859, après la campagne d'Italie, arrive un régiment de création nouvelle ; il avait été formé au début des hostilités en Lombardie. La morbidité vénérienne enfle dans la garnison ; elle monte à 15 pour 100 hommes de l'effectif. Des interrogatoires et constats du médecin en chef de l'hôpital militaire, il ressort que de nombreux soldats déjà infectés faisaient partie de ce nouveau régiment. La morbidité diminue lentement ; en 1860 elle était encore de 10 vénériens pour 100 hommes d'effectif (1).

---

(1) *De la prostitution dans les grandes villes au XIX*e *siècle et de l'extinction des maladies vénériennes*, par le Dr J. Jeannel. Paris, J.-B. Baillière, 1868, in-18 de 420 p., v. pp. 159, 222, 232, 258, 300, 364, etc. — V. *La prostitution à Bordeaux*, par le Dr J. Venot (Parent-Duchatelet, t. II, pp. 395-407, édit. de 1857).

IX

(Suite et fin du précédent...

Statistiques médicales relatives à l'armée française sous le second Empire de 1860 à 1870. — Détail médico-statistique des années 1866-69. — État morbide inquiétant des régiments de la Garde au point de vue des affections inter-sexuelles. — Indications numériques.

Conclusions relatives aux rapports de la police des mœurs et des armées de métier.

Sous le RÉGIME DE LA RÉGLEMENTATION l'état sanitaire spécial des soldats de métier très médiocre ou mauvais.

Le Dr Jeannel n'a heureusement pas réduit ses recherches aux statistiques militaires de la ville de Bordeaux ; avec l'autorisation du Conseil de santé des armées, il a pu, en raison de sa haute situation scientifique à l'École de Médecine et de son grade élevé dans l'armée, établir, pour cette époque, une documentation militaire détaillée qui eût certainement été difficile à consulter soit pour des médecins militaires moins gradés, soit pour des médecins civils. Il a donc réussi, grâce aux communications des médecins d'armée de vingt-sept villes de France pourvues de garnisons et de grands hôpitaux militaires, une triple série statistique s'appliquant aux années 1858, 1859 et 1860 (1), d'un intérêt d'autant plus réel que la *Statistique médicale de l'armée* publiée en vertu de la loi du 22 janvier 1851, n'entrait point alors dans le détail intégral qu'elle atteint plus scientifiquement aujourd'hui.

Ces villes appartiennent aux départements les plus distants et

(1) *Étude sur le dispensaire de salubrité de Bordeaux et une statistique des vénériens dans la garnison de Bordeaux*, avec un *Essai de statistique de l'infection vénérienne dans les garnisons de l'Empire*. Cette étude est précédée d'un *Mémoire sur la prostitution publique* ou *Parallèle complet de la prostitution romaine et de la prostitution contemporaine*, par le Dr J. Jeannel (in-8° de 250 p., édit. Germer-Baillière, Paris 1862) ; V. *id.* du même, Recueil des mémoires de médecine militaire (Avril 1862) : *Essai de statistique des vénériens dans les garnisons de l'Empire français*. — Médecin humaniste érudit Jeannel avait étudié avec soin la *Prostitution dans l'antiquité* et notamment à Rome : il a, dans son livre paru en 1868, rapporté, en le complétant, le long chapitre qu'il avait consacré dans son premier mémoire à la prostitution antique. (V. *op. cit.*, 1re partie, pp. 1-133).

opposés du pays; il en est des régions maritimes, centrales, de frontières, de montagnes, etc. : Nord, Pas-de-Calais, Meurthe-et-Moselle, Lorraine, Alsace, Rhône, Hautes-Alpes, Bouches-du-Rhône, Ille-et-Vilaine, Gironde, Haute-Garonne, Hérault, Pyrénées-Orientales, Corse, etc., sont représentés par des cités importantes. Toutes sont pourvues d'une police des mœurs civile. L'observateur impartial peut donc se faire une idée aussi exacte que le permettent les méthodes statistiques du temps, de l'état sanitaire sexuel d'une fraction importante de l'armée française à cette époque, c'est-à-dire le milieu du xixe siècle et le milieu du Second Empire.

Nous voyons dans ces trois tableaux, trop considérables pour être placés avec toute leur continuité dans le texte même (1), que, pour une moyenne de 120.000 hommes qui constituent en 1858 et 1860 la fraction étudiée de l'armée française, l'on compte de 8.000 à 8.800 vénériens, et qu'en 1859 cette même fraction de l'effectif, étant haussée, à cause de la guerre contre l'Autriche, à environ 170.000 hommes, le nombre des soldats vénériens augmente de son côté, et atteint près de 12.000. Les garnisons les plus éprouvées subissent des chiffres de maladies parfois vraiment considérables pour des troupes métropolitaines. C'est ainsi qu'on voit Bordeaux, avec une garnison de 1.700 à 1.600 hommes, offrir, en 1858, 25,54 vénériens, et en 1859, 15,82 vénériens *pour cent (100) hommes d'effectif*; Nancy en 1859, avec une garnison de 1.508 hommes, offre 59,81 vénériens, toujours au pourcentage (2); Lyon oscille entre 13,60 et 16,55 0/0; Marseille entre 12,78 et 11,33 0/0; Thionville de 7,57 en 1858 passe à 12,56 0/0 en 1859; Montpellier de 5,29 en 1858 passe à 11,35 0/0 en 1859.

Paris, avec une garnison de 50.000 à 55.000 h. en 1858, 1859 et 1860 offre une moyenne de 2,036 vénériens, soit 5,11 0/0 (pour cent), soit environ 40 0/00 (pour mille), etc.; en 1868, Lecour

---

(1) Le lecteur trouvera ces trois statistiques à l'*Appendice*, p. 240. Nous y joignons pour la même époque, p. 243, le tableau concernant les troupes d'Afrique auxquelles nous consacrons dans cette étude une place moins étendue, le milieu et l'ambiance étant trop différents de ceux de la France métropolitaine. p. 254, 255.

V. id. pour l'armée d'Afrique à l'*Appendice* les statistiques se référant au texte de la deuxième partie de la présente étude.

(2) En 1860, à Nancy, cette même garnison de 1.500 hommes aurait présenté 59,81 vénériens pour 100, soit près de 600 pour 1.000 hommes d'effectif! Jeannel ne s'explique ce désastre qu'en expliquant lui-même que des cas légers de maladies vénériennes qui auraient dû être traités dans les infirmeries ont été envoyés à l'hôpital. De plus, en 1859 et 1860, le camp de Châlons aurait envoyé 233, puis 310 vénériens à l'hôpital de ce même Nancy.

compte 1.907 vénériens traités dans les quatre hôpitaux militaires parisiens du Val-de-Grâce, du Gros-Caillou, de Saint-Martin et de Vincennes (1).

Les petites garnisons où les occasions et lieux de plaisir sont rares ne sont guère épargnées. Longwy avec une garnison de 500 hommes présente 6,12 vénériens 0/0 d'effectif; Bitche, 300 hommes de garnison, 5,68 vénériens 0/0; Briançon, dans les Hautes-Alpes (1.306 mètres d'altitude), avec 1.500 habitants, 900 hommes de garnison, présente de 2 à 5 vénériens 0/0, etc.

Si nous n'insistons pas sur l'année 1859 qui peut justement être présentée comme exceptionnelle à cause de la guerre d'Italie, ni l'année 1860 qui se ressent de la même influence, nous voyons des villes comme Rennes et Lille en 1858 offrir 150 vénériens *pour mille* hommes d'effectif, Bordeaux 250! Du coup, voici atteint et dépassé le taux des maladies vénériennes dans l'armée anglaise qui, pour les continuateurs de Parent-Duchatelet, tels Richelot père et Jeannel lui-même, est d'une élévation extraordinaire, précisément parce que les mœurs anglaises n'ont jamais pu se plier à la pratique d'une police des mœurs continentale à la française, et que les Pouvoirs publics du Royaume-Uni n'en ont pas la conception. L'armée britannique de l'intérieur présente à cette date (1851-1862-1863) de 181 à 290, 306, 318 vénériens pour 1.000 hommes d'effectif. La marine anglaise, en station sur les côtes, fournit environ 134 malades également pour 1.000 hommes d'effectif; 143 cas 0/00 en 1862 (Cf. *citra* Rochard sur Brest). Déjà, à cette époque, l'école réglementariste française mettait l'Angleterre, à cause de sa répugnance invincible pour la police des mœurs, presque au ban des nations (2)! Le chiffre de Bordeaux 250 0/00 est précisément celui qui est offert par les recrues anglaises 0/00, à l'examen pour entrée dans la milice.

En 1860, l'effectif total de l'armée française est de 400.000 hommes :

---

(1) Lecour, *La prostitution à Paris et à Londres*, ch. vi, p. 87 Paris, Asselin et Houzeau, édit. 1877). Lecour était à Paris chef du service des mœurs.

(2) *La prostitution en Angleterre*, par le Dr Richelot (père) *in* Parent-Duchatelet, édit. de 1857, t. II, pp. 559-668; V. pp. 607-608. — Jeannel, *op. cit.*, *Mémoire sur les 27 garnisons*, pp. 196-213, et *op. cit.* 'La Prostitution au XIXe siècle, pp. 145, 148-152, 367-369. — Dr G. Lagneau, *Recherches comparatives sur les maladies vénériennes dans les différentes contrées* 'Bull. Acad. méd., 26 déc. 1866, et Annales d'hyg. publ. et de méd. lég. 1867). — Dr Ryan, *Prostitution in London* (Londres 1839). — Dr William Acton, *Prostitution in relation to public health* (Londres 1851) et Annales d'hyg. publ. et de méd. légale 'Paris 1851. — V. *id. Statistical Report of navy: army for the year* 1850-1862.

si l'on applique — calcul de probabilité qui n'a rien d'hypothétique — à cet effectif total la proportion de vénériens militaires traités dans les 27 (vingt-sept) garnisons métropolitaines, on trouve que ces 400.000 hommes ont dû fournir, cette année 1860, 32.000 vénériens admis dans les hôpitaux. Si d'autre part on admet (comme Jeannel le marque pour Nancy en 1860) que le nombre des vénériens traités dans les infirmeries régimentaires figure *la moitié* de celui des vénériens admis dans les hôpitaux, il faut ajouter aux 32.000 vénériens précédents, un chiffre approximatif de 15.000 à 16.000 vénériens.

En 1864, Jeannel compte dans l'armée française 37.752 vénériens soit 108 pour 1.000 hommes de l'effectif. Lagneau, dans les années précédentes fixe la moyenne des vénériens pour 1.000 soldats présents, à 113.

La durée moyenne du traitement hospitalier des vénériens militaires est, à cette époque de 40 (quarante) jours. Plus de 3.500 hommes sont donc en permanence (par suite de leur renouvellement) immobilisés dans les hôpitaux militaires. D'autre part, la durée moyenne du traitement des vénériens admis dans les infirmeries régimentaires, étant de 12 (douze) jours, 500 hommes se trouvent ainsi également indisponibles. Le double résultat de cette morbidité sexuelle est donc de rendre inutilisables — continuellement, pendant l'année — 4.000 (quatre mille) hommes, soit 1/100 (un centième) de l'effectif.

Les statistiques médicales de l'armée, des cinq dernières années de l'Empire, sont intéressantes à consulter en détail puisqu'elles sont les plus proches et pourront servir ainsi plus utilement pour une comparaison avec nos armées tout à fait contemporaines.

En 1865, l'effectif est de 350.000 hommes dont 75.000 en Afrique et 12.000 en Italie. Sur 765.636 malades, 36.675 sont vénériens, ce qui donne 105 vénériens pour 1.000 hommes d'effectif et 48 vénériens sur 1.000 malades; 31.918 de ces vénériens étaient assez atteints pour n'être traités ni à la chambre, ni aux infirmeries, mais dans les hôpitaux. L'armée de l'intérieur compte 25.611 vénériens, soit 97 (ou 92) 0/00 d'effectif; celle d'Afrique 90 0/00; le corps d'Italie 81 0/00. Sur les 6.316.902 journées de traitement affectées à l'ensemble des maladies, les vénériens de l'armée intérieure en comptent 860.069, ceux d'Afrique, 147.757; d'Italie, 37.008.

En 1866, l'effectif de l'armée est de 337.000 hommes (présents 297.000) : sur 700.929 malades entrés aux hôpitaux et aux infirmeries, on relève 36.952 vénériens, soit 110 0/00 hommes d'effectif et 53 0/00 des malades. Les rédacteurs de la statistique arguant des doubles emplois, c'est-à-dire des cas de malades relevés et signalés cette année comme ayant été traités plusieurs fois, ramènent le chiffre total des vénériens à 31.616, soit 97 0/00 de l'effectif et 53 0/00 des malades ; en Algérie, 105 0/00 de l'effectif ; en Italie, 130 0/00. Sur 1.000 vénériens en France, 474 sont traités à l'hôpital ; 743 en Algérie, mais les infirmeries manquant ici, les vénériens ne peuvent être traités que dans les hôpitaux.

En 1867, l'armée compte un effectif de 384.000 hommes (présents 338.000). Le nombre des vénériens est de 46.278, réduit (à cause des doubles emplois notés) à 40.584, soit 106 0/00 de l'effectif. L'année 1867 est signalée comme très tachée de maladies spécifiques et notamment de syphilis à cause du retour des troupes du Mexique (1) : sa morbidité spécifique moyenne est cotée à 106 0/00 (au lieu de 92 en 1865 et 97 0/00 en 1866).

En 1868, l'effectif est de 395.000 hommes (332.000 présents). Le nombre des malades vénériens est de 60.635 (après défalcation des doubles emplois) 51.753, soit 154 0/00 de l'effectif, exactement 131 0/00) et 64 0/00 des malades. Relativement au chiffre particulier des hospitalisés, la proportion annuelle est de 181 vénériens pour 1.000 malades ; sur les 51.753 vénériens traités, 25.000 sont entrés dans les hôpitaux, soit 494 0/00. Les rédacteurs de la statistique considèrent que la proportion des vénériens reste stationnaire dans l'armée de l'intérieur, et que, si elle s'accroit d'année en année en Algérie, il faut mettre au premier rang des causes la misère de la population arabe, le dénûment des femmes indigènes. Sur 5.414.060 journées de traitement de l'ensemble des maladies, le nombre des journées de traitement des soldats vénériens compte en 1868 pour 1.474.778. Le total des journées de vénériens équivaut au service actif de l'armée pendant *quatre* jours. Les rédacteurs soulignent ce point intéressant — sur lequel nous aurons occasion de revenir — que la moyenne générale des entrées de vénériens à

---

(1) Cinq régiments de ligne, dont chacun reçoit un bataillon revenant du Mexique, voient la proportion de leurs vénériens monter à 142 0/00 d'effectif au lieu de 92 qui est la moyenne normale des 95 autres régiments de ligne ou dépôts de l'arme à l'intérieur.

Une même observation est faite pour deux bataillons de chasseurs à pied au retour de leurs compagnies du Mexique : au lieu de la normale, 128, ils offrent 171 vénériens 0/00 de l'effectif ; et pour deux régiments de cavalerie dont la morbidité vénérienne annuelle monte de 95 à 113 0/00 d'effectif. Les troupes d'Afrique en 1867 comptent 145 et 161 vénériens 0/00 d'effectif ; le corps d'Italie redescend à 73 0/00. (*Statist. méd. de l'armée*, cit. p. 17.

l'hôpital (et aux infirmeries) étant de 154 0/00 pour l'*effectif total* de l'armée, la moyenne relevée à part pour *les hommes de la première année* est de 275. Cette catégorie de soldats qui ne compte à l'effectif total de l'armée que pour un neuvième (1/9), compte dans le chiffre global des vénériens pour un cinquième (1/5).

L'année 1869 est la dernière dont les médecins militaires aient dressé la statistique, les années 1870 et surtout 1871 n'ayant pu être établies dans le grand trouble des événements. A cette date, l'armée compte un effectif de 417.000 hommes (331.000 présents). Le total des malades vénériens pour l'année atteint 49.822, soit, sans les doubles emplois, le chiffre réel de 43.125, soit une proportion de 103 0/00 hommes d'effectif et 60 0/00 des malades. Sur ces 43.125 vénériens, 20.904 (près de la moitié) ont été traités à l'hôpital, soit 485 0/00; en Algérie, par suite de l'absence d'infirmeries, cette proportion de vénériens traités à l'hôpital, c'est-à-dire d'une gravité plus accusée, monte à 566. Pour l'armée intérieure le chiffre total des vénériens est de 31.397 cas. En Afrique, la proportion des vénériens est de 211 rapportée à 1.000 hommes d'effectif; en Italie, de 29 0/00. Le nombre des journées de traitement des soldats vénériens est de 1.282.389, ce qui, évalué dans l'ordre particulier d'idées, équivaudrait à trois journées de service de l'armée entière avec un effectif de 417.000 hommes, et à quatre journées avec un effectif de 331.000 présents. Comme celle de 1868, la statistique de 1869 relève le chiffre accentué des vénériens parmi les jeunes soldats, durant la première année de leur service : soit une proportion de 199 vénériens pour 1.000 hommes d'effectif, qui tombe à 119 à dater de la seconde année de la présence sous les drapeaux. « La comparaison suivante, disent les rédacteurs, donne une idée exacte du fait : il y a dans l'armée, *un* homme de la première année vénérien pour 8,5 hommes du total de l'effectif, et il y a *un* vénérien de cette catégorie pour 5.1 du total des vénériens... Ceux de ces vénériens qui sont admis aux hôpitaux, 3.394, forment plus du sixième des vénériens hospitalisés (1). »

---

(1) *Statist. méd.*, cit. p. 20.

La question budgétaire, tout en ne venant pas sur le même plan que la question d'hygiène, ne doit pas être omise. En 1864, la dépense hospitalière seule, causée par le séjour des soldats vénériens, calculés sur le nombre de 32.000 malades traités, correspond à 1.280.000 journées, soit (la journée valant 1 fr. 25 c.) 1.600.000 *(un million six cent mille)* francs. Quant aux 182.000 journées d'infirmeries régimentaires, Jeannel n'a pu en fixer la valeur approximative parce que les dépenses pharmaceutiques n'ont pas été évaluées et parce que les hommes malades sont restés en subsistance à leur corps.

D'après un rapport général dressé sur les huit dernières années, de 1862 à 1869, la proportion moyenne des vénériens dans l'armée métropolitaine était de 95 à 106 0/00 hommes d'effectif, et de 55 0/00 de l'ensemble des malades, soit *un* vénérien pour 10 hommes d'effectif et 8 présents.

Des états *partiels* qui ont pu être établis pour les premiers mois de l'année 1870 indiquaient, rapportées au chiffre des malades, des proportions élevées, soit : 156 vénériens 0/00 des malades. Les plus fortes proportions étaient celles de Brest, 374 ; Verdun, 368 ; Joigny. 298 ; Strasbourg, 264 ; Besançon, 250 : Nancy, 247 ; Caen, 244 ; Lille, 230 ; Rennes, 237.

Cette situation inquiétante transpire : des écrivains étrangers à l'armée, à la médecine, la divulguent. Maxime Du Camp, pour son ouvrage sur «Paris» qui devait lui ouvrir les portes du Sénat impérial tardivement — à la veille de la déclaration de la guerre, et dont l'esprit, tout à l'éloge de l'Empire, lui ouvrait depuis longtemps toutes grandes les portes de la Préfecture de police pour s'y documenter, copiait sur le bureau du Préfet l'extrait suivant d'une dépêche du ministre de la Guerre en date du 15 janvier 1866 : « Pendant le troisième trimestre de 1865, les troupes de la Garde impériale casernées à Paris ont près de 20.000 (vingt mille) journées d'hôpital pour causes de maladies provenant de débauches. » Il copiait encore ce fragment d'une lettre qu'un chef de corps, inquiet de l'abondance des maladies vénériennes au milieu de ses troupes en garnison à Paris, écrivait, dans les premiers mois de 1870, au Préfet de police, J. Piétri, pour stimuler le zèle du service des mœurs : « Nos hôpitaux regorgent et nos casernes sont désertes... (1).» Troupe d'élite, la Garde impériale offrait en effet, rapprochée des autres corps et armes, une proportion de vénériens telle qu'on pouvait, certaines années, la comparer aux troupes les plus atteintes de l'armée d'Afrique : sa statistique particulière oscille, dans les cinq dernières années de son existence militaire, entre 88 et 104. en moyenne 94 vénériens pour 1.000 hommes de son effectif.

Le tableau ci-dessous établi *par armes* pour 1.000 hommes d'effectif dans chaque arme, donne une idée exacte de l'état sanitaire

---

(1) Maxime Du Camp, *Paris, ses organes, ses fonctions et sa vie dans la seconde moitié du XIXe siècle* (Paris. Hachette, 6 vol. in-8°). V. T. III. p. 361.

spécifique de l'armée française dans la dernière période quinquennale du second Empire :

ARMES	1865 Vénériens 0,/00	1866 Vénériens 0,/00	1867 Vénériens 0,/00	1868 Vénériens 0,/00	1869 Vénériens 0,/00	Moyenne quinquennale des vénériens 0,/00 d'effectif
Garde impériale.	104	100	88	97	89	95
Infanterie de ligne.	97	96	95	91	84	92
Infanterie légère.	119	123	133	122	104	120
Cavalerie	91	98	96	102	103	98
Artillerie	108	110	106	118	105	109
Génie	99	98	110	88	75	94
Gendarmerie de la Seine, garde de Paris, sapeurs-pompiers . .	34	22	44	65	64	46
Équipages	102	102	72	91	124	98
Ouvriers d'artillerie, etc	118	120	142	115	100	119
Infirmiers	64	77	74	94	280	112

Ces statistiques nous amènent au dernier tiers du XIXe siècle, et le lecteur conçoit qu'un tel état de fait se prolongeant invariablement et plutôt avec aggravation pendant une aussi longue période, ait eu pour résultat, en la matière, de confirmer les défiances réciproques *spéciales* dont nous avons parlé entre les deux sociétés civile et militaire, du moins entre leurs représentants (1).

Ces défiances *spéciales* ne sont pas, en principe et à cette date, injustifiées chez les populations fixes ou civiles.

(1) Nous n'avons pas jugé utile de parler de l'institution de la *garde nationale* à côté des troupes réglées, soldées, mobilisables et en état de service permanent. Instituée le 13 juillet 1789, la garde nationale comptait des compagnies soldées (où étaient entrés les gardes françaises après leur licenciement) et faisait un service d'ordre et de police intérieurs ; un décret-loi du 14 octobre 1791 comprit dans ses rangs tous les citoyens *actifs* et leurs fils à partir de 18 ans. Sa participation à l'insurrection royaliste du 13 Vendémiaire entraîna sa dissolution ultérieure par le Directoire. La loi de recrutement du général Jourdan (27 août 1798), ne laissait d'ailleurs aucune place à un corps militaire en dehors de l'armée active proprement dite. Le 17 novembre 1806, Napoléon la supprima radicalement. Après les grands désastres, en 1813, l'empereur jugea utile de la réorganiser en *cohortes* dont il nommait les officiers ; elle devait faire un service intérieur assez étendu (garde des côtes, des arsenaux, service intérieur des places, etc.). On sait que la garde nationale se battit très utilement et courageusement dans les Vosges et sous Paris en 1814. En 1816, une Ordonnance royale du 17 juillet n'y admit que les citoyens payant un chiffre d'impôts faisant supposer un esprit politique et social conservateur. Le libéralisme de la garde nationale manifesté dans des revues la fit licencier par Charles X en 1827. Rétablie et réorganisée, mais toujours composée d'éléments conservateurs (loi des 22 mars 1831, 19 avril 1832) elle constitua, sous la monarchie de Juillet, une véritable garde *bourgeoise* ; la loi du 22 mars 1831 (titre VI) prévoyait, comme « auxiliaires de l'armée active », des corps détachés de la garde nationale pour le service de guerre pendant une année.
En 1847, la garde nationale était ralliée en majorité à la réforme électorale ; en

L'armée, par sa masse de célibataires, en pleine sève virile et
vigueur, impressionne tout d'abord, provoque une appréhension.
Il est évident que si, dans une ville jouissant d'une hygiène relativement suffisante, pourvue ou non d'une police des mœurs, arrive
une troupe soit tachée, soit farcie de syphilis, une contagion certaine,
plus ou moins explosive ou rapide, envahira les prostituées soumises
ou libres, les femmes plus ou moins galantes et abordables, par le
canal desquelles la contamination s'étendra à une partie notable de
la population masculine civile.

Par contre, si un régiment dans un état sanitaire sexuel satisfaisant vient tenir garnison dans une ville où, pour telles causes
antérieures, l'hygiène particulière est mauvaise, il est non moins
certain que la troupe pâtira du fait de la morbidité civile.

Dans un sens ou dans l'autre, les phénomènes d'endosmose et
d'exosmose sont inévitables et comme il existe rarement parité,
même approximative, entre l'état sanitaire des deux groupes, il y a
toujours plus grande tendance à la pénétration de l'insalubrité dans
le corps salubre qu'au phénomène inverse. L'équilibre, en un mot,
se rompt ou s'établit constamment (peu importe l'expression) par
voie d'échange, plutôt dans le sens péjoratif.

Cette sorte de loi explique très exactement pourquoi les mouvements de troupes, les changements de garnisons, les manœuvres en
temps de paix et surtout les grands troubles, déplacements et
exodes des époques de guerre, sont toujours accompagnés, soit pour
les troupes, soit pour les populations fixes, d'une aggravation très
accentuée, parfois de véritables épidémies de morbidité sexuelle. A
un point de vue plus restreint, les permissions, les congés individuels de soldats, les licenciements de classes ont, aux époques
ordinaires, des résultats partiels équivalents, le plus souvent au
détriment des populations civiles, même les plus lointaines et les
plus isolées.

Ces épisodes sanitaires ont été bien étudiés par les médecins des

---

juin 48, elle fournit soit à Paris, soit en province quelques bataillons contre les
barricades. Le décret présidentiel du 11 janvier 1852 lui rendit l'organisation
qu'elle avait sous Louis-Philippe, moins l'élection des officiers; elle était en
réalité sous le commandement du ministre de l'Intérieur. En 1870, après le
4 septembre, elle fournit à Paris et en province, avec les bataillons de mobilisés,
les éléments les plus nombreux de l'armée de Paris et des armées de province.

En tant que garde nationale, ce groupement armé qui a joué un rôle considérable dans notre histoire politique intérieure, ne s'est jamais présenté, on le voit,
dans des conditions de permanence et de fonctionnement qui permettraient de
l'étudier, comme l'armée active, au point de vue particulier qui nous occupe.

divers États balkaniques qui assistaient aux deux sessions de la *Conférence internationale* de Bruxelles en 1899 et en 1902, à l'occasion de l'introduction et de la perpétuation de la syphilis chez les populations rurales et montagnardes de la péninsule : les guerres de conquête et d'occupation imposées par la Turquie amenaient, saturées de syphilis, des armées, dont les évolutions stratégiques, les cantonnements et séjours plus ou moins prolongés étaient fatals aux femmes du pays.

Les temps de manœuvres et surtout de guerre sont, d'ailleurs, les uns exceptionnels, les autres anormaux, et ce n'est point devant leurs tableaux qu'il faut se placer pour juger d'une part des rapports sexuels établis entre les troupes et les femmes des populations civiles, femmes incorporées par les règlements de police — comprises ; ni d'autre part, pour se rendre compte de la valeur des mesures hygiéniques pratiquées tant par la médecine policière que par la médecine d'armée. Même sur ce terrain, d'ailleurs, la médecine militaire resterait à nos yeux en meilleures conditions prophylactiques.

Il reste en effet de ce parallèle entre la prophylaxie militaire et la prophylaxie administrative civile dont la contrariété est si accusée, que la médecine militaire seule s'est placée sur un terrain solide et logique que lui fournissait d'ailleurs sa constitution même : elle soigne les hommes malades. Elle reproduit en cela, sans le dire ou sans le savoir, les systèmes bilatéraux, dualistes spéciaux usités dans les pays scandinaves : là, les Pouvoirs publics ne croient pas que la syphilis et les affections vénériennes soient des maladies exclusivement propres aux femmes, et telles lois pénales, non récentes, menacent et immobilisent les hommes malades dont l'inconscience volontaire ou involontaire sème la contagion chez les femmes saines.

En dehors de cette pratique capitale dont la police des mœurs prend le contre-pied pour assurer la liberté et l'irresponsabilité aux groupements civils masculins atteints de morbidité sexuelle contagieuse, la réglementation remplit devant la médecine militaire et devant les groupements de soldats eux-mêmes une fonction officielle qu'il est difficile de ne point juger avec la plus juste appréhension.

Faut-il rappeler une fois de plus et comme à satiété le régime d'inhumanité extrême auquel cette police soumet les femmes qu'elle pourchasse et qu'elle enclave ? La médecine militaire soigne décemment ses vénériens, elle les traite thérapeutiquement, elle les nourrit convenablement, les fait vivre à l'air tout le jour dans les cours et jardins de ses hôpitaux, — nous parlons de ce qui est règlement courant, officiel à l'heure présente ; — elle ne les tient pas pour des individus déshonorés ; elle les croit au contraire des unités sociales très utiles qu'elle restaure pour leur demander continuation de services. La police civile effare, tyrannise ou maltraite ses sujettes. Sous le premier empire, sous la Restauration et pendant les premières années du gouvernement de Juillet, les prisons de prostituées étaient tellement immondes que, lorsque ces malheureuses sont transférées pour subir leur incarcération, de la Petite-Force et des Madelonnettes, dans la prison de Saint-Lazare qui nous remplit de dégoût aujourd'hui, Parent-Duchatelet ne peut réprimer un cri de soulagement et d'admiration ! Saint-Lazare, « un de nos plus beaux établissements pénitenciers tant sous le rapport des constructions que sous celui de la position *(textuel !)* (1) ». Il ne s'agit point de mettre la courtisane en honorable vedette, d'en écrire la réhabilitation systématique, d'en faire l'apothéose, de remonter aux âges et aux peuples qui ont donné à la prostitution une forme religieuse comme en Orient, dans les Indes antiques : mais dès que la police des mœurs se basait, en invoquant la tradition de saint Augustin à M. Bérenger, le sénateur, sur l'éternité, sur la nécessité foncière de la prostitution, elle devait envisager autrement ses rapports avec les femmes dont elle admettait ou réclamait la collaboration pour établir un certain ordre dans la société.

Sur ce même terrain de la nécessité de la prostitution et de son organisation officielle au bénéfice des groupements militaires, que signifient ce misérable petit nombre de femmes inscrites, ce plus misérable encore chiffre exigu de maisons publiques, désignées, recommandées, comme imposées exclusivement à l'attention des soldats ! Comment la police des mœurs n'a-t-elle pas compris que l'afflux masculin même près de ces malheureuses encartées ou internées décuplait pour elles, centuplait pour leurs visiteurs les chances inévitables de la contagion ? Elle battait le rappel sur la peau du ventre de ses prostituées — à elle : « Entrez, soldats ! *Nos* prostituées sont garanties ! n'ayez crainte ! Si elles vous rendent malades, on les emprisonnera... Et vous ne manquerez pas de femmes pour cela, on en mettra d'autres à la place que nous ne vous garantissons pas moins que leurs sœurs et devancières... Non, vous ne chômerez

---

(1) Parent-Duchatelet, édit. de 1836, T. II, p. 259 *Prisons de prostituées*.

pas !... Et surtout, n'allez pas chez les filles à côté qui ne sont ni en carte ni en gros numéro ! »

Et quelle organisation sanitaire même ! Nous l'avons vingt fois critiquée. Jamais on n'en fera trop ressortir les incohérences médicales.

Les filles inscrites malades sont lâchées en pleine efflorescence de morbidité ! aussi dangereuses après leur internement, après la tragi-comédie de la cure qu'auparavant... Les médecins du service des mœurs n'ont besoin que d'une huitaine pour guérir la syphilis et remettre les femmes inscrites en circulation !... Un honnête commissaire de police de province écrivait, avec le bon sens d'un profane, en 1847 : « Il me semble que parfois cette guérison de la syphilis est bien prompte : il est des femmes qui ne restent que 4, 5, 6, 8 jours à l'hospice ; j'affirme que ce n'est pas assez pour qu'elles soient entièrement rétablies (1). » Ce commissaire ignorait ou mettait en doute l'enseignement de Ricord qui niait (et nia jusqu'en 1860) la contagion des accidents secondaires de la syphilis.

Dans les premières années de la III\ République française, innombrables sont encore nos villes de province dépourvues de consultations publiques (bureaux de bienfaisance ou dispensaires municipaux) auxquelles les vénériens, hommes ou femmes, puissent s'adresser pour obtenir conseils et médicaments ! Innombrables encore nos villes de province dont les hôpitaux sont dotés de statuts réglementaires interdisant d'une façon absolue, consultations externes, secours, distributions de médicaments, admissions aux salles intérieures des malades, hommes ou femmes (femmes surtout), atteints d'affections intersexuelles (2). A Paris même, en 1900, quand le professeur Fournier fonde la *Société de prophylaxie sanitaire et morale*, il aura occasion d'attaquer les règlements de notre Assistance publique, cependant plus éclairée que les Assistances départementales, mais qui n'en refuse pas moins l'entrée de ses hôpitaux généraux aux vénériens, et les renvoie aux hôpitaux spéciaux (où les lits manquent), les femmes à Lourcine, les hommes au Midi ! qui n'en refuse pas moins les médicaments aux malades des consultations externes quand ils ou elles ne peuvent pas prouver qu'ils ou elles sont domiciliés depuis un an dans la capitale ! N'ou-

---

(1) *Des prostituées et de la prostitution*, par Rey, commissaire de police au Mans. Paris, in-12. 1847. A. Longeaud, édit., p. 111.

(2) V. *Appendice*, la Circulaire du ministre de la Guerre (1878) qui dénonce ces lacunes administratives civiles. V. p. 220-221.

blions pas ces sociétés de secours mutuels que le Ministère de l'Intérieur a seulement averties en 1907, à la demande de la *Commission extra-parlementaire du régime des mœurs*, qu'il ne les reconnaîtrait plus « d'utilité publique » si leurs statuts, qui prodiguaient thérapeutique et visites de médecins à des alcooliques invétérés, continuaient à les refuser à ceux de leurs associés atteints de maladies vénériennes. Comme si un pauvre jeune homme atteint par malchance, en une heure d'oubli, d'un ulcère ou d'une blennorrhagie compliquée d'orchite, n'était pas plus intéressant que le vieux récidiviste du « petit verre » à qui quinze ou vingt ans d'un vice égoïste, et d'ailleurs onéreux non pas seulement à lui-même mais aux siens, ont donné une maladie chronique plus ou moins incurable de l'estomac ou du foie (1) !

Cet état de choses a duré jusqu'à hier.

Qu'était-ce donc dans le plein du siècle dont nous venons de parcourir les deux premiers tiers ?

---

(1) Observation des Professeurs Augagneur et Landouzy à la *Commission extra-parlementaire*.

L'ARMÉE ET LA POLICE DES MŒURS

PHASE DE L'ARMÉE NATIONALE

I

Pour juger de la valeur du système de la Réglementation de la prostitution, sous le rapport de ses effets sur l'armée, ce n'est pas aux armées des pays d'Europe, réglementés ou non, qu'il faut comparer l'armée française, mais à elle-même.

Examen des changements organiques survenus dans l'armée française depuis le rappel de la loi du 1er février 1868, et l'application des nouvelles lois de recrutement. — Étude résumée de ces lois : 1° Loi du 27 juillet 1872 (service de cinq ans) ; 2° Loi du 15 juillet 1889 (service de trois ans) ; 3° Loi du 11 mars 1905 (service de deux ans) ; 4° Loi du 7 août 1913 (retour au service de trois ans).

Double influence de ces lois militaires sur la mentalité et l'état moral du soldat et sur ses relations avec la société civile. — Conséquences intellectuelles, morales et sociales pour l'armée et le pays, du service universel obligatoire et à terme réduit.

C'est, en cette matière et beaucoup d'autres, une vérité classée parmi celles dont on peut tirer quelques déductions utiles, que, pour se rendre compte de l'évolution intérieure d'un groupe humain, avant de le rapprocher de groupes nationaux étrangers, plus ou moins voisins et similaires au point de vue ethnologique, géographique, social, politique, il faut, en en retenant les époques successives, le comparer à lui-même. Cette méthode dont la simplicité élémentaire et les résultats fructueux n'ont plus besoin d'être démontrés, a cependant été systématiquement méconnue par tous les écrivains réglementaristes qui, dans ces dernières années, se sont occupés de l'état sanitaire spécial de l'armée française : ils prennent le problème en gros, et ils prouvent par un *a posteriori* que commande fatalement un *a priori* dogmatique, que les armées dont les pays ne sont pas dotés d'une police des mœurs, sont des groupements humains ravagés par les maladies vénériennes, tandis que les pays dont les gouvernements ont pourvu les cités et villes de garnison d'une réglementation de la prostitution prolétarienne, ont au contraire des armées quasi-indemnes. Ce procédé de raisonnement est sans doute d'un maniement facile; il dispense d'une série d'études parallèles qui nécessitent des recherches générales parfois laborieuses et des réflexions impartiales, mais nous n'avons pas vu qu'il donnât grande autorité scientifique aux auteurs à qui l'usage en est familier. Le Dr Giersing, dont les travaux d'hygiène particulière sur la population civile et les armées de terre et de mer du Danemark devront toujours être consultés, écrivait en 1887 : « La naïveté des hygiénistes qui discutent exclusivement de la valeur de la réglementation d'après les statistiques militaires, dépasse le plus souvent les bornes du possible. Rien ne les arrête, ni les différences d'organisation, ni les différences des nationalités, ni les bases parfois divergentes sur lesquelles reposent les statistiques elles-mêmes (1). »

Nous avons constaté, dans l'analyse sommaire précédente, que, pour l'armée française prise en soi dès le commencement du xixe siècle, et menée jusqu'au dernier tiers de ce long cycle d'années, l'origine sociale, la durée du service légal, la règle des remplacements, celle des rengagements presque indéfinis, un traditionnel esprit professionnel, la constitution enfin de tout un organisme incarnant les soldats, les armées de métier — en dehors même des circonstances temporaires plus ou moins favorables, changements de milieux citadins, mœurs des populations circonvoisines, état de paix ou de guerre — n'avaient point abouti à une situation sanitaire spéciale satisfaisante : et cependant, cette puissante machine militaire avait été actionnée sous la protection d'un régime civil de coercition et de prévention généralisée, lui-même omnipotent. La Police des mœurs est à l'apogée de son fonctionnement durant cette longue époque.

Nous continuerons à tenir que le substratum de l'origine sociale des armées, de leur recrutement, de la durée de la présence des hommes sous les drapeaux est la première information de toute étude scientifique et morale du sujet.

L'armée ne peut être considérée, abstraction faite des classes de

---

(1) *Revue de morale progressive*. N° 3, décembre 1887, p. 110, 111 et suiv. (Paris.)

peuple dont elle reflète l'image, dont elle est une reproduction réduite, pour être étudiée, en dehors de ses origines, comme une sorte d'entité. D'autre part, si pénétrants que soient les effets des règles propres qui lui donnent une physionomie, une allure, des habitudes d'un aspect distinct, cet état préparé comme de seconde main n'est pas indélébile. Que les règles constitutives de cette armée changent et cette originalité de surface se modifie, peut même faire place à des caractères, à des tempéraments différents. Qu'est-ce donc si le fond organique a été mélangé, modifié dans les éléments du groupement militaire national même. Tout l'intérêt de notre étude (et la logique permet déjà de le distinguer) consistera à suivre l'effet de ce double changement, celui des masses appelées et celui des règles appliquées, à comparer en un mot l'armée, considérée dans les différents modes de son recrutement, dans les divers temps de son existence, à elle-même.

Nous jetterons donc un coup d'œil sur la période subséquente et étudiant l'armée française contemporaine à son tour, nous verrons si elle est restée en *statu quo*, si au contraire son état spécial s'est amélioré ou aggravé, comparé à celui de sa devancière immédiate.

Les années 1870-71 sont génératrices en France et en Europe d'événements considérables qui ne modifient pas le vieux continent uniquement en matière territoriale et politique. Dans notre pays et au seul point de vue qui nous retient ici, celui des armées, on voit, sous le double coup du désastre national et des progrès de la conception démocratique, l'esprit public se modifier. L'institution républicaine, liée au principe de l'égalité, s'établit avec quelques-unes de ses conséquences. Les classes qui, jusque-là, s'étaient tenues soigneusement de leurs personnes à l'écart du groupement militaire, sauf toutefois à le surveiller de près en lui donnant une partie notable de ses cadres et en se réservant, par les Écoles Polytechnique, Saint-Cyr et d'État-Major, les commandements supérieurs et les grands commandements, vont collaborer par leurs représentants parlementaires à une véritable révolution dans la nouvelle organisation militaire. Le principe de l'obligation du service pour tous que la guerre venait d'ailleurs d'appliquer, sous le coup des urgences patriotiques, dans les armées de la Défense nationale, par la levée de tous les contingents, classes, réserves de l'armée active, garde mobile, garde nationale mobilisée, etc., avait d'avance rallié l'immense majorité des opinions.

Ce n'est pas qu'il n'y ait eu d'abord quelques hésitations, quelques velléités de résistance de-ci de-là, quand le problème de la réorganisation militaire se pose définitivement. Quelques opposants se tournent vers le chef du pouvoir exécutif que l'on sait peu enclin aux innovations. Le service d'une durée de trois années, appliqué en Allemagne, est préconisé par les groupes républicains de l'Assemblée nationale. M. Thiers que son long passé gouvernemental et ses études d'histoire militaire ont fait l'admirateur et le partisan, d'ailleurs raisonné, des anciennes armées avec service à long terme et conséquemment avec exceptions dans l'appel quant à la durée de ce service, pour ne point entraver l'autre recrutement, celui des professions intellectuelles, scientifiques, cadres de l'état civil. M. Thiers appréhende une réforme radicale. Tous les généraux, ses collègues de l'Assemblée, la craignent de même : sauf le général Trochu, nul d'entre les autres, Chanzy, Ducrot, Changarnier, etc., n'admet le service de trois ans.

La première de nos lois de recrutement de l'armée —la République va en compter successivement quatre en quarante-trois ans — porte l'empreinte de cet état d'esprit. La loi du 27 juillet 1872 présentée par le général de Cissey, ministre de la Guerre, est proprement une loi de transaction et de transition, aussi pourra-t-elle être dite loi du service universel — inégal. L'obligation du service militaire personnel est générale pour tous les Français: les primes en argent et prix d'engagements, le remplacement sont supprimés. Tout Français, non impropre, fait partie de l'armée active. Mais le contingent ne reste pas tout entier sous les drapeaux pendant cinq ans, durée légale du service; au bout d'un an, le ministre a le droit d'en libérer la moitié, sous condition d'instruction militaire suffisante. Un service de quatre ans était dû dans la réserve de l'armée active, de cinq ans dans l'armée territoriale, de six ans dans la réserve de l'armée territoriale. En dehors de l'important statut de la libération au bout d'un an, de larges dispenses étaient octroyées aux jeunes gens qui se destinaient aux charges de l'État, professeurs et futurs professeurs de l'Université, artistes prix de Rome, membres des corporations religieuses vouées à l'enseignement, etc. Mais la caractéristique de la première de nos lois de recrutement était la 3e section de son titre IV : les engagements conditionnels d'un an. Les jeunes gens ici privilégiés n'étaient point candidats ou titulaires de fonctions officielles; ils se destinaient simplement aux carrières libérales ou industrielles : tous les pourvus de diplômes de bacheliers, de fin d'études, de brevets de capacité, élèves de l'École centrale des arts et manufactures, des Écoles d'arts et métiers, des Beaux-Arts, du Conservatoire de musique, des Écoles vétérinaires et d'agriculture, etc., étaient admis à contracter dans l'armée de terre des engagements conditionnels d'un an. Étaient admis de même ceux qui avaient simplement satisfait à un examen militaire fixé par le ministre. L'engagé volontaire d'un an était habillé, monté, équipé et entretenu à ses frais, sauf exceptions reconnues officiellement sur preuves d'insuffisance de ressources. L'institution du volontariat nous venait directement de l'armée allemande. Une importante disposition attribuait aux engagés conditionnels, volontaires, etc., des brevets de sous-officiers et des commissions de lieutenants, après examens satisfaits, qui leur faisaient prendre rang dans les cadres de la réserve et de l'armée territoriale aux côtés d'officiers retraités et démissionnaires de l'armée active. assurant ainsi à l'armée de seconde ligne des commandements subalternes d'une expérience et d'un savoir rassurants (1).

Les rengagements étaient reçus pour deux ans au moins et cinq ans au plus; ils étaient renouvelables jusqu'à l'âge de vingt-neuf ans pour les caporaux et soldats. et jusqu'à trente-cinq ans pour les sous-officiers.

Un commentaire même sommaire de la loi du 27 juillet 1872 est inutile pour en signaler les grandes différences avec la précédente loi, celle du 1er février 1868, malgré l'apparente analogie de la durée du service actif fixée à cinq ans. Il n'existe plus de seconde partie du contingent soustraite au service actif et seulement appelée, au cours de l'année, à quelques exercices journaliers, sans séjour à la caserne ou dans des camps d'instruction comme la garde mobile. Tout Français doit un service personnel, et le principe n'est plus seulement écrit sur le papier. Certes la loi offrait le flanc à de sérieuses critiques qui d'ailleurs ne manquèrent pas. Les classes aisées s'étaient fait la part belle. Le sobriquet des « soldats de quinze cents francs », agrafé à l'uniforme des engagés s'entretenant à leurs frais, eût vite cours dans les rangs. Cependant les volontaires d'un an ne formaient pas, comme chez telle nation voisine la catégorie analogue, des

---

(1) Faut-il à ce sujet rappeler l'institution des *Vélites*, bataillons d'engagés volontaires, *équipés à leurs frais*, que Napoléon 1er avait institués *à côté* des régiments à pied et à cheval de la garde, d'où les jeunes gens sortaient au bout de peu de temps passé dans les camps d'instruction ou — en campagne, avec une commission de sous-lieutenant ? En tout temps de grandes agglomérations militaires, la nécessité d'une large multiplication des cadres intermédiaires entre les rangs et le commandement supérieur, a provoqué des mesures organiques analogues.

bataillons particuliers; tout en recevant une instruction à part, ils figuraient dans la plèbe de l'effectif, aux côtés des camarades de cinq ans. Le ministre de plus fixait chaque année le nombre des engagements conditionnels. Cette fixation du contingent atteignit rapidement le chiffre de vingt mille. Il n'en restait pas moins qu'une foule de jeunes gens qui auraient été totalement exonérés du service militaire avec l'ancien régime de recrutement, servaient au contraire un an, deux ans (s'ils n'avaient point satisfait aux examens de fin d'année) et même pendant la durée entière de la période active, et que le statut capital de l'armée française se trouvait ainsi changé du tout au tout.

Les défauts de la loi du 27 juillet 1872 ne devaient pas l'empêcher de durer dix-sept ans. Son rappel était d'ailleurs devenu un des articles du programme républicain. Dès 1876, un jeune capitaine du génie qui s'était distingué pendant la guerre sous Paris, savant aussi de vrai mérite, M. A. Laisant, élu député de Nantes, reprenant le projet écarté par la majorité de l'Assemblée nationale, avait demandé l'établissement d'un service personnel uniforme de trois ans. En 1886 et 1887, les ministres de la Guerre, les généraux Boulanger et Ferron, avaient accepté la double clause de la réduction du temps du service actif et la suppression du volontariat, contresignant ainsi la volonté manifeste du pays d'une égalité plus réelle devant la loi militaire.

La promulgation de la nouvelle loi de recrutement du 15 juillet 1889 donnait satisfaction au sentiment public.

D'une part, le service militaire actif était réduit de cinq à trois ans. Toutefois la durée totale du service était portée de vingt à vingt-cinq années ; soit dans la réserve active sept ans au lieu de quatre, dans l'armée territoriale six ans au lieu de cinq, enfin dans la réserve territoriale neuf ans au lieu de six.

D'autre part, le volontariat était aboli, mais, en temps de paix, après une année de présence sous les drapeaux, étaient envoyées, sur leur demande, en congé dans leurs foyers jusqu'à leur passage dans la réserve active, de nombreuses catégories de jeunes gens appartenant par leur profession ou future profession aux cadres intellectuels de la nation; tous étaient, à la vérité, déjà engagés très avant dans leurs études professionnelles ou les avaient entièrement terminées (1). Tous ces momentanément dispensés devaient être

____

(1) Instituteurs, professeurs d'Université, licenciés ès-lettres et ès-sciences, docteurs en droit et en médecine, pharmaciens de 1re classe, vétérinaires, diplômés des Écoles des Chartes, des Langues orientales vivantes, d'Administration de la

rappelés pendant quatre semaines, au cours de l'année qui précéderait leur passage dans la réserve. Dès lors, leur sort militaire serait celui de la classe à laquelle ils appartenaient. Mais, point capital, la dispense provisoire cessait d'être valable pour ces jeunes gens, si ceux qui ne l'avaient obtenue que pour terminer leurs études et conquérir leur diplôme ou un grade civil dans un laps de temps déterminé par la limite d'âge de vingt-six ans, ne s'étaient point mis en règle à l'expiration de ce délai. En ce cas, qu'ils fussent ecclésiastiques ou laïques, ils étaient tenus d'accomplir les deux années de service dont ils avaient été déchargés.

Nous ne revenons pas sur la question de l'instruction militaire des officiers préparés pour l'armée de seconde ligne (1). Nous en dirons toutefois un mot bref, parce qu'elle est liée au problème des rengagements, de la question des sous-officiers.

La disparition définitive des armées, des soldats de métier, poussait en effet de plus en plus au premier rang la question des cadres des sous-officiers, une des pièces majeures de l'ossature du corps militaire. Dans l'ancienne armée, le sous-officier des trois armes se recrutait facilement parmi les meilleurs sujets auxquels le long temps du service permettait facilement de se former à l'emploi ; de

---

marine, des Ponts et Chaussées, des Mines, du Génie maritime, de l'Institut agronomique, des Haras Du Pin, d'Agriculture de Grignon, Montpellier, etc., des Mines de Saint-Étienne, des Mines d'Alais et Douai, des Arts et Métiers d'Aix, Angers, Châlons, des Hautes Études commerciales ; prix de Rome ; jeunes gens exerçant des industries d'art désignés par un jury départemental d'État ; élèves ecclésiastiques admis à continuer leurs études en vue d'exercer le ministère dans l'un des cultes reconnus par l'État.

Un article de la loi permettait également, en temps de paix, après un an de présence sous les drapeaux, aux jeunes gens, dits soutiens de famille, d'être envoyés dans leurs foyers, sur leur demande, jusqu'à leur passage dans la réserve ; leur nombre était limité.

Les engagements volontaires étaient toujours admis dès l'âge de 18 ans.

(1) Nous ne surchargerons point de détails cet exposé en rappelant que des articles spéciaux visaient les Élèves *reçus* aux Écoles Polytechnique, Forestière et Centrale des arts et manufactures, qui n'y étaient définitivement admis (art. 28 de la loi du 15 juillet 1889, modifié par la loi du 11 novembre 1892) que s'ils contractaient un engagement volontaire de trois ans, dans les deux premières Écoles et de quatre ans à l'École Centrale ; que les polytechniciens admis dans les services civils ou les « forestiers » employés étaient nommés sous-lieutenants de réserve et, à la sortie de leurs Écoles respectives, devaient accomplir en cette qualité leur troisième année de service dans un corps de troupes ; que les élèves des services de santé et vétérinaire prenaient l'engagement de servir six ans dans l'armée active ; que les étudiants en médecine en cas de mobilisation étaient versés ainsi que les élèves ecclésiastiques dans le corps de santé, etc., etc. Ces détails ont cependant leur valeur en indiquant les rapports de plus en plus étroits des sociétés militaire et civile.

plus, il avait l'encourageant espoir de l'accès à l'épaulette d'officier, et nombreux étaient les lieutenants et capitaines qui sortaient du rang. Désormais la présence sous les drapeaux d'une multitude de jeunes gens convenablement instruits, entraînés, vaillants, pleins de bon vouloir, assurait le recrutement des sous-officiers d'une toute autre source et provenance ; mais ces jeunes gens n'ayant point l'intention d'embrasser la carrière des armes et rentrant dans la vie civile, un vide inquiétant se produisait. Les avantages des rengagements — un des chapitres les plus importants de la loi — venaient obvier à ce grave inconvénient, et dans les termes où ils étaient stipulés, il ne parait nullement que ces rengagements fissent rentrer l'armée nouvelle dans le moule de métier dont l'opinion nationale avait voulu qu'elle sortit.

Dans les conditions fixées, une vaste pépinière était assurée au recrutement des sous-officiers (1). De hautes payes journalières, des pensions proportionnelles, des pensions de retraites plénières, des emplois civils étaient assurés aux commissionnés qui avaient accompli quinze ou vingt-cinq ans de service. Dans le même ordre d'idées, nul ne pouvait être admis à remplir tels emplois civils déterminés, dont le traitement était payé par le budget national ou départemental, s'il ne comptait au moins cinq années de service actif dans les armées de terre ou de mer, dont deux comme officier, sous-officier, caporal ou brigadier.

Cette loi du 15 juillet 1889 avait été présentée par M. de Freycinet, le délégué de Gambetta à la guerre pendant l'invasion de 1870-71 et soutenue par les généraux Deffis et Campenon : elle devait s'appliquer presque pendant le même laps de temps que la loi du 27 juillet 1872, seize années (2).

---

(1) Les soldats décorés, médaillés ou reconnus aptes aux grades de caporal ou de brigadier, les caporaux ou brigadiers, au cours de la dernière année du service actif, étaient admis à contracter des rengagements pour deux, trois ou cinq années ; ces rengagements datant de l'expiration légale du service actif étaient renouvelables jusqu'à une durée totale de quinze ans de service effectif. Dans les troupes coloniales les rengagements pour les mêmes laps de temps pouvaient être contractés après six mois de service : dans la cavalerie, le soldat pouvait rengager pour un an seulement, au cours de sa troisième année de présence sous les drapeaux. De hautes payes journalières puis des pensions proportionnelles étaient assurées aux rengagés. Dans les troupes coloniales les rengagements étaient admis jusqu'à l'âge de 28 ans accomplis.

(2) Nous n'avons pas à rappeler en détail, au sujet de notre loi du 15 juillet 1889, les statuts du service militaire outre Rhin. Tout Allemand doit le service militaire à partir du 1er janvier de l'année dans laquelle il accomplit sa 20e année. Il sert trois ans dans l'armée active, quatre ans dans la réserve et cinq années dans la landwehr : soit douze années : il fait enfin partie de la troisième réserve

La loi qui lui succède. celle du 21 mars 1905, accentue encore
dans le sens de l'égalité le statut de service personnel général imposé
à toutes les classes de citoyens sans exception, et cette extension
lui est d'autant plus facile qu'elle réduit le service dans l'armée
active, quelle que soit l'arme, à une durée de deux années.

La durée totale du service est la même que dans la loi du 15 juillet 1889, vingt-cinq ans ; la répartition en est ainsi réglée après
l'accomplissement des deux premières années du service actif ; onze
ans dans la réserve de l'armée active, six ans dans l'armée territoriale, six ans dans la réserve de l'armée territoriale. La nouvelle loi
accepte des *sursis d'incorporation* sous la condition qu'ils seront
renouvelables d'année en année et seulement jusqu'à l'âge de vingt-
cinq ans : les bénéficiaires en sont les ajournés pour insuffisance de
constitution reconnus tels par les conseils de revision, les soutiens
de famille, enfin les jeunes gens qui poursuivent des études scientifiques, agricoles, commerciales, industrielles ou d'apprentissage ; ces
sursis d'incorporation ne confèrent d'ailleurs aucune dispense. Les
élèves des écoles du gouvernement, en première ligne les élèves de
l'École polytechnique et Saint-Cyr, doivent faire une année de service comme soldats dans un corps de troupes *avant* leur entrée dans
ces écoles ; ceux qui ont été admis aux écoles normales supérieure.
forestière, centrale des Arts et Manufactures, des Mines, des Ponts
et Chaussées, des Mines de Saint-Étienne peuvent faire la première
de leurs deux années de service *avant* leur entrée ou *après* leur sortie
de ces établissements ; une instruction militaire est donnée à ces
jeunes gens au cours de leurs études qui leur permet d'accomplir
leur deuxième année de service en qualité de sous-lieutenant de
réserve. Cette disposition s'applique aux polytechniciens qui à la

---

- landsturm, jusqu'à l'âge de 40 ans. Les exemptions sont acquises aux membres
des familles princières qui ont été *médiatisées* (c'est-à-dire dépouillées de leur
souveraineté au profit de la dynastie des Hohenzollern) ; aux quakers en vertu
des conventions qui les affectent à des devoirs équivalents ; aux candidats en
théologie, sous la réserve qu'ils passeront leur premier examen avant l'âge de
25 ans ; aux prêtres et religieux sous des conditions déterminées ; aux soutiens
de famille. Les candidats aux fonctions d'instituteurs, après un séjour de six
mois dans l'armée active, entrent dans la réserve.

L'armée allemande est composé de corps d'armée fixes se recrutant dans une
circonscription déterminée, toujours la même. La garde, les bataillons de chasseurs et les marins se recrutent seuls sur l'ensemble du territoire de l'empire.

Les listes de recrutement sont dressées dans les paroisses et vérifiées par les
autorités communales ; les jeunes gens qui ne sont pas nés dans la paroisse, mais
y possèdent leur domicile ou résidence habituelle, doivent se faire inscrire au
commencement de l'année, dans un délai de quinzaine, chez le bourgmestre de la
commune.

sortie n'ont pas été classés dans les armées de terre et de mer. Quant aux jeunes gens qui n'ont pas été nommés immédiatement sous-lieutenants de réserve, ils sont incorporés dans un corps de troupes comme simples soldats ou sous-officiers et, suivant qu'ils ont déjà fait ou non un an de service avant leur entrée à l'école, accomplissent en totalité leur service de deux ans ou l'achèvent. Les élèves de l'École de santé médecins et pharmaciens, les élèves médecins-vétérinaires, avant d'être affectés à leurs fonctions, doivent également faire une année de service comme simples soldats ; ceux qui n'ont pas satisfait aux examens de sortie, font leur seconde année de service dans les mêmes conditions. Ces dispositions s'appliquent aux élèves de l'École de médecine navale, de l'École d'administration de la marine, etc. Quant aux docteurs en médecine et étudiants pourvus des deux tiers de leurs inscriptions, ils sont incorporés dans le rang et s'ils passent, à la fin de leur première année de service, l'examen technique déterminé, ils sont nommés *médecins auxiliaires* et accomplissent leur deuxième année dans cet emploi et avec ce titre.

La loi confère des commissions d'*élèves officiers de réserve* aux jeunes gens qui, à la fin de leur première année de service, et après épreuve satisfaisante au concours, prennent l'engagement d'accomplir, pendant leur séjour dans la réserve de l'armée active, un nombre déterminé de périodes supplémentaires d'instruction. Le grade de sous-lieutenant leur est définitivement donné alors après seconde épreuve probatoire passée avec succès.

Le service général dans les réserves quant aux soldats, stipule pour les hommes de la réserve de l'armée active deux périodes annuelles : la première d'une durée de vingt-trois jours, la seconde de dix-sept jours. Les hommes de l'armée territoriale sont assujettis à une période annuelle d'exercice d'une durée de neuf jours. Les hommes de la réserve de l'armée territoriale peuvent être soumis à une revue d'appel qui n'entraînera pas un déplacement de plus d'une journée : affectés en temps de guerre à la garde des voies de communication, employés comme auxiliaires dans les places fortes, les ouvrages du littoral, etc., ils peuvent, en temps de paix, être astreints à des exercices spéciaux dont la durée totale, pendant les six années passées dans le service, n'excèdera pas un total de *sept* journées.

Les engagements volontaires sont naturellement maintenus, comme précédemment, pour les jeunes gens de dix-huit ans, ni mariés, ni veufs avec enfants. Quant aux rengagements, les militaires de toutes armes peuvent les contracter pour un an, dix-huit mois, deux ans et demi et trois ans, après une année de service dans les troupes intérieures, six mois de service dans les troupes coloniales. Ces rengagements sont renouvelables pour les sous-officiers de l'intérieur et militaires coloniaux de tous grades jusqu'à une durée totale de quinze années ; de huit années pour les brigadiers de cavalerie et artillerie ; de cinq années pour les caporaux, brigadiers et soldats des troupes métropolitaines. Les simples soldats ne peuvent contracter des rengagements d'un an que pour les troupes coloniales, le régiment des sapeurs-pompiers de Paris et les troupes à cheval (cavalerie et artillerie).

Les militaires commissionnés (sous-officiers de toutes armes), les cavaliers de la remonte, les gendarmes, sapeurs-pompiers de Paris, etc. etc, peuvent être maintenus sous les drapeaux pendant une durée de vingt-cinq ans et jusqu'à cinquante ans d'âge ; les gendarmes, toutefois, et maîtres ouvriers d'artillerie, du génie, peuvent être maintenus jusqu'à soixante ans. Sauf pour le régiment des pompiers de Paris où le nombre des rengagés peut atteindre la totalité de l'effectif, le nombre des soldats ou commissionnés admis au rengagement est limité pour les sous-officiers de l'intérieur : il est fixé aux trois quarts de l'effectif total des gradés ; dans la cavalerie et l'artillerie à la moitié de l'effectif : pour les simples soldats à pied rengagés d'un an à 8 0/0 de l'effectif des compagnies en temps de paix ; pour les troupes à cheval à 15 0/0 de l'effectif des batteries et escadrons du même temps de paix (1).

La loi du 21 mars 1905 avait été présentée par M. Maurice Berteaux, ministre civil de la guerre. Sa durée devait à peine atteindre la moitié de celle des deux lois précédentes, du moins son statut essentiel ne devait pas durer plus de huit ans. Le gouvernement allemand par trois lois successives (des 27 mars 1911, 21 mai 1912, 30 juin 1913) venait de porter l'effectif de paix de son armée à 880.000 hommes, grâce d'ailleurs à la surabondance d'une popula-

---

(1) Les avantages assurés aux engagés et rengagés sont notables ; ceux qui contractent de manière à porter la durée de leur service à quatre ou cinq années, ont d'abord droit à une *prime* proportionnelle, puis à une solde spéciale. Les militaires qui prennent leur retraite après quinze ans de service, ont droit à une pension proportionnelle ; après vingt-cinq ans, à une pension de retraite. Une multitude de services (plus de six cents) dans les ministères, les préfectures, les administrations de police, les universités, les douanes, les octrois, les postes, les municipalités, etc., etc., etc., réservent aux engagés et rengagés des emplois dont le traitement ne se confond pas avec les pensions gagnées au service militaire même.

tion sans cesse accrue par une natalité sans limites : ses six corps massés sur le Rhin avaient été augmentés de 50.000 hommes, 10.000 chevaux, 500 canons ; ses réserves comptaient 4 millions et demi de soldats exercés. L'intention impériale s'affirmait de plus en plus délibérément d'imposer l'hégémonie germanique à l'Europe. La France se sentit dans l'obligation inéluctable de constituer une défense militaire qui la mit à l'abri de bouleversements plus graves encore que ceux de 1870. C'est à ce légitime sentiment de protection que répondit non pas le rappel mais la modification de la loi du 21 mars 1905 qui, pour le seul temps de paix, avait déjà mis le pays dans un état d'infériorité numérique dangereux en diminuant nos effectifs de plus d'un tiers.

La nouvelle loi du 7 août 1913 n'abolit point la loi précédente ; elle revient simplement au principe de la loi du 15 juillet 1889 ; elle réintègre l'obligation du service personnel de trois ans dans l'armée active ; elle porte de vingt-cinq ans à vingt-huit la durée du service total, soit, après les trois ans de service actif, onze ans dans la réserve de l'armée active, sept ans dans l'armée territoriale, sept ans dans la réserve de l'armée territoriale. Sur certains points, elle atténue simplement la rigueur antérieure ; c'est ainsi qu'elle n'astreint plus les élèves des Écoles polytechnique, Saint-Cyr, du service de santé de terre et de mer, à servir une année entière dans un corps de troupes comme simples soldats *avant* d'entrer dans ces Écoles. Les Polytechniciens sont partiellement exonérés par leurs deux années de présence scolaire et feront — ceux qui ne figureront pas dans les armées — le reste de leur temps de service comme sous-lieutenants de réserve. Les Saint-Cyriens, les élèves du corps de santé seront au cours de leurs études versés deux ans de suite pendant deux mois dans les corps de troupes pour y participer comme soldats et sous-officiers aux grandes manœuvres (1). Les élèves de l'École normale supérieure et de l'École forestière bénéficieront du même dispositif. Le sort des médecins n'est point aggravé : l'examen de médecins-auxiliaires passé, après la première année, ils restent employés, les deux dernières années de service, en cette qualité :

---

(1) Nous rappelons que l'École de Saint-Maixent (Deux-Sèvres) est seulement ouverte aux sous-officiers sous les drapeaux qui, embrassant la carrière militaire définitivement, visent le grade de sous-lieutenant d'infanterie. Elle est l'analogue des Écoles d'artillerie, du génie et de cavalerie pour les sous-officiers de carrière qui veulent, sur concours, devenir officiers. Moins les humanités classiques, les programmes d'entrée et d'études à l'École de Saint-Maixent sont les mêmes qu'à l'École de Saint-Cyr.

un sursis est d'ailleurs accordé aux étudiants en médecine, aux
vétérinaires et pharmaciens, au bout d'un an de service, pour achever leurs études ; ils accompliront leurs deux autres années de service
actif comme médecins, pharmaciens, vétérinaires-auxiliaires.

Le recrutement des officiers de réserve (sous-lieutenants) est organisé sur un mode plus attractif : il n'est plus attendu, comme dans
la loi de 1905, qu'ils aient accompli un an entier du service actif
pour leur offrir le concours qui leur donnera l'espoir, puis la certitude de l'épaulette : au bout de six mois les jeunes gens qui ont
satisfait au concours entrent dans les écoles militaires d'infanterie,
de cavalerie, d'artillerie, du génie et d'administration, y restent une
année et sortent aspirants ; le dernier semestre de leur troisième
année de service, ils sont nommés sous-lieutenants. Le dispositif
qui permet aux sous-lieutenants de réserve de rester dans l'armée,
de passer dans les cadres de l'active, sur preuves techniques ou pour
faits de guerre, est naturellement maintenu, avec la condition toutefois d'un séjour dans une École d'application.

Nous ne nous arrêtons pas aux engagements dès l'âge de dix-huit
ans (dit devancement d'appel), aux engagements immédiats pour
quatre et cinq ans conférant le choix du corps et de l'arme ; nous ne
reviendrons pas sur les rengagements renouvelables pour une durée
totale de quinze ans pour les sous-officiers ; de dix ans pour les
brigadiers et soldats de cavalerie et batteries de cavalerie ; de cinq ans
pour les caporaux, brigadiers et soldats de l'intérieur ; sur le fait du
maintien dans le service des rengagés depuis quinze ans, s'ils sont
gendarmes, attachés à la justice militaire, à la remonte, au régiment des sapeurs-pompiers de Paris. Les rengagements successifs
sont d'ailleurs toujours limités par la radiation à l'âge de cinquante
ans, sauf quand les intéressés sont pourvus de certains emplois
sédentaires. Les gendarmes sont radiés à cinquante-cinq ans au lieu
de soixante. Nous ne revenons pas davantage sur les primes de
libérations et autres, les hautes payes, les pensions et emplois civils
attribués aux rengagés. Les avantages qui leur étaient déjà faits
sont plutôt accentués.

Le vote politique reste toujours interdit comme dans la loi de
1889, aux militaires et assimilés de tous grades quand ils sont présents à leur corps ou en fonctions. Mais ceux qui, au moment d'une
élection, se trouvent en résidence libre, en non-activité, en congé
régulier, peuvent voter dans la commune sur les listes de laquelle
ils sont inscrits. Cette disposition s'applique aux officiers de tous
grades en disponibilité ou dans le cadre de réserve. Les officiers

généraux et autres en activité de service, par voie de conséquence, demeurent inéligibles; l'Assemblée nationale de 1871 avait d'ailleurs supprimé elle-même cette éligibilité.

Quand nous aurons ajouté que les jeunes gens déjà mariés à l'âge de l'appel, avant 21 ans accomplis (1), figurent dans la classe; que l'engagé volontaire de dix-huit ans ne doit être ni marié ni veuf avec enfants; que les hommes de la réserve de l'active, les dispensés passés dans cette réserve, les soutiens de famille, les diplômés ou candidats aux diplômes d'État en état de sursis peuvent *se marier sans autorisation;* que les réservistes pères de quatre enfants vivants passent de droit et définitivement dans l'armée territoriale : que les pères de six enfants vivants passent de droit dans la réserve de l'armée territoriale; enfin que les familles des militaires qui en étaient vraiment les soutiens avant leur départ pour le service, reçoivent une allocation notable, nous aurons tracé de nos lois de recrutement successives un raccourci suffisant, et nous y aurons relevé les faits sociaux nécessaires à retenir pour une étude de la nature de celles de ce livre.

---

(1) Il est inutile de rappeler que l'article 144 de notre Code civil (Liv. 1er, Tit. V, ch. 1) autorise le mariage de l'homme lorsqu'il a 18 ans révolus, celui de la femme quand elle en a 15. La loi militaire ici ne pouvait contrarier la loi civile, non plus que la loi civile mettre obstacle à l'exécution de la loi militaire.

II

(Suite et fin du précédent).

Importance sociale et militaire de la loi du 24 juillet 1873 sur l'organisation de l'armée par RÉGION et par corps d'armée. — L'organisation régionale achève l'évolution précédente : elle donne à l'armée nationale sa physionomie nouvelle définitive.

La loi organique du 24 juillet 1873 est restée intacte.

Un dernier mot sur les conséquences morales, économiques, sociales de cette loi conjuguée avec les nouvelles lois de recrutement.

Le tableau serait toutefois incomplet, insuffisant au point de vue spécial et moral que nous n'avons cessé d'avoir exclusivement en vue, si nous ne fixions enfin l'attention du lecteur sur une dernière loi organique portée par l'Assemblée nationale presqu'au lendemain de la première de nos nouvelles lois de recrutement, et restée, celle-là, intacte, la loi du 24 juillet 1873 sur *l'Organisation générale de l'armée*.

Jusque là l'armée avait été répartie sur le sol du territoire par groupements militaires limités à la division, « système de garnison », comme disaient alors les écrivains militaires étrangers, que l'on peut rattacher à notre centralisation administrative départementale. Cette organisation avait donné au moment de la guerre de 1870 des résultats d'un désordre inexprimable, le Commandement devant classer, relier l'ensemble des forces militaires et de leurs services annexes dans l'instant des premiers combats. Déjà, au lendemain de la guerre d'Italie, des généraux autorisés par un réel et éclairé mérite s'étonnaient que la France, dont l'unité politique était achevée depuis plusieurs siècles, n'eût pas osé établir le système dit provincial, comme il avait été fait ailleurs. Quand la question fut soulevée, à cette époque, on répondit en haut lieu qu'une telle organisation militaire ne pouvait convenir qu'à une constitution politique différente, à un État fédératif. C'était faire peu de fond sur la solidité même de l'assiette du gouvernement et méconnaître les nécessités militaires qui devaient ici passer au premier rang.

La nouvelle loi du 24 juillet 1873 est une loi d'organisation de l'armée active, de sa réserve et des armées territoriales, qui les constitue en forme, en poste, armement, départs de guerre immédiats. Le territoire de la France est divisé en dix-huit régions portées dans ces dernières années à vingt et une. Chaque région, divisée en subdivisions de région, est occupée par un corps d'armée. Le corps d'armée est, à lui seul, une petite armée, non indépendante sans doute, mais dotée d'une sorte d'autonomie dans toutes ses armes et tous ses services, infanterie, cavalerie, artillerie, génie. intendance, service de santé, etc ; il possède ses magasins généraux et autres dans la région. Son organisation en divisions et brigades est permanente. Son commandement actif s'étend à tous les bans. sauf ceux de l'armée territoriale ; il n'est plus tenu pour les mesures les plus nécessaires d'avoir sans cesse recours à l'Administration centrale. C'est ici comme une sorte de décentralisation militaire.

La mobilisation enfin n'est plus que la simple mise en mouvement d'une armée toute prête à être accoudée, soudée à des armées semblables.

La simplification et la rapidité du mécanisme sont en harmonie avec le recrutement. Sans doute la loi du 24 juillet 1873 formule (chap. II) que l'ensemble de l'armée active se recrute sur l'ensemble du territoire ; mais, aux termes de la même loi, les bureaux de recrutement établis dans les subdivisions après avoir fait la mise à part des jeunes soldats qui seront maintenus plus d'un an sous les drapeaux, et seront susceptibles d'être, *selon les besoins de l'armée*, dirigés sur tels ou tels autres corps régionaux d'ailleurs non éloignés, ces bureaux conservent à l'attache du corps régional même dans lequel ils ont été immatriculés et rentreront au premier appel, tous les autres jeunes gens, disponibles, sursis d'appel, soutiens de famille, etc, réservistes ayant déclaré au moment où ils quittaient l'armée active, le lieu de leur domicile élu.

En un mot, à la nouvelle division militaire du territoire, à la nouvelle composition des corps d'armée. correspond non seulement en principe mais en réalité presque intégrale, l'incorporation régionale. Cette incorporation régionale est encore accentuée par le recrutement de l'armée territoriale et de sa réserve, sans doute mobilisables en cas d'urgence, mais attachées d'une façon permanente à la région (1). C'est ainsi, si nous nous permettons de citer nos

---

(1) Observons que cette organisation régionale n'a rien de commun avec l'organisation militaire de l'ancien régime dans laquelle les régiments portaient souvent le nom de provinces, régiments d'Auvergne, du Forez, de Flandre par exemple. Ces noms d'ailleurs n'imposaient alors en rien un recrutement exclusivement localisé, c'est-à-dire l'obligation de recruter les soldats pour ces mêmes régiments dans les provinces qu'ils désignaient ou semblaient désigner.

Le recrutement, au contraire, sous l'ancien régime, se localisait par pays quand il s'agissait des régiments étrangers dits-corses (jusqu'en 1768), allemands, suédoi . suisses.

observations personnelles, que dans ces dernières années, il était exceptionnel de trouver des jeunes gens originaires des départements du midi de la France, incorporés dans les corps d'armées dépassant les XVIIIe, XIIe, XIIIe et XIVe régions militaires dont les quartiers généraux sont à Bordeaux, Limoges, Clermont-Ferrand et Lyon ; et que dans le département de la Corse qui fait partie du XVe corps dont le quartier général est à Marseille, nous avons pu constater au cours de nombreux voyages et séjours, que des jeunes hommes de trente ans, en nombre plus que notable, avaient accompli *toutes* les périodes du service militaire que comportait leur âge, exclusivement dans l'île (1).

Ce n'est pas ici le lieu de faire ressortir l'importance de cette loi du 24 juillet 1873 dans ses conséquences militaires qui sont considérables : les commentateurs compétents ont suffisamment remarqué la simplicité de l'organisation, la cohésion du corps d'armée ainsi dressé, l'alliance, rendue plus intime par l'habitude, du commandement supérieur et intermédiaire avec les rangs, l'expérience accrue de la direction technique et de l'administration, enfin, avec la rapidité de la mobilisation, tous les grands avantages de l'organisation régionale.

Nous n'avons à considérer que les conséquences morales et sociales de cette organisation conjuguées avec celles issues des lois organiques sur le recrutement de l'armée que nous venons d'examiner.

Graduellement, progressivement toutes ces lois, en universalisant, en égalisant le service, en accroissant les contingents et réduisant la durée de la présence du jeune soldat, instituaient dans l'existence de l'armée une phase morale et sociale véritablement nouvelle.

Leur grand trait commun était le rapprochement de la société militaire et de la société civile.

D'une part, le soldat n'était plus exclusivement le prolétarien des villes et des campagnes, le pauvre, le paysan, l'ouvrier, la « chair à canon » traditionnelle ; il n'était plus du fait légal du remplacement, le troupier de carrière, « l'homme qui se vend » ; cette prime immorale du remplacement offerte à la convention de la lâcheté et

---

(1) L'invariabilité de leur incorporation, même comme soldats de l'armée active, était, outre leur aveu, dénoncé par ce fait que nombre d'entre ces jeunes hommes ne parlaient ni même n'entendaient la langue française que tout Corse de la montagne apprend vite et avec plaisir au contact des compatriotes continentaux. L'incorporation régionale, observée ici à la lettre, aurait pu dans le double intérêt corse et métropolitain recevoir des tempéraments.

de la misère avait disparu : l'armée ne compterait plus, comme dans les dernières années du second Empire, jusqu'à 200.000 rengagés, vieux soldats de métier, tout prêts aux appels d'un pouvoir quelconque en rebellion (1).

Disparus les soldats à barbiche impériale grisonnante, la manche archichevronnée de galons de laine, traînant les débuts d'une vieillesse prématurée de quarantenaire débauché dans l'ineptie de l'oisiveté, dans l'alcoolisme chronique des cabarets et la promiscuité des filles publiques.

D'autre part, le soldat conservait désormais le souvenir de la vie civile d'hier qui lui était rouverte demain, sans la menace d'une retenue dont la durée changeait, par un mécanisme machinal vide de profit, l'adolescent en adulte déjà avancé dans la vie. Civil indépendant hier, il apprenait maintenant la vertu de l'abnégation, l'esprit de dévouement et de sacrifice, la force de la solidarité, le courage sans jactance, le vrai sens de l'égalité ; pauvre, aisé ou riche, il pouvait se persuader que les classes pleinement ou à demi-fortunées, que les classes laborieuses n'ont pas, ni les unes ni les autres, que des vices et ne sont pas composées que de membres à haïr ou à mépriser. Le groupement des armées, en mêlant dans sa masse tant d'individus inconnus les uns aux autres avant de s'y rencontrer, ne devenait pas seulement un lien entre les sociétés militaire et

---

(1) Chaque année, 30 à 40.000 conscrits usaient de la substitution. Nous prenons ces chiffres dans les débats parlementaires de 1884.

Dans l'armée du régime de juillet et de la République de 1848, le nombre annuel des remplacés oscillait entre 20 et 21.000. Le général Paixhans, l'écrivain militaire bien connu et justement réputé, fixait, après étude, à 40.000.000 (quarante millions) de francs la somme que les familles de ces jeunes gens payaient pour les remplacements, dont 22.000.000 allaient aux remplaçants et le reste 18.000.000, aux intermédiaires. (CONSTITUTION MILITAIRE DE LA FRANCE, in-8° ch. XVIII. Du *Recrutement*, p. 87, note ; Paris-Dumaine 1849.)

Observons à propos du remplacement que nous avons tu la politique du problème militaire. Les contemporains n'ont pas oublié combien cette politique était, dès le début des réorganisations, rendue difficile pour notre pays non oublieux des antécédents de l'intrusion de l'armée dans les crises intérieures (18 brumaire, 2 décembre) et violemment agité par les anciens partis. Les nouveaux statuts de recrutement et d'organisation ont tous apporté une solution favorable au respect du gouvernement et des lois en constituant le grand milieu militaire moins accessible aux sophismes et aux séductions que l'on sait. La composition de l'armée notamment n'avait pas admis qu'il y fut créé autour du Pouvoir exécutif ni du Parlement, une troupe analogue à la Garde des Conseils, à la Garde du Directoire, à la Garde des Consuls. C'est le seul point que nous voulons retenir, nous souvenant de la spécialisation du sujet et ajoutant, dans cet ordre exclusif d'idées, que l'état sanitaire particulier de la Garde Impériale, sous le second Empire, avait été, on l'a vu, souvent inférieur à celui de tels autres corps de troupes moins sélectionnées.

civile, il réduisait l'éloignement, la division des classes civiles
entre elles. Tous ces états si divers aboutissaient à une similitude
d'état d'où les privilèges anciens et les jalousies obligées devaient
disparaître. Cette pénétration réciproque des deux milieux autrefois
si distants et antagonistes créait une identité de pensées et de soucis
communs : il n'y avait plus désharmonie entre le cerveau et le cœur
de tous.

L'organisation régionale achevait l'œuvre de rapprochement et de
fusion. Le soldat n'était plus nécessairement dépaysé, éloigné de
son village, de sa ville natale qui jadis lui devenaient si prompte-
tement comme étrangers : il y retournait facilement plusieurs fois
l'an, grâce à des permissions fréquentes, à des congés d'une durée
calculée. Ce n'était pas seulement les fêtes légales qui étaient mentionnées dans le texte des lois comme motifs de ces périodes de
retour à la vie commune : de longs paragraphes visaient en particulier les nombreux jeunes gens qui, interrogés sur leur profession, se
donnent modestement comme « cultivateurs » et que les lois désignent
plus académiquement comme agriculteurs — presque l'*agricola* du
poète : pour ces soldats, des congés appropriés aux périodes des travaux des champs, étant prévus et stipulés, les conseils généraux
devaient annuellement déterminer ces périodes, et leurs décisions
transmises par les préfets, devaient être observées par l'autorité militaire. Les mêmes décisions devaient servir de base au commandement pour fixer l'époque des convocations des réservistes agriculteurs. Ainsi le souci du patrimoine restait vivant. Ainsi l'influence
de la famille ne se perdait plus, et cela, dans un âge où elle agit
encore puissamment, et la grâce morale qui en découle devait se
traduire par des effets intimes sains sur les mœurs militaires individuelles.

Il n'est pas jusqu'à la constitution du corps des officiers des armées
de réserve et territoriale qui, par son origine, son avancement, son
esprit et sa force numérique, ne s'associât à ce mouvement, ne con-
tribuât à cette modification profonde qui emportaient, transfiguraient
l'armée, restée sans doute permanente mais renouvelée par l'obligation générale et le court terme du service.

Peu importe que cette esquisse semble à beaucoup le trait d'un
optimisme systématique, il n'en reste pas moins pour tous que la
révolution qui forçait l'universalité des membres du corps social
à entrer du même pied dans la société militaire, en y comprenant
sans merci la foule des élites et la mêlant aux autres foules, élevait,
sans qu'on puisse le contester raisonnablement, le niveau intellec-

tuel de l'armée, et, du même coup, améliorait ses mœurs, sa tenue, son respect humain. Le commandement lui-même, dans son degré intermédiaire, en ressentait le bon effet puisqu'il devait s'attacher à rester supérieur aux rangs améliorés et juges plus difficiles.

C'était bien là une armée nouvelle, très différente de ses aînées, n'en ayant peut-être point d'emblée et dans toutes ses parties les supériorités guerrières incomparables, mais assurément plus apte dans son ensemble à comprendre les devoirs généraux permanents de la vie sociale, à les adapter aux nécessités de la vie militaire, et sans nul doute aussi, prête au point de vue technique par son intelligence, son labeur et son patriotisme à égaler ses devancières.

Voyons si de telles prévisions, légitimement permises, se sont réalisées, et en nous restreignant à notre seul sujet, dans quelles mesures elles peuvent expliquer les mœurs intersexuelles de cette nouvelle armée.

III

Rapports étroits des lois de recrutement de l'armée et de l'état sanitaire spécial du soldat.

Rappel statistique des résultats hygiéniques de la Réglementation et du service militaire de métier dans l'armée pendant les dernières années du second Empire.

Examen médico-statistique des conséquences hygiéniques des lois de recrutement des 27 juillet 1872, 15 juillet 1889 et 21 mars 1903, au point de vue des maladies sexuelles.

Statistiques globales et par maladie.

Une véritable révolution dans la santé sexuelle du soldat français, résultant des nouvelles lois de recrutement, est traduite par ces statistiques. — Continuité de l'assainissement spécial dans l'armée depuis 1872.

La précision et l'ampleur des statistiques publiées régulièrement, aux termes de la loi du 22 janvier 1851 (1), par le service de santé sur l'état sanitaire annuel de l'armée, constituent de véritables documents scientifiques dont une étude suivie permet de répondre aux questions posées. Sous l'Empire, la *Statistique médicale de l'armée* était sans doute publiée (nous en avons fait usage ci-devant), mais avec beaucoup moins d'analyses et de détails notamment dans le chapitre morbide spécial. Sous le gouvernement de la République, surtout dans ces dernières années, le service de santé a fait de cette publication annuelle, un véritable modèle dont les administrations communales et préfectorales s'inspireraient avec fruit pour l'étude sanitaire des populations civiles.

Le témoignage que nous donnons ici à ce département de l'armée a été également porté par des fonctionnaires-médecins, très quali-

---

(1) « *Article 5.* — A l'avenir le compte rendu annuel relatif au recrutement comprendra des renseignements statistiques sur l'état sanitaire de l'armée dans des tableaux indiquant pour chaque corps l'effectif moyen, le nombre des malades traités, le nombre des journées de traitement, le nombre des réformés, décédés, les causes des maladies et décès, etc. » (Loi du 22 janvier 1851, relative à un appel de 80.000 hommes.)

— 120 —

fiés, qui n'ont pas craint d'accompagner l'impartialité de leur louange, d'une critique publique contre les procédés statistiques des services civils auxquels ils appartiennent (1).

La distinction que nous avons faite des phases successives de l'existence de l'armée correspondant aux diverses lois de recrutement, indique la méthode, ou plus simplement l'ordre à suivre pour l'examen médical : il y a là autant de tranches de vie, comme on dit aujourd'hui, que l'on doit, après exposé suffisant, rapprocher et comparer entre elles.

Nous avons vu, et nous rappelons en quelques brèves lignes que les statistiques des maladies spécifiques sous l'Empire, c'est-à-dire aux derniers temps des armées dites de métier, indiquaient des chiffres fort élevés. Le nombre des soldats vénériens rapporté à 1.000 (mille) hommes d'effectif n'est jamais inférieur à 100 (cent); il oscille de 1865 à 1869 entre 103 et 135 pour l'armée intérieure ; dans les années antérieures, on voit des garnisons comme celle de Lille atteindre le chiffre de 150 0/00, et celle de Bordeaux le chiffre de 250 0/00. A cette époque le service de santé ne catégorisait pas les maladies intersexuelles : la blennorrhagie, l'ulcère simple, la syphilis étaient confondus et comptés *in globo*. Il en sera de même d'ailleurs jusqu'en 1875. Mais, il est légitime de croire que dans le chiffre global, la syphilis figure pour un nombre proportionnel

(1) Tel l'honorable docteur Le Pileur, médecin de la Préfecture de police à la section administrative de la prison Saint-Lazare, qui, précisément dans une séance de la *Société de prophylaxie* consacrée à l'examen des dernières statistiques médicales militaires, disait : « Au ministère de la guerre, on agit avec deux termes : d'une part l'effectif des troupes, et d'autre part les cas de maladies observées, mises en totalité ou fragmentées en blennorrhagie, chancre mou, syphilis, et l'on peut ainsi obtenir des courbes très rapprochées de la vérité.

» Il en est autrement dans la vie civile. Ni à la Préfecture de police, ni à l'Assistance publique, on ne peut obtenir des chiffres exacts, soit de la prostitution, soit du nombre des malades traités pour maladies vénériennes, dans les hôpitaux ou aux consultations.

» Tous les auteurs qui ont essayé d'obtenir ces chiffres y ont renoncé. » *(Bullet.,* mai 1911, p. 115.)

En ce qui concerne les statistiques des hôpitaux parisiens spéciaux, l'Assistance publique — et c'est une réserve à la critique du Dr Le Pileur — nous paraît au contraire les établir très régulièrement et les communiquer aux auteurs qui en font la demande motivée, sans aucune difficulté. La Préfecture de police qui publiait des états annuels autrefois, y a renoncé depuis que l'existence de la Réglementation est en jeu.

élevé. Si l'on rapproche la statistique des dernières années sans catégorisations de celle des premières années où les catégorisations sont établies, soit 1876-1880 et si l'on note que, dans cette période quinquennale, la syphilis compte chaque année dans le total général des maladies tantôt pour un sixième, tantôt pour un huitième, on déduira que, sous l'Empire, on pouvait compter sur 100 vénériens, de 15 à 25 syphilitiques et jusqu'à 30 dans les années défavorables. Un effectif moyen de l'armée impériale (intérieure) de 250.000 hommes fournit 26.000 vénériens (1). Sur 1.000 malades, on relève un septième de vénériens. Les maladies vénériennes sont en croissance constante. En 1868, elles atteignent le chiffre absolu de 31.442 à l'intérieur. En 1869, le service de santé se félicite d'une accalmie avec tendance à la régression : il n'y a plus que 131 soldats vénériens pour 1.000 hommes d'effectif.

Nous laissons de côté, ici, les troupes d'Afrique, pour en parler à part : en 1868, elles comptent 309 vénériens pour 1,000 ; en 1869 elles bénéficient de l'amélioration et tombent à 183 0/00 hommes d'effectif.

Sur ce rappel, nous pouvons aborder les statistiques sanitaires de l'armée française correspondant à la première de nos lois nouvelles de recrutement, la loi du 27 juillet 1872. Le tableau ci-contre en donne une série d'ensemble avec détail de catégorisation et calcul proportionnel sur 1.000 (mille) hommes d'effectif.

L'effectif moyen des présents de 1872 à 1877 a été de 389.634 hommes, et, entre 1886 et 1889 de 457,994.

(V. au verso p. 122, le tableau A.)

---

(1) Nous rappelons sommairement les chiffres absolus donnés dans la première partie de la présente étude :
Année 1865 : Effectif de l'armée, 348.968 hommes ; vénériens, 36.657. — **1866** : Effect. 336.233 (présents : 296.740) ; vénériens, 36.952. — **1867** : Effect. 384.181 (présents : 337.881) ; vénériens, 40.584. — **1868** : Effect. 394.634 (présents : 331.103) ; vénér., 51.753. — **1869** : Effect. 417.660 (présents : 330.357) ; vénér., 49.125 (réduits à 43.125, à cause des doubles emplois).

A. — Loi de recrutement du 27 juillet 1872.

Service de cinq ans (Armée intérieure).

ANNÉES	Syphilis 0/00.	Ulcère simple 0/00.	Blennorrhagie 0/00.	Total : moyenne 0/00 (1).
1872. . .	manque	manque	manque	95,0
1873. . .	—	—	—	88,0
1874. . .	—	—	—	91,0
1875. . .	—	—	—	75,0
1876. . .	7,3	7,2	42,5	57,0
1877. . .	6,8	8,2	42,8	57,8
1878. . .	8,7	10,7	40,3	59,7
1879. . .	9,9	12,7	41,1	63,7
1880. . .	9,7	14,7	41,4	65,8
1881. . .	8,8	14,7	37,1	60,6
1882. . .	10,4	15,1	36,5	62,0
1883. . .	10,3	12,7	35,9	58,9
1884. . .	9,1	11,2	31,8	52,1
1885. . .	8,6	9,7	32,4	50,7
1886. . .	8,8	9,7	31,1	49,6
1887. . .	8,9	9,3	33,4	51,16
1888. . .	9,3	7,6	29,8	46,7
1889. . .	9,1	8,4	28,3	45,8

(1) Pour cette même phase du service de cinq ans, correspondant à l'application de la loi du 27 juillet 1872, nous donnons les chiffres *absolus* des *trois* maladies intersexuelles, pendant quelques-unes des premières et dernières années :

Année 1872 : Effectif de l'armée : 429.973 ; présents : 358.569 hommes. Vénériens : 51.753, réduits à 43.050 (par suite des doubles emplois). — **1873** : Eff. 480.139 ; prés. : 391.966. Vénériens : 41.363. — **1874** : Eff. : 426.198 ; prés. : 374.821. Vénér. 38.837. — **1875** : Eff. : 432.218 ; prés. : 382.816. Vénér. : 22.450 dont syphilitiques : 2.250 ; ulcère simple : 2.445 ; blennorrhagie : 17.715. — **1876** : Eff. : 449.950 ; prés. : 405.004. Vénér. (Armée intér.) : 25.154 dont syphil. : 3.183 ; ulc. s. : 3.180 ; blenn. : 18.791. — **1877** : Eff. : 468.859 ; prés. : 424.632. Vénér. : 27.100 dont syphil. : 3.218 ; ulc. s. : 3.855 ; blenn. : 20.017. — **1887** : Eff. prés. : 457.677. Vénér. : 23.626 dont syphil. : 4.067 ; ulc. s. : 4.259 ; blenn. : 15.300. — **1888** : Eff. prés. : 437.411. Vénér. : 23.731 dont syphil. : 4.751 ; ulc. s. : 3.870 ; blenn. : 15.110. — **1889** : Eff. : 524.733 ; prés. : 465.371. Vénér. : 24.012 dont syphil. : 4.757 ; ulc. s. 4.402 ; blenn. : 14.853.

Les statistiques médicales de l'armée reproduisent parfois cette note : «L'effectif *total* comprend tous les hommes figurant sur les contrôles ; l'effectif *présent* comprend tous les hommes qui ne sont pas *en position d'absence*. Sont « en position absence », les hommes ayant une permission supérieure à vingt-quatre heures, les hommes en traitement à l'hôpital, les hommes en prison hors du corps, les hommes en état d'absence illégale et les déserteurs. »

Il ressort de l'examen de ce premier tableau que l'on se trouve en présence d'une véritable transformation dans l'état de la santé sexuelle de l'armée française au point de vue du taux des maladies vénériennes, en premier lieu de la syphilis. Le décroît est d'autant plus saisissant qu'il apparaît presque subit. Les trois premières années 1872-1874 présentent des chiffres globaux encore élevés, mais il faut considérer que les classes et les soldats qui composaient l'ancienne armée et figuraient les armées de Metz et de Sedan, étant revenus de captivité, avaient été immédiatement versés dans l'armée de Versailles pour combattre la Commune de Paris et dans l'armée d'Afrique pour réduire l'insurrection indigène. Dès 1875, année qui nous met en présence d'une armée où la majorité des contingents ont été appelés aux termes fixés par la loi du 27 juillet 1872, nous constatons déjà une diminution considérable. Cette diminution va en s'accentuant à dater de 1876, et les campagnes de Tunisie et du Tonkin (1881-1885), la première expédition de Madagascar (1883-1885), la campagne du Soudan (1886-88), ne parviennent pas à enrayer le mouvement de décroissance de plus en plus marquée jusqu'à 1889, dernière année du fonctionnement de la loi de 1872.

On sait cependant comment, à cette époque de notre histoire militaire, les corps expéditionnaires furent constitués. L'armée coloniale n'existant pas et les corps régionaux de l'armée métropolitaine devant rester intacts en vue d'une attaque soudaine de l'Allemagne toujours possible, le Ministère de la Guerre fit appel aux volontaires, pris indifféremment dans tous les corps de troupes du territoire. Ces éléments recrutés ainsi étaient, à leur retour de la Tunisie, de l'Indo-Chine, de Madagascar notamment, susceptibles en réintégrant leurs formations premières d'y modifier défavorablement le taux des maladies spécifiques très abondantes, on ne l'ignore pas, dans les régions d'où ils arrivaient. Ces craintes ont été vaines. Les maladies vénériennes restaient dûment et invariablement diminuées de moitié, pendant la durée de l'application du service de cinq ans, sur le taux qu'elles atteignaient dans l'ancienne armée. La légère ascension que l'on observe entre 1878 et 1881 ne change rien à une situation déjà bonne qui va en s'accentuant pour les trois catégories de maladies et est symbolisée par la moyenne morbide globale de 45,8 0/00 hommes d'effectif en 1889.

En publiant son magistral livre en 1882, M. Yves Guyot, après être entré en relation avec les représentants attitrés de la médecine militaire et notamment le corps enseignant de l'École du Val-de-Grâce, n'avait pas manqué de signaler les débuts d'un mouvement si favorable aux intérêts de l'armée confondus avec ceux de la nation, et il avait la satisfaction d'enregistrer cette appréciation concordante du professeur E. Mathieu, qui, après étude comparative de l'état sanitaire spécial des troupes sous l'Empire et des groupements militaires depuis 1875, n'hésitait pas à conclure : « *La différence est tout à l'avantage de notre jeune armée* (24 avril 1882) » (1). Les statistiques de 1885-1889 ne pouvaient que confirmer l'éminent médecin militaire dans cette opinion.

Venons à notre seconde loi de recrutement et voyons ses conséquences sanitaires.

L'effectif moyen des hommes présents pendant cette période sous les drapeaux a atteint près de 482.000.

Cet effectif a même dépassé 500.000 hommes à plusieurs reprises :

508.826 en 1896 ; 534.904 en 1898 ; 530.357 en 1899 ; 504,503 en 1900.

(*V. ci-contre p. 125*, le tableau B.)

---

(1) *La Prostitution*, p. 313 et 386. (Paris, Charpentier, Édit., 1882.)

V. également de M. Yves Guyot, *Revue de morale progressive* (N° 2, sept. 1887) une étude sur le *Rapport* de M. A. Fournier relatif au projet de légalisation de la police des mœurs présenté à l'Académie de médecine, p. 65 et suivantes.

B. — Loi de recrutement du 15 juillet 1889.

Service de trois ans (Armée intérieure).

ANNÉES	Syphilis 0/00.	Ulcère simple 0/00.	Blennorrhagie 0/00.	Total : moyenne 0/00 (1).
1890. . .	9,1	6,8	27,9	43,8
1891. . .	8,6	7,3	27,8	43,7
1892. . .	9,2	6,5	28,3	44,0
1893. . .	9,2	6,6	27,0	42,8
1894. . .	8,6	6,9	25,4	40,9
1895. . .	7,8	5,9	23,8	37,5
1896. . .	6,9	5,1	21,8	33,9
1897. . .	6,5	4,3	21,0	31,8
1898. . .	6,9	4,4	21,3	32,5
1899. . .	7,9	5,9	20,5	34,3
1900. . .	7,4	5,0	20,4	32,8
1901. . .	6,7	2,9	27,1 —	— 27,1
1902. . .	6,2	2,2	17,9	26,3
1903. . .	5,9	1,9	19,2	27,0
1904. . .	6,6	2,1	21,0	29,8
1905. . .	7,0	2,3	19,8	29,1

(1) Comme plus haut, pour la période correspondant à la phase du service de cinq ans (loi du 27 juillet 1872), nous donnons ci-dessous les chiffres *absolus* des trois maladies pendant nombre d'années de la période du service de trois ans (loi du 15 juillet 1889) :

Année 1890 : Effectif présent : 474.067. Vénériens : 23.327 dont syphilitiques : 4.872 ; ulcère simple : 3.607 ; blennorrhagie : 14.848. — **1891.** Eff. prés. : 464.778. Vénér. : 22.829 dont syph. 4.490 ; ulc. s. : 3.795 ; blenn. : 15.544. — **1892** : Eff. prés. : 467.781. Vénér. : 23.107 dont syph. 4.824 ; ulc. s. : 3.418 ; Blenn. : 14.865. — **1893** : Eff. prés. : 469.854. Vénér. : 22.496 dont syph. 4.824 ; ulc. s. : 3.461 ; Blenn. : 14.211. — **1894** : Eff. prés. : 492.273. Vénér. : 22.349 dont syph. : 4.697 ; ulc. s. : 3.751 ; blenn. : 13.901. — **1895** : Eff. prés. : 489.785. Vénér. : 20.583 dont syph. 4.355 ; ulc. s. : 3.194 ; blenn. : 12.984. — **1896** : Eff. prés. : 508.826. Vénér. : 19.162 dont syph. : 3.929 ; ulc. s. : 2.897 ; blenn. : 12.336. — **1897** : Eff. prés. : 523.286. Vénér. : 18.659 dont syph. : 3.817 ; ulc. s. : 2.527 ; Blenn. : 12.315. — **1898** : Eff. prés. : 534.904. Vénér. : 19.907 dont syph. 4.166 ; ulc. s. : 3.397 ; blenn. : 15.460. — **1899** : Eff. prés. : 530.357. Vénér. : 20.771 dont syph. : 4.785 ; ulc. s. : 3.566 ; blenn. : 12.420. — **1900** : Eff. prés. : 504.503. Vénér. : 18.779 dont syph. 4.217 ; ulc. s. : 2.872 ; blenn. : 11.690. — **1901** : (Armée intérieure). Eff. prés. : 488.133. Vénér. : 13.066 dont syph. 3.249 ; ulc. s. : 1.390 ; blenn. : 8.427. — **1902** : Eff. prés. : 429.038. Vénér. : 12.817 dont syph. 3.024 ; ulc. s. 1071 ; blenn. : 8.722. — **1903.** (Arm. intér.). Eff. prés. : 428.493. Vénér. : 12.956 dont syph. : 2.936 ; ulc. s. : 974 ; blenn. : 9.406. — **1904** : Eff. prés. : 417.091. Vénér. : 14.177 dont syph. : 3.157 ; ulc. s. : 1.029 ; Blenn. : 9.991.

Ce second tableau, qui correspond au service de trois ans, indique un progrès marqué sur le tableau précédent. Ce progrès n'est pas seulement patent au total de la moyenne générale, il se manifeste dans les trois maladies et avec des proportions saisissantes : il correspond à l'abandon de plus en plus accentué du service à long terme dont la loi antérieure représentait encore un degré notable, cinq ans en réalité et avec les tempéraments probables, peut-être quatre ans.

Le vieux type d'individualité militaire, vivant une vie à part au sein de la société civile, se perd, et avec sa disparition coïncide une modification évidente dans les mœurs sexuelles du soldat.

L'inconduite prostitutionnelle ne devient plus un dogme d'uniforme, et qui dit — inconduite prostitutionnelle — dit maladies vénériennes tant chez l'homme que chez la femme (1).

Le trait majeur qui, nous y insistons, doit être retenu, est l'accentuation croissante (sauf oscillations insignifiantes et passagères), la continuité du progrès hygiénique. L'ulcère simple qui sévissait dans la proportion de 15,1 (1881) à 8,4 0/00 (1889) tombe par un décroît incessant de 7,3 (1891) à 2,3 (1905); la blennorrhagie qui avait décru de 41,1 (1879) à 28,3 (1889) vient par une série de chutes de 27,9 (1890) à 19,8 (1905); enfin, point capital, la syphilis qui oscillait, en décroissant d'ailleurs, entre 10,4 (1882) et 9,1 (1889) tombe, par une courbe régulièrement descendante, de 8,6 (1891) à 7,0 (1905).

La seconde expédition de Madagascar, aboutissant à la pacification définitive de l'île, avait eu lieu dans les années 1894-95 ; la campagne du Dahomey de 1892 à 1894.

---

(1) Dès 1882, les commissariats de police et les mairies de province signalaient ce changement.

Dans les documents intéressants réunis à cette date par M. Yves Guyot pour son livre, nous relevons ces quelques lignes d'un rapport du commissaire central de Valenciennes (Nord) : « La prostitution était en décroissance marquée depuis le mode de recrutement adopté après la guerre. Les vieux sous-officiers ont disparu, ainsi que les vieux soldats, lesquels en temps de paix, ne songeaient qu'à boire et à fréquenter les femmes qui rôdaient autrefois sur les remparts et autour des casernes, et dont l'exemple excitait les jeunes soldats à la débauche.» Ce fonctionnaire signale en terminant une reviviscence menaçante de la prostitution à cause de « la liberté accordée aux débits de boissons » (op. cit, Appendice p. 546-547). Les cabaretiers, n'ayant plus à craindre la fermeture administrative, font de leurs établissements des maisons de rendez-vous, facilitent la débauche, et tendent ainsi à reconstituer tout un monde de prostituées.

Nous arrivons à la troisième loi de recrutement, la loi du 21 mars 1905, et aux dernières statistiques sur lesquelles il nous est donné de baser une appréciation, la quatrième loi promulguée le 7 août 1913 ayant été appliquée un trop court laps de temps normal avant la présente guerre, et ses états numériques morbides n'ayant d'ailleurs point été publiés.

L'effectif moyen des hommes présents sous les drapeaux de 1906 à 1911 a été de 445.000.

C. — Loi de recrutement du 21 mars 1905.

Service de deux ans (armée intérieure).

Années.	Syphilis. 0/00	Ulcère simple. 0/00	Blennorhagie. 0/00	Total. Moyenne 0/00
1906. . . .	7,0	2,3	19,0	28,4 (1)
1907. . . .	6,7	2,7	18,3	27,7
1908. . . .	5,8	1,8	17,0	24,6
1909. . . .	5,15	1,7	16,1	22,95
1910. . . .	5,28	1,4	16,5	22,92
1911. . . .	5,93	1,30	17,29	24,52

Ces statistiques de six années de fonctionnement de la loi de deux ans, nous persuadent encore avec plus de certitude de l'amélioration définitive de la santé sexuelle de l'armée française sous un régime de plus en plus éloigné de l'ancien.

Cette amélioration se présente en séries assez constantes pour qu'on ne les dise pas seulement concomitantes, mais essentielles et

---

(1) Comme pour les deux périodes précédentes, nous donnons ci-dessous les chiffres absolus des trois maladies correspondant aux années 1906-1911 :

Année 1906. Effectif présent (armée intérieure) : 448.063. Vénériens : 14.492, dont syph. : 3.584; ulcère simple : 1.192; blennorrhagie : 9.716.

1907. E. p. : 436.420. Vénér. : 13.892, dont syph. : 3.370; ulc. s. : 1.365; blenn. : 9.157.

1908. E. p. : 442.943. Vénér. : 12.521, dont syph. : 2.945; ulc. s. : 941; blenn. : 8.635.

1909. E. p. : 453.635. Vénér. : 11.983, dont syph. : 2.680; ulc. s. 892; blenn. : 8.411.

1910. E. p. : 459.452. Vénér. : 12.307, dont syph. : 2.787; ulc. s. : 790; blenn. : 8.730.

1911. E. p. : 426.826. Vénér. 11.922, dont syph. : 2.883; ulc. s. : 635; blenn. : 8.404.

caractéristiques des principes de recrutement qui viennent d'imprimer aux soldats une véritable transformation.

Encore une fois, ici, nous sommes en présence d'un nouveau *decrescendo* de morbidité, continu, imperturbable, et s'appliquant aux trois maladies. En six ans, l'ulcère simple a décru de moitié, la syphilis de 2/7, la blennorrhagie de 2/18.

Finalement, de 1880 à 1911, la blennorrhagie et la syphilis ont diminué de moitié; l'ulcère simple dans une proportion plus grande encore, des neuf dixièmes.

Telle est maintenant la situation si nouvelle et si inattendue dans la médecine d'armée.

On ne peut contester des chiffres tant de fois répétés : ils s'imposent, non comme des séries accidentelles, exceptionnelles, mais comme une sorte de loi par leur répétition même.

On ne peut contester davantage leur portée.

C'est une révolution dans l'hygiène collective de l'armée, dans la vie personnelle du soldat.

Le mot « révolution » est exact. Tout est nouveau : principes. personnes, etc.

IV

Une question préalable : « Si ce n'est aux lois nouvelles de recrutement, à quoi attribuer cette révolution sanitaire dans l'armée française? »

Une réponse officielle : « Au travail intensif du jeune soldat, à qui les exercices militaires ne laissent plus le temps des distractions dangereuses. » — Insuffisance de l'explication, l'amélioration s'étant accentuée dès 1872 et faisant déjà contraste avec l'ancienne loi et le système des rengagements.

Peut-on attribuer la révolution sanitaire à l'action de la Police des mœurs? Réponse : « A l'époque où la Police des mœurs était indiscutée, toute puissante, en plein fonctionnement, la santé sexuelle des troupes était détestable... Aujourd'hui que cette même police est contestée, attaquée, réduite souvent à l'impuissance, peut-on rationnellement faire remonter à son influence l'amélioration actuelle? »

Une digression ou diversion dans le débat : « L'excellence de l'état sanitaire de l'armée prouverait sa supériorité à ce point de vue sur les populations civiles. »

Le problème ainsi posé est délicat; il est d'ailleurs à côté de la question. — Il y a nonobstant obligation de l'examiner.

Étude comparative sommaire de la santé de la jeunesse militaire, bourgeoise, ouvrière, etc. — Autre étude comparative de l'état des recrues et soldats de première année avec celui des soldats au service depuis plus d'un an.

Statistiques à ce sujet (1895-1911). — Difficulté de conclure.

Observation dernière : « Dans le cas où la comparaison serait désavantageuse à la société civile, une telle conclusion serait en défaveur du régime du Régime particulier qui y est appliqué. »

La nouvelle situation commande en tout cas ici une halte au moins de quelques lignes dans cette étude et une interrogation formelle, une sorte de question préalable.

Quelles observations ces statistiques suggèrent-elles aux rédacteurs des rapports médicaux annuels sur l'armée et aux auteurs militaires de travaux d'hygiène sur le sujet?

Sans viser précisément la mentalité nouvelle du soldat, issue du système actuel de recrutement, ces auteurs arrivent indirectement à mettre l'action de ce système en relief, en arguant du travail intensif auquel le commandement est obligé d'astreindre le jeune soldat, à cause de la brièveté relative de sa présence dans les rangs de l'active (1). Le jeune homme constamment en éveil, en entraî-

---

(1) V. notamment *Statistique médic. de l'armée*, année 1908, p. 167 (Observations des médecins du VIIIe corps).

nement d'exercices, de marches, de compréhensions techniques qui absorbent en entier sa force et ses facultés, n'a pas le temps de penser à mal, de courir les filles, et si fécondes sont les vertus de la saine et pleine existence militaire, qu'elles engendrent une vertu dernière, celle de la continence, devenue comme la conséquence obligée de la vie dans l'armée.

Assurément cette interprétation comporte sa part de vérité pratique, mais il ne faut pas l'exagérer au détriment de l'explication d'ordre plus général, qui attribue en soi au service universel obligatoire à court terme une influence morale meilleure et des suites de supériorité intellectuelle et de dignité individuelle inconnues dans les époques qui précèdent. Le soldat se plie maintenant à une éducation hygiénique dont il comprend enfin l'intérêt personnel d'abord, général ensuite (1). D'ailleurs, au temps du service actif de cinq ans, dès 1872, l'amélioration commençait à se faire sentir et l'intensité du travail était bien moindre.

Mais si le soldat lui-même s'est quasi-transformé, qu'y a-t-il de changé autour du soldat dans les en-dehors du milieu militaire?

Rien en vérité.

La société civile est restée immuable. Son instrument de protection sexuelle, la Police des mœurs, subsiste; elle compte toujours comme un rouage dans l'État; elle fonctionne dans les mêmes termes où nous l'avons vue en action dans les deux premiers cycles du XIXe siècle.

Alors, il est vrai, cette police spéciale était omnipotente, indiscutée : nul ne songeait à la surveiller, à la reprendre dans ses fautes, ses délits, à élever une critique contre ses hauts ou petits fonctionnaires.

Aujourd'hui, elle est toujours en place et en fonction, cette même police, mais au milieu de quelles difficultés! Depuis trente-cinq à quarante ans, il n'y a pas dans notre pays d'institution plus discutée, plus critiquée, malmenée, discréditée, obstruée!

Or, quand la Police des mœurs était souveraine maîtresse, ne rencontrait pour nul de ses actes, pour nulle de ses prétentions, aucune contrariété; quand elle n'avait à compter avec le contrôle d'aucune municipalité, ni à redouter la publicité d'aucun quotidien; quand elle était assurée que le fameux article 75 de la Constitution

____

(1) *Statist.-médic. de 1910*, p. 212; ici, toutefois, le rédacteur militaire, toujours attaché aux théories réglementaristes, limite le progrès de l'éducation du soldat à l'intelligence des dangers présentés par la prostitution—clandestine.

de l'an VIII toujours appliqué couvrait les actes les plus illégaux de ses agents et que les plus répréhensibles d'entre eux n'auraient point à répondre de leurs délits devant un tribunal régulier si le tribunal administratif suprême, le Conseil d'État, n'autorisait point la poursuite ; quand elle exerçait, en un mot, un protectorat universel reconnu et sollicité, l'état sanitaire spécial de l'armée était détestable,

Aujourd'hui cette même police est sans considération et sans force ; elle est contrecarrée dans les conseils communaux des grandes villes ; la presse publie librement et commente en termes sévères, parfois outrageants, ses moindres erreurs, ses plus ordinaires abus ; ses agents délinquants sont condamnés en police correctionnelle (1) ; le système réglementariste s'effondre, et c'est au cours même du temps de son discrédit, de sa décadence, de son impuissance que la santé sexuelle du soldat s'améliore, se purifie, s'affermit dans les termes que nous venons de voir !

Serait-ce donc que cette Police des mœurs aurait été autrefois inutile ou nocive ? Serait-ce que présentement elle est heureusement inopérante et que la restauration de la santé sexuelle des troupes coïncide avec son effacement et les commencements de sa disparition spontanée !

Serait-ce surtout que la révolution sanitaire tient à des causes profondes et générales seules, à côté desquelles une institution comme la Police des mœurs est inexistante ?

Cette seule interprétation des faits nous paraît scientifiquement permise, car quel esprit susceptible d'une réflexion rationnelle irait attribuer cette révolution sanitaire dans l'hygiène de l'armée à l'action bienfaisante de la Police des mœurs contemporaine !

Du reste, il faut le souligner, les considérations sur l'extraordinaire modification de l'hygiène sexuelle de l'armée tournent court dans les écrits que nous avons sous les yeux, et le commentaire des statistiques nouvelles est rare, pour ne pas dire absent. En dehors de l'observation qui attribue l'amélioration uniquement au travail intensif imposé au jeune soldat, nous n'avons trouvé aucune autre interprétation de ces chiffres cependant si remarquables, ni aucune

---

(1) Affaire A. Forissier (Jugement du Tribunal correctionnel de la Seine du 3 août 1903 : condamnation à un mois de prison avec sursis des deux agents coupables d'arrestation illégale et de faux rapports).

autre indication visant à expliquer la signification et les origines vraies d'un tel résultat.

Il est même curieux de voir les auteurs en question faire demi-tour et conduire l'attention du lecteur sur un autre terrain comme pour diversion.

Piqués depuis longtemps au vif par le déplaisant, le malveillant dicton qui attribue à l'armée une mauvaise renommée sexuelle, et, s'animant sur la matière, ces auteurs soulèvent ici l'inévitable comparaison où ce sont désormais les populations civiles qui tiennent le dernier rang et jouent le rôle nuisible.

A cet égard, les remarquables travaux de M. le Directeur-inspecteur Delorme et de M. le médecin-major agrégé Ferrier sont d'une lecture nécessaire. Ces travaux ont paru en 1907 et en 1901 et ne pouvaient se baser que sur des statistiques issues des lois de recrutement de 1872 et de 1889 où l'amélioration sanitaire, bien qu'éclatante, n'était pas encore arrivée à l'apogée de 1906-1911.

Nous ferons remarquer que cette question est *à côté* du présent débat; qu'il ne s'agit pas en ce moment d'une comparaison autre que celle qui porte sur l'armée comparée à elle-même à différentes époques de son existence. Sous cette réserve, nous ne nous refusons point, en cet instant, de reprendre l'examen proposé (nous l'avions indiqué précédemment dans ses termes généraux); d'ouvrir cette intéressante parenthèse, quitte à revenir au plus tôt à la question capitale même dont il importe de ne pas dévier.

Le problème de la supériorité de l'hygiène militaire ainsi posé est délicat, et sa solution exacte ne nous paraît pas facile à déterminer.

Pour établir un rapprochement solidement fondé, il faudrait prendre, dans les populations civiles, des catégories de jeunes gens en nombre, en situation sociale et en âge équivalents à celles qui composent l'armée active. Or, ce premier terme est difficile à réaliser puisque les jeunes gens d'un même âge déterminé figurent aujourd'hui — tous — dans l'armée. Il ne serait ni rationnel, ni concluant, de prendre la population masculine *in globo*, à simple égalité numérique, et de la comparer avec la jeunesse militaire, les maladies intersexuelles décroissant rapidement quand l'âge s'accroît chez les hommes comme chez les femmes, ainsi que l'ont prouvé les statistiques si précises du Pr Alfred Fournier, et de son distingué fils le

Dr Edmond Fournier (1). Ce qui reste absolument vrai, bien que ce soient là des données en partie *a priori*, c'est que la jeunesse, le célibat, la liberté, les prétentions éternelles du don juanisme, les entraînements physiologiques, les passions du cœur, l'exemple des camarades, sans oublier les heures de loisir et les excitations de l'alcool, sont des facteurs de recherches intersexuelles pour les jeunes hommes, qu'ils portent la vareuse uniforme ou le « complet » du bourgeois.

Quoi qu'il en soit, il convient de donner de suite place aux observations explicatives de la thèse présentée par tels et tels médecins militaires.

---

(1) L'enquête de MM. Alfred et Edmond Fournier sur la *syphilis* aux divers âges de la vie chez l'homme (et comparativement chez la femme), concerne des sujets appartenant à la société civile. Cette enquête a porté sur 17.406 cas. Elle donne les résultats suivants au *pourcentage des malades* chez l'homme :

De 14 à 19 ans.	8.20	0. 0
20 à 29 —	65.67	—
30 à 39 —	18.31	—
40 à 49 —	5.35	—
50 à 59 —	1.89	—
60 à 69 —	0.54	—
70 à .. —	0.02	—

Cette statistique correspond ainsi à la première jeunesse, à la jeunesse, à la maturité, au déclin, à la vieillesse : nous suivons la terminologie des auteurs, bien qu'elle soit prématurément un peu sévère pour l'homme et la femme, en parlant déjà de déclin à partir de la quarantième année.
Le tableau comparatif chez l'homme et chez la femme est le suivant :

	Hommes.		Femmes.	
Première jeunesse (de 14 à 19 ans). .	8	0/0	21	0/0 (*des malades*)
Jeunesse (de 20 à 29 ans).	66	—	58	— —
Maturité (de 30 à 39 —).	18	—	16	— —
Déclin (de 40 à 49 —).	5	—	5	— —
Vieillesse (de 50 à .. —).	3	—	0.7	— —

Si l'on classe les malades de ville sous la rubrique de bourgeois et les malades d'hôpitaux sous celle d'ouvriers, la femme de la première catégorie est surtout atteinte à partir de la 20e année, et l'ouvrière à partir de la 18e. Quant à l'ouvrier même du sexe masculin, la syphilis commence à l'atteindre à sa 16e année pour prolonger son emprise contagieuse maxima jusqu'à **33** ans, et la fréquence des contaminations l'emporte, pendant ce laps de temps, sur celle qui frappe les hommes du même âge dans la classe bourgeoise; mais, au contraire, à partir de la 24e année et au delà, le chiffre des contaminations bourgeoises l'emporte et reste supérieur au chiffre des syphilis populaires. L'absence de la syphilis primaire et secondaire ou du moins son extrême rareté chez le vieillard est un trait commun aux hommes des deux classes, bourgeois et ouvriers. La *Presse médicale*, 4 avril 1900 et Conférence internat. de Bruxelles, 1re session (1899).

Nous nous arrèterons, en premier lieu, à celles de M. Delorme.
Le savant Directeur, s'appuyant sur des statistiques comparatives
recueillies par des principaux et des majors studieux, MM. Moty,
agrégé libre, Alvernhe, Lafeuille et autres, et retenant les chiffres
civils avancés avec des preuves plus ou moins absolues par des
syphiligraphes consultants accrédités, montre que, dans la garnison
de Paris, cinq régiments n'étaient contaminés de syphilis que
dans la proportion de 1.3 0/00 hommes de l'effectif, tandis que,
dans le même temps, la population civile parisienne — d'après
les syphiligraphes civils — l'était dans la proportion de 6,4 0/00
habitants. Venant à d'autres foyers citadins dont la réputation d'intégrité intersexuelle est, il est vrai, au-dessous du médiocre,
M. Delorme ajoutait que telle population civile, celle de Rouen,
par exemple, comptait, d'après le Dr Nicolle, 1 syphilitique sur
7 habitants, ce qui donne 143 syphilitiques sur 1.000 âmes (1).

Quelques années plus tôt, en 1901, M. le Dr Ferrier consacrait un
mémoire particulier à la preuve de la supériorité sanitaire spéciale
de l'armée sur la population civile. Il puisait ses éléments dans les
travaux produits à la première session de la Conférence internationale de Bruxelles en 1899, les uns par des médecins étrangers, les
autres par des médecins français. C'est ainsi qu'à Berlin, d'après le
Dr Blaschko, dans les années où la garnison de la capitale présentait une morbidité vénérienne de 4 0/0 (pour cent), les ouvriers
atteignaient la proportion de 8 0/0, les marchands 16.5 0/0, et les
étudiants 25 également pour cent. A Leipzig, le Dr Otte, sur une
statistique établie pour la Caisse d'assurance de cette ville, montrait
qu'en l'année 1898 les maladies vénériennes avaient sévi sur les
adhérents du sexe masculin (mariés, célibataires et de tous âges) dans
la proportion de 58,1 0/00 (pour mille) quant aux deux affections
les moins graves, et de 7,9 0/00 pour la syphilis : or, dans cette

---

(1) *Mém. sur la syphilis dans l'armée* et sur sa prophylaxie. *Op. cit. in initio*
(séance Acad. méd. 23 avril 1907). — Dans la séance du 20 décembre 1006, à la
Société de médecine militaire française, le distingué médecin de troupes,
Dr Lafeuille, lisait un intéressant rapport où nous relevons cette déclaration :
« L'armée n'est point, comme on l'a trop souvent dit, un centre de diffusion de la
syphilis : 2 hommes sur 1.000, en effet, contractent cette affection au régiment,
tandis que dans la population civile, les jeunes gens de même âge fournissent un
nombre d'atteintes triple. »
Le lecteur consultera également avec intérêt un mémoire, présenté sous forme
de conférence, du Dr Moty, médecin principal de 1re classe, alors médecin en chef
de l'hôpital militaire parisien Saiut-Martin (auj. Villemin). Ce travail, d'ailleurs
d'esprit réglementariste, a été inséré intégralement dans le *Bulletin de la Société
française de prophylaxie* (10 fév. 1905, p. 108-125).

même année 1898, les maladies vénériennes avaient atteint l'armée
allemande dans la proportion de 21 0/00 et la syphilis dans celle de
4,4 0/00. La comparaison était favorable à l'armée.

En France, à l'hôpital mixte de Rochefort, M. Legrand, médecin
de 1re classe, chargé de la statistique à l'inspection générale du service de santé de la marine avait, pour une période de vingt-sept ans,
1872-1898, relevé que sur 1.000 entrées de malades, le groupe de
l'armée de terre fournissait une moyenne de 110 vénériens, le groupe
marin 150, et le groupe civil 197 ; encore n'avait-il noté, chez les
civils, que les jeunes gens de 18 à 20 ans. D'après les recherches et
communications personnelles du même correspondant à M. Ferrier,
la proportion des vénériens, numériquement défavorable à la population civile, serait la même dans tous les autres grands ports et arsenaux maritimes. Enfin, faisant état, d'une part, des statistiques
lyonnaises réunies par M. le Pr V. Augagneur, alors chirurgien en
chef de l'hôpital de l'Antiquaille, qui avait reçu dans son service,
en 1897, 24 jeunes gens de 20 ans, atteints d'ulcères syphilitiques
primaires, et, en 1898, 15 jeunes gens de 21 ans atteints du même
accident; d'autre part, du nombre des recrues de la classe 1898,
se montant à Lyon à 3.417 inscrits, M. Ferrier concluait : 1° que les
chiffres, qui donnent une moyenne de 7 syphilitiques pour 1.000
en 1897 et de 4,3 0/00 en 1898, ne représentaient qu'une faible
fraction des syphilis contractées de 20 à 21 ans dans la population
lyonnaise et que : 2° sans aucun doute, en ces conditions, la morbidité vénérienne de cette population civile était supérieure à celle
de la garnison (1).

Le savant inspecteur général du service de santé, M. le Dr Chauvel,
délégué du Ministère de la Guerre en 1899 à la première session de
la Conférence internationale de Bruxelles, avait étudié cette même
question sous un jour qu'on peut dire nouveau : il mit en lumière
ce fait que nombre de contaminations relevées dans les statistiques
officielles de l'armée comme ayant frappé les jeunes soldats au
cours de la première année du service, ne pouvaient chronologi-
quement être imputées à leur vie militaire pour la raison décisive
que ces jeunes gens ou bien étaient déjà en cours de maladie en

___

(1) « Vénéréologie militaire : *De la fréquence relative des maladies vénériennes
dans l'armée et la population civile.* » *(Le Caducée*, n° du 6 nov. 1901). *Le Caducée*,
dirigé par le Dr Granjux, ancien médecin de l'armée, est un journal consacré
exclusivement à la chirurgie et à la médecine militaires (guerre, marine et
colonies).

arrivant au corps ou qu'ils en avaient pris le germe dans les jours qui précédaient immédiatement l'incorporation, circonstances indéniablement traduites par l'aspect chronologique de la maladie même ou par la date toute récente de l'éclosion de l'accident primaire.

L'attention des médecins de troupes, attirée sur cette situation, confirma l'observation de l'éminent inspecteur. Il ne pouvait être désormais question de mettre au compte des maladies intersexuelles gagnées pendant la présence dans le rang, des maladies prises antérieurement soit au cours de la vie civile, soit à l'expiration même de cette vie civile (1).

Dès cette époque, les statistiques médicales de l'armée consacraient des graphiques probants à la démonstration de ce fait. Le graphique de l'année 1900 indique ainsi une moyenne de 400 (quatre cents) vénériens présents par mois, de janvier à septembre, dans les hôpitaux et les infirmeries de l'armée. La libération de la classe amène en septembre et octobre une diminution de vénériens présents qui réduit le nombre de cette catégorie de malades en traitement à un chiffre oscillant entre 230 et 300 (deux cent trente et trois cents). Mais en novembre, dans le mois qui correspond à l'arrivée des recrues, on note une brusque et forte ascension qui fait remonter le nombre des vénériens traités à 500 (cinq cents) cas présents. Ces jeunes vénériens entrent soit aux hôpitaux, soit aux infirmeries *dans la quinzaine* qui suit leur incorporation, et les rédacteurs de la statistique de conclure sinon textuellement du moins justement : « S'ils sont atteints de l'accident primaire, ces jeunes soldats (puisqu'il faut les appeler déjà de ce nom) viennent de le prendre dans les deux ou trois semaines de fêtes alcooliques et galantes qui accompagnent invariablement l'appel au bureau de recrutement; s'ils sont atteints d'accidents secondaires ou même tertiaires, il est encore plus difficile de faire peser la responsabilité de leur mal sur la vie militaire. »

En 1901, les rédacteurs donnent des statistiques détaillées pour la

---

(1) Communication de M. le médecin inspecteur Chauvel à la Société de prophylaxie sanitaire et morale dans le débat *sur le péril vénérien dans l'armée*, à l'occasion du Rapport du Dr Burlureaux. Aux épisodes français, justificatifs de son observation, M. Chauvel ajoutait les observations similaires d'un médecin allemand, le Dr Fobold, stadtartz, pour l'armée allemande : l'époque de l'incorporation des recrues au mois d'octobre amenait chaque année une recrudescence marquée de maladies vénériennes dans les hôpitaux militaires. M. le Professeur Brissaud avait soutenu contradictoirement que la majorité des syphilis présentées par les jeunes militaires avaient été contractées sous les drapeaux. (*Bull.* Soc. proph., 10 octobre 1901, p. 117-121. — *Caducée*, n° 7, 5 octobre 1901.)

VIII⁰ région d'armée (quartier général, Bourges) où les médecins
ont relevé les maladies vénériennes antérieures à l'incorporation
dans douze corps de troupes ; sur 164 vénériens (soit 25 syphilitiques, 8 ulcères simples, 131 blennorrhagiques), 41 étaient déjà
contagionnés en arrivant au corps, soit 8 syphilis secondaires et
33 blennorrhagies, soit 1/4 du total. En 1902, dans cette même
VIII⁰ région d'armée, sur 260 vénériens (soit 58 syphilis, 17 ulcères
simples, 105 blennorrhagies) 45 étaient déjà malades en arrivant au
corps, soit 12 syphilis et 33 blennorrhagies ; les rédacteurs relèvent
en passant que sur 215 maladies vénériennes contractées *après*
l'incorporation, 42 l'avaient été en dehors de la garnison, *en permission*. Les médecins du XII⁰ corps (quartier général, Limoges), en
cette même année 1902, ont relevé que sur 274 blennorrhagies,
29 ont été contractées *avant* l'incorporation et 85 *en permission*, en
dehors de la garnison ; que sur 108 syphilis, 46 sont antérieures à
l'incorporation et 9 contractées en dehors de la garnison, soit 55
non imputables à la vie militaire, 53 seulement pouvant lui être
attribuées. En 1904, au XII⁰ corps d'armée, il est relevé que sur
353 blennorrhagies, 43 sont antérieures à l'incorporation, et, sur
76 syphilis, 23 doivent être attribuées aux recrues trouvées malades
dès le premier jour de leur arrivée à la caserne. Poursuivant cette
même année 1904, dans cet ordre d'idées, leurs recherches, les médecins de troupes du VIII⁰ corps notent que sur 392 maladies vénériennes dont l'éclosion est postérieure à l'incorporation, 315 ont été
contractées dans la vie de garnison et 77 au dehors, en permission.

Il reste de cette première série de statistiques intéressantes que
un nombre très notable de ces maladies vénériennes, syphilis et
blennorrhagies dites précoces, puisque présentées par de très jeunes
soldats, ne peuvent être attribuées au milieu militaire qui serait
ainsi rendu inexactement responsable de tous les accidents intersexuels enregistrés pendant la première année de service. Mais de
là à conclure, comme l'éminent M. Chauvel s'était laissé entraîner
à le faire, sous l'impression des recherches nouvelles qu'il avait si
scientifiquement provoquées : « *Le plus grand nombre des contaminations* signalées pendant la première année de séjour sous les
drapeaux, *ont eu lieu dans la vie civile*, avant l'arrivée au corps (1) »,
nous croyons qu'une rigoureuse logique ne le permet pas absolument en l'état, et c'est dans les statistiques mêmes de l'armée que
nous puisons notre doute.

---

(1) Chauvel *op. cit.*, p. 117.

Une autre classe de statistiques corrobore en effet notre interprétation des statistiques précédentes.

Ces dernières statistiques établies, comme nous l'avons déjà dit, avec rigueur et un intelligent souci du détail étudient, les unes, pendant la dernière phase de la période du service de trois ans, les autres pendant nombre d'années de la période du service de deux ans, l'état sanitaire des soldats selon qu'ils sont *depuis moins d'un an* et *depuis plus d'un an* sous les drapeaux; or, pour la seconde catégorie de ces statistiques, celles qui visent le service de deux ans, l'effectif des deux classes présentes en même temps étant numériquement équivalent, si l'abondance de l'irruption des maladies vénériennes apportées par les recrues dépassait le taux de ces mêmes maladies chez les soldats ayant plus d'une année de service, on verrait très probablement la proportion des vénériens, soldats *depuis moins d'un an*, toujours excéder celle des soldats *depuis plus d'un an* sous les drapeaux. Le fait se produit-il ?

Arrêtons-nous d'abord aux statistiques données selon l'ancienneté de service de 1895 à 1904 qui ne catégorisent point les maladies chez les soldats, il est vrai. Pour cette phase, l'effectif de l'armée (effectif total) varie entre 450.000 et 550.000 hommes (1).

MORBIDITÉ SPÉCIFIQUE PAR ANCIENNETÉ DE SERVICE 0/00

A

(Le Tableau A ne catégorise pas les maladies; leur chiffre est global)

Service.	1895	1896	1897	1898	1899
Soldats ayant plus d'un an	40,28	36,15	33,90	34,0	35,6
— moins d'un an . . .	38,08	34,46	32,48	34,2	36,6

Service.	1900	1901	1902	1903	1904
Soldats ayant plus d'un an	34,0	34,8	34,4	34,4	34,4
— moins d'un an . . .	35,0	34,9	33,7	33,7	34,1

Le second tableau catégorise les maladies; mais nous pouvons laisser de côté l'ulcère simple dont la rareté touche à l'insignifiance, soit 3,92 et 3,40 0/00 chez les soldats de plus d'un an et de 3,18 et 2,21 0/00 chez les soldats de moins d'un an en 1909 et 1911; la

(1) En 1895 : 489,785. — 1896 : 508.825. — 1897 : 523.286. — 1898 : 616.722; présents : 534.904. — 1899 : 605.857; pr. : 530.357. — 1900 : 572.029; pr. : 504.503. 1901 : 554.219; pr. 488.133. — 1902 : 485.207; pr. 429.038. — 1903 : 489.673 pr. : 428.493. — 1904 : 474.345; pr. : 417.091.

supériorité d'intégrité reste d'ailleurs ici à ces derniers. L'effectif de l'armée (intér.) est en moyenne, dans cette période du service de deux ans, de 200.000 h. pour chaque classe présente (1).

B

I. — BLENNORRHAGIE 0/00 :

	1905	1906	1907	1908	1909	1910	1911
Soldats de *plus* d'un an. . .	22,90	23,03	24,49	22,18	—	23,1	21,89
— de *moins* d'un an. .	25,66	25,65	23,96	21,91	—	20,47	19,86

II. — SYPHILIS 0/00 :

	1908	1909	1910	1911
Soldats de *plus* d'un an	7,90	8,71	8,25	8,92
— de *moins* d'un an	7,61	6,63	7,04	6,73

L'examen des deux tableaux ci-dessus ne nous paraît point permettre de décider que la morbidité spécifique des soldats *depuis moins d'un an* sous les drapeaux l'emporte sur celle des soldats qui y figurent *depuis plus* d'une année, en admettant toutefois que la méthode avec laquelle sont dressées les statistiques ne fasse pas figurer au compte de la morbidité des soldats placés dans l'effectif de la seconde année un nombre considérable de récidives des maladies gagnées dans la première année de service (2). Si l'on excepte dans le tableau A les années 1898, 1899, 1900 et 1901; dans le tableau B les années 1905 et 1906 (pour la blennorrhagie) on voit que, toutes les autres années, soit dix sur seize, c'est au contraire la morbidité spécifique des soldats de la catégorie *de plus d'un an* qui l'emporte numériquement sur la morbidité de ceux qui ont moins d'ancienneté de service (3).

---

(1) Effectif (Armée intér.) *total* :

	1906	1907	1908	1909	1910	1911
Soldats de *plus* d'un an .	252.028	220.268	222.028	235.650	235.818	229.511
— présents	219.731	190.562	192.744	204.256	203.635	199.733
Soldats de *moins* d'un an	198.146	220.106	225.709	225.672	230.601	214.567
— présents	177.372	196.310	205.574	199.815	204.175	190.628

(2) Ces récidives ou doubles emplois seront-ils d'ailleurs en nombre suffisant pour fausser la statistique morbide de la seconde année de service?

(3) Cet ordre de recherches, sans avoir été poussé comme le font aujourd'hui les rédacteurs de la statistique médicale de l'armée sous l'influence de M. l'Inspecteur général Chauvel, paraît avoir préoccupé, certaines années, les médecins

Quoi qu'il en soit des résultats d'une comparaison entre l'armée et les populations fixes, évoquée peut-être un peu trop systématiquement et comme par esprit de corps ; quoi qu'il en soit aussi d'un débat particulier qui semble seulement académique si ceux qui le soulèvent n'en veulent pas faire la base de conclusions formelles et le point de départ de réformes effectives où il convient, il reste ce fait capital, considérable de l'extraordinaire progrès de l'état sanitaire spécial, de l'hygiène intersexuelle du soldat français incorporé, surtout depuis la loi de 1889, dans des conditions sociales et morales d'un caractère nouveau. Pour nous, nous souscrivons présentement sans restriction, à la conclusion que cet éminent représentant de la médecine militaire inscrivait, même avant l'application de la loi de 1905, dans l'important mémoire que nous avons cité : « Non seulement le temps de service militaire est, en France, celui pendant lequel les jeunes gens contractent le moins de syphilis, mais encore c'est pendant son passage sous les drapeaux que le jeune Français apprend le mieux à s'en préserver pour l'avenir (1). » Mais du même trait, nous ajouterons que la médecine militaire ne peut guère prononcer un jugement plus sévère, d'une part, sur l'insuffisance de l'éducation positive et morale donnée à la jeunesse masculine par les familles et les éducateurs publics, et d'autre part, sur l'administration et la pratique de la police des mœurs : car enfin, si, au dire même de tels médecins militaires, la société civile est dans un état sanitaire spécial inférieur à celui de l'armée, n'est-ce pas que le système de protection de l'armée est supérieur à celui de la société civile ? Et cette conclusion va précisément contre toute approbation et tout appui donnés au mode et à l'institution de la Réglementation.

---

de notre armée sous le Second Empire. C'est ainsi que la *Statistique médicale* de 1868 relève le chiffre des vénériens parmi les jeunes soldats dans la première année de leur service. La proportion des malades de cette catégorie est de 121 0/00 de l'effectif total ; la moyenne des entrées de vénériens à l'hôpital étant de 154 pour l'effectif total, elle est de 275 pour le seul effectif des hommes de la première année. En 1869, cette proportion pour les soldats de première année atteint 199 0/00. L'année suivante (après la première année) le chiffre tombe à 119 0/00. Le rédacteur de la statistique ajoute cette observation : « La comparaison suivante donne une idée exacte du fait : il y a, dans l'armée, *un* homme de la première année pour 8,5 à 9 hommes du total de l'effectif, et il y a *un* vénérien de cette catégorie pour 5,1 du total des vénériens. Ceux de *ces* vénériens qui sont admis aux hôpitaux, 3.394, forment plus du sixième des vénériens hospitalisés. » (*Op. cit.*, p. 20).

Ici, dans l'armée de métier, la proportion numérique morbide semble au contraire, telles années du moins, défavorable au soldat depuis un an seulement sous les drapeaux.

(1) M. l'Inspecteur général Dr Delorme, Acad. de Méd., 23 avril 1907. *Op. cit.*

V

L'attribution d'un rôle actif de la Police des mœurs dans le changement favorable si accentué de la santé de l'armée ne peut être soutenue à aucun autre point de vue. — Les nouvelles lois de recrutement et l'organisation régionale mettent en évidence la seule influence de causes générales et profondes sur la vie sexuelle du soldat, causes ethniques, morales, géographiques, etc.

La Police des mœurs subsistant partout en France, identique dans son fonctionnement, comment expliquer sans d'autres causes, souveraines celles-ci, les divergences parfois extraordinaires qui existent dans l'état sanitaire spécial des Corps d'armée, selon les régions qu'ils occupent? Selon les villes? le voisinage des ports? Selon qu'ils stationnent dans le nord, l'ouest, le centre, l'est ou le midi de la France ? Selon le régime des boissons? etc.

Parallèle entre les armées de Bretagne et les III° (Rouen), XV° (Marseille), XVI° (Montpellier), XVII° (Toulouse), XVIII° (Bordeaux) Corps. — Observations sur l'état sanitaire des Corps du Nord et du Centre.

Écarts numériques favorables et défavorables entre les formations d'un même Corps régional, entre les unités d'une même formation. — Hauts et bas annuels se succédant souvent sans ordre.

Petites villes de garnison, contrairement à l'observation ordinaire, parfois plus contaminées que les grandes, etc.

Revenons maintenant, pour ne plus nous en écarter ni distraire, à l'examen exclusif des seules statistiques militaires; pénétrons plus avant dans le détail numérique.

La répartition régionale des corps d'armée va nous permettre, va nous obliger à reconnaître de plus en plus que l'attribution d'un rôle efficace de la police des mœurs dans les résultats satisfaisants attestés par les chiffres globaux dont la médecine militaire se félicite à si juste titre, doit être écartée, et que cette exclusion apparaît de plus en plus motivée et justifiée aux esprits impartiaux.

Ce qui ressort nettement dans cet autre examen, c'est que les groupements militaires — on en peut dire autant des populations civiles — sont en réalité sous la dépendance de causes agissantes, les unes anciennes, organiques, fixes et constantes, les autres intermittentes, accidentelles, mobiles ou occasionnelles, les unes apparentes, les autres effacées, les unes parfaitement définissables, les autres non encore exactement définies, qui jouent à travers les masses un rôle autrement décisif que la parcellaire, inégale, incohérente tyrannie correctionnelle que reste la Police des mœurs.

Qu'est-ce d'abord que ces différences considérables, ces écarts parfois prodigieux dans les relevés numériques de la morbidité sexuelle des troupes. *selon la région* qu'elles occupent, selon le recrutement ethnique qui les a constituées ?

Si l'on examine en effet les statistiques des corps d'armée tels que la loi de 1873 les a répartis dans les régions territoriales de la France, l'attention est promptement éveillée par l'élévation de la morbidité spécifique dominante et constante, qui règne dans plusieurs de ces régions non indifféremment réparties sur la surface du pays.

De ces régions, quelques-unes sans doute appartiennent au Nord : telles le Gouvernement de Paris, la région occupée par le III⁰ Corps dont le quartier général est à Rouen, qui groupe les départements de la Seine-Inférieure, du Calvados, de l'Eure et quelques arrondissements de Seine-et-Oise.

Mais les autres régions, très fortement morbides, appartiennent toutes au Sud et au Sud-Ouest.

Ces régions sont celles qui sont occupées par le XVIII⁰ Corps (quartier général Bordeaux) groupant les départements de la Charente-Inférieure, de la Gironde, des Landes, des Basses et Hautes-Pyrénées ; le XVII⁰ Corps (quartier général Toulouse) avec les départements du Lot, du Lot-et-Garonne, du Tarn-et-Garonne, de la Haute-Garonne, de l'Ariège et du Gers ; le XVI⁰ Corps (quartier général Montpellier) avec les départements de l'Hérault, de la Lozère, de l'Aveyron, des Pyrénées-Orientales, de l'Aude et du Tarn ; enfin le XV⁰ Corps (quartier général Marseille) avec le Var, les AlpesMaritimes, les Basses-Alpes, les Bouches-du-Rhône, le Gard, le Vaucluse, l'Ardèche et la Corse. Le XIV⁰ Corps (quartier général Lyon) occupant les départements du Rhône, de l'Isère, Haute-Savoie et Savoie, Hautes et Basses-Alpes, la Drôme, pourrait figurer, telle et telle année, dans cette énumération.

Entre ces deux groupes rouennais et parisien d'une part, méridional de l'autre, se placent les régions de l'Ouest, du Nord, de l'Est et du Centre, qui présentent un état sanitaire spécial, nettement et constamment supérieur à celui des deux groupes mitoyens.

En résumé si l'on met à part le III⁰ Corps (Rouen) et Paris, on voit que le taux de la morbidité vénérienne atteint un maximum durable dans les corps d'armée occupant les régions du Midi. Toutefois, et nous y reviendrons, le III⁰ Corps l'emporte constamment de beaucoup, par une morbidité vraiment sans rivale, sur toutes les régions méridionales même les plus éprouvées.

En commençant cette brève revue, il faut se garder d'oublier que tous ces corps du Midi ou des autres régions de la France quelles qu'elles soient, même ceux qui par comparaison présentent encore un état médiocre, ont participé et continuent à participer à l'amélioration générale et globale progressive mise en relief ci-avant. Leurs progrès sanitaires sont plus lents, semblent rencontrer plus de difficultés, voilà tout : mais comparés à eux-mêmes, pour des dates antérieures, ces corps présentent des progrès qui ne peuvent être niés.

Jetons un coup d'œil, en remontant assez loin en arrière; nous constaterons nettement (surtout si nous mettons en parallèle les statistiques des Corps régionaux plus sains) et la situation long-temps mauvaise de ces Corps méridionaux et la lenteur en même temps que la certitude de leur amélioration relative.

Prenons par exemple une première période, celle de 1893-1897. Paris avec son taux vénérien global de 36.7 0/00 (toutes ces statis-tiques sont rapportées au *pro mille* de l'effectif); Rouen (IIIe Corps), 60,1 ; Lyon (XIVe Corps), 31,2; Marseille (XVe Corps), 49,1 ; Mont-pellier (XVIe Corps), 33,3; Toulouse (XVIIe Corps), 37,7 ; Bor-deaux (XVIIIe Corps), 40,6, présentent pour cette période des moyennes qui surpassent de dix, vingt, trente-cinq unités morbides la moyenne de morbidité des Corps des autres régions.

Sans doute, certains Corps appartenant aux régions Nord ou cen-trales, moins ou beaucoup moins touchées, présentent parfois des moyennes élevées qui pourraient être rapprochées de certaines des précédentes : tels, précisément pendant cette période 1893-1897, le IIe Corps (Amiens), avec 36,6 ; le Ve Corps (Orléans), avec 30,9 ; le IXe Corps (Tours) avec 30,6 ; le XIIe Corps (Limoges), avec 38,4.

Mais cette situation ne dure pas.

Les années ou périodes suivantes édifient à ce sujet : nous les pre-nons sans choix : 1898-1902, 1903 1907, 1908, 1911. Nous voyons en effet le IIe Corps (Amiens) ne plus atteindre le chiffre de 30 0/00 ; il tombe à 24.4 (1898-1902) ; se relève à 28,23 (1903-1907); mais continue à s'améliorer, soit : 27,05 (1908), 23,71 (1911). Le Ve Corps (Orléans) : 24,5; 21,50; 23,29; 23,71 (1911). Le IXe Corps (Tours) 27,6 ; 25,13; 21,67; 20,31 *(id.)*. Le XIIe Corps (Limoges) : 28,5; 27,07; 26,46; 20,41 *(id.)*.

Au contraire, les Corps fortement et constamment touchés, Paris, Rouen et les méridionaux, tout en participant (nous le répétons) à l'amélioration générale due aux lois de recrutement, conservent encore pour ces périodes des chiffres toujours élevés; soit pour les mêmes quatre époques 1898-1902, 1903-1907, 1908. 1911, le gou-vernement de Paris : 30,8; 37,14; 31,98; 34,78. Le IIIe Corps (Rouen): 50,4; 50,53; 42,26; 42,38. Le XVe Corps (Marseille) 44,9; 44,31; 39,87; 38,66. Le XVIe Corps (Montpellier) : 31,9; 33,12; 26,84; 32,12. Le XVIIIe Corps (Bordeaux) 31,8; 35,20; 36,04; 33,13.

Une telle répétition tient évidemment à des causes organiques profondes, soit de milieu, de climat, soit d'ethnographie, de race, qui dominent la situation et rendent ici le soldat moins accessible à la nouvelle mentalité militaire. Des mœurs subsistent, expression d'un tempérament plus précoce, plus enclin, qui emporte sans nul doute les recrues, et, bien avant le jour du recrutement, la jeunesse masculine à la recherche intersexuelle. Au Midi, la passion s'épanouit plus tôt et les risques commencent à sévir aussitôt que la passion bourgeonne.

Objectera-t-on la situation géographique de Paris, de la région rouennaise? Paris est le type de la très grande ville; or toute grande ville est considérée comme foyer de prostitution ultra-malsaine.

Quant au IIIe Corps, à la région de Rouen, il y a tantôt quarante ans et plus que la médecine militaire, sous forme de Conseils de revision, incrimine justement les ravages de l'alcoolisme populaire, compagnon inséparable du vulgivagisme sexuel, dans cette belle province normande, qui donnait jadis avec l'Alsace les plus solides et nombreux conscrits de France. Ici donc, il ne peut être question ni dans un cas, ni dans l'autre, de contrariété à la règle du climat ou de la race.

Au premier rang des corps qui présentent un état des meilleurs sont le Xe Corps (quartier général Rennes) et le XIe Corps (quartier général Nantes), desquels on peut, telles années, rapprocher le IVe Corps (Le Mans), le XIIIe Corps (Clermont-Ferrand), le Ier Corps (Lille), le VIIIe Corps (Bourges). Mais la permanence et l'accentuation du bon état sanitaire des deux Corps qui occupent les provinces de l'Ouest ou en émanent, est typique. Pour désigner ces deux Corps, les médecins militaires en arrivent à les appeler l'*Armée de Bretagne (sic)* et s'étendent pour explication sur le tempérament des recrues et soldats bretons (1). Ces deux Corps ont constamment des moyennes morbides particulières, au-dessous des moyennes générales de l'armée, moyennes qu'elles contribuent ainsi pour la plus large part à améliorer. Disons d'ailleurs, à titre d'observation incidente, que l'emploi des moyennes, mode de mensuration ou mieux d'appréciation statistique non sans valeur, nécessaire en soi, conséquemment très usité, constitue un procédé quelque peu défectueux: les moyennes générales et globales surtout ne traduisent pas la vérité; elle la masquent; elles allègent les statistiques partielles chargées, et chargent les statistiques partielles indemnes.

____

(1) *Bull. Soc. Proph.*, 10 nov. 1911, Dr Granjux, pp. 153, 164-165.

Quoi qu'il en soit de ces réserves formulées en marge, le détail des statistiques particulières aux deux Corps qui forment l'armée de Bretagne, doit être cité en raison de son bas degré. Le Xe Corps (Rennes), après avoir dans la période 1893-97 offert la moyenne de 27,1, tombe en 1898 à 21,1; 1900, 17,7; 1898-1902, 18,5; 1906, 20,36; 1908, 14,89; 1911, 17,56. Le XIe Corps (Nantes) n'est pas moins exemplaire : en 1893-97, 22,3; 1898, 17,1 : 1898-1902, 18,8; 1900, 17,8; 1903-07, 20,03; 1906, 21,02; 1908, 17,11; 1911. 14.70. Ces statistiques distancent de loin les états cependant améliorés en 1911 du XVe Corps (Marseille) avec 38,66; du XVIIIe Corps (Bordeaux) 33,13; et même des XVIe Corps (Montpellier) avec 32,12 et XVIIe Corps (Toulouse) 34,20. Nous laissons le IIIe Corps (Rouen). qui tient toujours la tête dans le mal ou le pire, soit 42,38, cette même année 1911, et pourtant (ironie géographique!) est le voisin mitoyen d'un des Corps les plus intacts, le Xe Corps (Rennes).

Sans atteindre à l'excellence de l'armée de Bretagne, les autres corps régionaux du Nord, de l'Est, de l'Ouest et du Centre présentent également des moyennes constantes basses, souvent très basses — sauf quelques rares oscillations que l'on peut appeler des crises passagères et non des états caractéristiques — qui attestent pleinement la valeur causale du milieu, de la race et avec autant de persistance qu'il appert dans les régions méridionales. Nous ne répétons pas, ceci va sans dire, que l'amélioration générale s'est accentuée et se maintient pour ces corps dans des proportions saisissantes et confirmatrices de la haute influence des lois de recrutement.

Dans les périodes et années analogues, le tableau ci-dessous, dressé sur les statistiques de cette catégorie de corps extra-méridionaux, montre combien leur état sanitaire est comparativement et même absolument satisfaisant :

Corps d'armées et Régions	1898	1900	1899-1902	1903-07	1906	1909	1911
			Moyenne globale — 0/00 d'effectif.				
Ier Corps (Lille) . .	18,5	15,8	16,1	25,38	27,30	20,48	21,13
IIe — (Amiens) .	30,7	25,9	24,4	28,23	28,59	27,05	23,71
IVe — (Le Mans)	20,4	18,2	19,0	21,50	19,45	21,98	18,09
V^e — (Orléans).	25,1	25,4	24,5	21,20	19,48	23,29	19,05
VIe — (Châlons).	22,6	20,0	21,4	21,17	20,88	17,79	17,42
VIIe — (Besançon)	21,2	23,3	24,6	24,78	25,82	22,86	21,54
VIIIe — (Bourges).	20,2	22,5	20,8	21,00	22,46	16,02	17,25
IXe — (Tours). .	28,7	26,6	27,6	25,13	26,96	21,67	20,31
XIIe — (Limoges)	22,5	32,0	28,5	27,07	27,08	26,46	20,40
XIIIe — (Clermont)	25,4	26,1	26,8	22,53	21,35	20,63	20,55
XXe — (Nancy) .	22,9	31,7	26,1	25,04	22,93	19,25	22,38

Au demeurant, dans leur dernier état, cette catégorie de corps régionaux extra-méridionaux offre une moyenne globale oscillant entre 17 et 23 cas de maladies spéciales pour 1.000 hommes d'effectif.

Cette moyenne constante est même singulièrement instructive : on dirait, quand un certain minimum est atteint, qu'il ne peut être dépassé par de nouveaux minima, par un définitif progrès dans le mieux ; on dirait que la capacité de défense du groupement militaire est épuisée : en termes plus simples, on dirait que la morbidité vénérienne ne peut, dans les conditions actuelles, s'amoindrir complètement et descendre vers le zéro.

A certaines époques, ces états quasi-stationnaires ont vivement frappé les médecins militaires qui se heurtant annuellement à des taux morbides identiques, quasi-superposables, semblaient conclure qu'il était presque inutile de recommencer chaque année l'établissement de statistiques invariables dont on aurait pu faire clicher les colonnes et les chiffres pour reproduction indéfinie *ne varietur*. Il existe en effet une régularité singulière dans la reproduction annuelle surtout de la syphilis, mais elle n'évoque pas chez tous les médecins militaires des observations de même nature. Considérant avec raison le progrès général et global de l'état sanitaire actuel, rapproché des chiffres élevés constatés sous le Second Empire et dans les toutes premières années de la IIIe République, les uns, comme M. le médecin-inspecteur Dieu, interrogé par la Commission spéciale qu'avait nommée en 1904 M. Waldeck-Rousseau, alors président du Conseil, n'en déclarent pas moins qu'il y a diminution des maladies vénériennes et de la syphilis dans l'armée. D'autres soutiennent au contraire que la diminution de la morbidité vénérienne et surtout syphilitique est insignifiante. Cette dernière opinion, soutenue récemment encore (1), s'appuie sur les statistiques de ces dernières années mêmes. Soit ci-dessous les chiffres s'appliquant aux moyennes générales et globales de la syphilis militaire dans la période décennale 1896-1906 :

Années.	Syphilis 0/00 d'effectif.	Années.	Syphilis 0/00 d'effectif.
1896	6,9	1902	6,2
1897	6,5	1903	5,9
1898	6,8	1904	6,6
1899	7,9	1905	7,0
1900	7,4	1906	7,0
1901	6,7		

(1) *Bull. Soc. Proph.*, Dr Burlureaux, 11 nov. 1901. — Dr Granjux, *id.*, mai 1911, p. 101.

Si l'on ne saurait accepter l'opinion pessimiste peu fondée que les maladies vénériennes ont diminué seulement dans une proportion insignifiante, il reste cependant le fait d'une incontestable fixité dans le dernier taux syphilitique, et il est de droit scientifique strict de se tourner vers le régime réglementariste civil dans lequel se meut au demeurant la vie de toutes les garnisons et de lui demander compte. Un grand résultat sanitaire a été conquis, auquel ce régime est étranger : tout désormais doit-il rester en l'état et une barrière infranchissable est-elle élevée contre un nouveau progrès sur laquelle le système policier vient fatalement échouer grâce aux vices de son organisme même ?

La police des mœurs ne fait pas meilleure figure si l'on s'arrête à tel et tel autre épisode de l'existence propre des corps occupant la même région. S'il est un axiome accepté, c'est celui qui représente les petites villes, les petites garnisons comme particulièrement indemnes. Les statistiques médicales de l'armée s'arrêtent complaisamment sur ces cités heureuses : en 1895, elles mentionnent Tulle, Montluçon, Montbrison, Brive, Ancenis, Pontivy, Morlaix, comme des centres où la syphilis n'a fait aucune victime. En 1909, les médecins du VIe corps (Q. G. Châlons) énumèrent comme étant dans le même cas, Montmédy, Sézanne, Vitry-le-François, Stenay, Champigny, Mézières, Commercy : puis viennent comme également favorisées mais non tout à fait indemnes, Givet avec 0.52 ; Vouziers 1.0 ; Sainte-Menehould 1.21 ; Saint-Mihiel 1.44 ; Bar-le-Duc 1.58 ; Châlons 2.78... ; puis vient Épernay (20.000 habitants), qui compte cette même année plus de syphilitiques que toutes ces autres petites villes réunies : soit 9.13! Par contre Reims. qui comprend plus de 100.000 habitants, ne compte dans sa garnison que 2.85 cas de syphilis pour 1.000 soldats d'effectif! Quelle explication trouve-t-on à cette anomalie? Une seule, d'une invention facile, donnée par les réglementaristes : « Il y a un défaut de surveillance de la police des mœurs d'Épernay... (1) ».

Nous croyons que pour cet épisode et pour d'autres analogues se produisant sur une plus ou moins grande échelle, l'existence, l'activité ou la paresse de la police des mœurs n'expliquent rien : il

---

(1) Soc. proph. 10 nov. 1911, p. 161. Drs Granjux et Créquy. — V. le traité de M. l'inspecteur général Pr Léon Colin (du Val-de-Grâce) *Paris, son hygiène, se maladies*, sur les petites garnisons (Ch. xviii, art. XIV, p. 389, Prostitution et syphilis), Masson, édit., 1885.

est survenu des causes nocives que la constitution du réglementarisme non plus que sa pratique ne permettaient ni de prévoir ni de conjurer.

Que dire encore de cet incident survenu de même en 1909 ? Voici deux régiments de ligne, appartenant au même corps : l'un est cantonné à Autun-Le Creusot ; sa morbidité vénérienne globale annuelle a été de 16.0 ; l'autre réside à Dijon : sa morbidité vénérienne générale a atteint 59.0 ! La police des mœurs existe cependant également pour les femmes dans les deux groupes citadins, et de son côté la médecine militaire n'est apparemment pas moins vigilante dans la ville où les maladies spéciales sévissent le plus.

VI

Continuation de la démonstration de l'insignifiance et de l'inutilité de la Police des mœurs dans ses rapports avec la santé de l'armée.

Indépendance de l'évolution favorable ou mauvaise des trois maladies vénériennes ; leur autonomie clinique et statistique. — Absence de concordance dans l'augmentation, la stagnation ou la réduction parallèles de la syphilis, de l'ulcère simple et de la syphilis : fréquence de la discordance dans ces divers sens.

Nombreux exemples de cette discordance dans les corps d'armée régionaux.

Un autre point de vue, un autre mode d'examen écarte encore l'argument de la valeur de la police des mœurs : c'est l'indépendance réciproque avec laquelle les trois maladies vénériennes évoluent souvent, chacune vis-à-vis des deux autres.

Sans doute dans l'évolution capitale acquise, que nous ne cesserons de rappeler en faveur d'un état sexuel supérieur de l'armée, les trois maladies, syphilis, ulcère simple et blennorrhagie s'orientent vers une diminution commune : le fait est incontestable. La décroissance est triple, d'ensemble, et même l'ulcère simple a une tendance évidente à se réduire de plus en plus, à disparaître même (1). Mais, il n'en est pas moins curieux d'observer que cette loi d'un parallélisme évident dans l'évolution diminutive, n'est pas absolue.

Les trois maladies ne sont pas restées, pour employer un terme de droit civil, dans l'indivision. Elles ne sont pas soudées. Elles reculent, mais point du même pas, ou simultanément. A celui qui soutiendrait qu'elles sont indivises numériquement, on prouverait par des exemples, assez renouvelés pour ne pas être considérés comme des exceptions, que chaque maladie, et nommément la syphilis et la blennorrhagie, a une vie indépendante, une marche autonome. A celui qui prétendrait que la blennorrhagie et la syphilis sont libres de toute alliance et peuvent l'une toucher à l'apogée numérique quand l'autre est en pleine décadence, on

____

(1) Cette diminution est progressive et générale dans tous les corps régionaux. L'ulcère simple part de 12.7 0/00 en 1879, 14.7 (1881), 15.1 (1882), pour descendre graduellement à 12.7 ; 11.2 ; 9.7 ; 8.47 selon les régions en 1888 ; 6.8 en 1890 ; 7.3 ; 6.5 ; 5,1 ; 4,4 en 1900 ; et entre 1901 à 1905, de 2,9 à 2,3 ; puis de 1906 à 1911, tomber de 2,7 à 1,30.

pourrait aisément prouver au contraire par d'autres exemples que les deux maladies principales restent à égalité proportionnelle et sont inséparables de parenté statistique.

De telles incertitudes, de telles contradictions sont peu en faveur de l'influence réelle du réglementarisme.

Dans le cas réel où la Police des mœurs agirait sur telle maladie sexuelle, pourquoi, en effet, n'aurait-elle point d'influence sur telle autre?

L'impotence du système se vérifie d'ailleurs, dans le cas particuliers que nous soulevons, par une série d'exemples rapprochés les uns des autres dont tantôt l'opposition, tantôt la simultanéité ne sont pas un des traits les moins caractéristiques.

Prenons une année qui est restée célèbre médicalement dans l'histoire sanitaire du régime des cinq ans de service actif, l'an 1877 : jamais la moyenne globale de la morbidité syphilitique pour l'armée entière n'a été si basse, soit 6,8 0/00. Par contre, la blennorrhagie atteint un chiffre maximum, 42,8 ! Discordance.

En 1882, la moyenne syphilitique pour l'armée entière est remontée, 10,4. La moyenne blennorrhagique a diminué, 36,5. Discordance. Comme le précédent et les suivants, le calcul est établi pour mille hommes de l'effectif.

En 1886, le IV^c corps (Q. G. Le Mans) offre un minimum de syphilis, 4,99 0/00 : mais son rang est mauvais pour la blennorrhagie ; il présente 34,29. Discordance.

En 1886, le VIIe corps (Q. G. Besançon) tient le record de la syphilis pour toute l'armée, soit 12,35 ; au contraire c'est lui qui compte le moins de blennorrhagies, 10,08. Discordance.

Cette même année 1886 deux corps présentent une amélioration double concordante : le XVe corps (Q. G. Marseille) : syphilis, 7,07 : blennorrhagie, 19,66. Le Ve corps (Q. G. Orléans) : syphilis, 5,04 ; blennorrhagie, 21,37.

En 1886, le Ier corps (Q. G. Lille), au contraire offre une moyenne syphilitique relativement satisfaisante, 6,20 ; mais la blennorrhagie tient toujours un rang élevé, 30,15. Discordance.

Encore en 1886, deux corps présentent une aggravation concordante des plus accentuées et fâcheuses. Le IIIe corps (Q. G. Rouen) : syphilis, 11,68 ; blennorrhagie 89,95 ! Le Xe corps (Q. G. Rennes) atteint presque le double record de toute l'armée intérieure dans la morbidité vénérienne : syphilis, 14,01 ; blennorrhagie, 57,13 !

Passons à l'année suivante. En 1887, le Ier corps (Q. G. Lille) : syphilis, 4,85 (un minimum) ; blennorrhagie, 30,67. Discordance.

En 1887, le XVIIe corps (Q. G. Toulouse) : syphilis, 11,3 (un maximum de l'année) ; blennorrhagie, 35,52. Concordance.

En 1887. le XVe corps (Q. G. Marseille) ; syphilis 11,76 (un maximum de l'année) ; par contre est le corps qui offre le moins de blennorrhagies, 22,94. Discordance.

En 1887, le IIe corps (Q. G. Amiens) présente le tableau d'une amélioration double moyenne : soit, syphilis, 5,85 ; blennorrhagie (tendance à la diminution) 28,28. Concordance.

Encore en 1887, le IIIe corps (Q. G. Rouen) offre une série de maxima péjoratifs concordants : syphilis, 13,92 ; blennorrhagie, 56,53. Même l'ulcère simple, 22,92, abonde au IIIe corps.

En 1888, le VIIe corps (Q. G. Besançon) est en pleine discordance morbide : syphilis, 9,24 (un des maximums de l'année, corps d'Afrique compris : en Tunisie, 6,78). Blennorrhagie, 20,3 (un minimum). Très chargé d'ulcères simples, 9,5.

En 1888, le Ve corps (Q. G. Orléans) : syphilis, 8,0 (un maximum) ; blennorrhagie, 20,5 (un minimum). Discordance.

En 1888, le IVe corps (Q. G. Le Mans) : syphilis, 4,6 (un minimum) ; blennorrhagie, 25,8 (situation médiocre). Discordance.

En 1888, les quatre groupements régionaux suivants présentent une entière concordance dans la double morbidité aggravée, soit :

Le gouvernement de Paris : syphilis, 12,52 ; blennorrhagie, 38.5 : ulcère simple, 7,8.

Le IIIe corps (Q. G. Rouen) : syphilis, 13,9 : blennorrhagie, 42,3 : ulcère simple, 15,4.

Le XVIIIe corps (Q. G. Bordeaux) : syphilis. 8,1 ; blennorrhagie, 31,8 ; ulcère simple, 10,5.

Le XVe corps (Q. G. Marseille) : syphilis, 9,23 : blennorrhagie, 36,2 ; ulcère simple. 14,1 (1).

L'armée entière, pour les deux dernières années du service actif

---

(1) Nous avons dans un texte précédent (V. p. 138 et 149) signalé la diminution générale et progressive de l'ulcère simple (*vulgo* : chancre mou), les statistiques défavorables que nous citons ici ne constituent que des épisodes passagers. En général, il semble qu'il existe un parallélisme, une concordance plus suivis entre le taux de l'ulcère simple et celui de la syphilis qu'entre celui de la syphilis et celui de la blennorrhagie, bien que la proposition soit loin d'être absolue : exemple le cas du IVe corps (Le Mans), en 1887, qui vient en très bon rang dans l'armée intérieure avec 5,67 de syphilis 0/00, et au contraire tombe dans les rangs mauvais avec l'ulcère simple, 10,29. La blennorrhagie est plus autonome ; ses allures sont plus capricieuses ; elle prend des libertés numériques autrement grandes que l'ulcère simple et la syphilis. Pour la syphilis, elle a plus de fixité, moins d'oscillations, moins d'écarts soit dans l'aggravation, soit dans l'amélioration ; ses flottements offrent moins de hauts et de bas.

de cinq ans, présente : syphilis, en 1888, 9,3 : en 1889, 9,15, taux encore élevé ; la blennorrhagie 29,8 en 1888 : 28,3 en 1889. Son évolution diminutive est évidente.

Sous les deux lois de 1889 (service de 3 ans) et de 1905 (service de 2 ans), l'évolution se fait d'une façon accentuée dans le sens de la diminution : soit, pour l'armée entière, en 1901 : syphilis, 6,7 : blennorrhagie, 27,1.

En 1905, il y a légère recrudescence de syphilis, 7,0 ; continuation de la diminution de la blennorrhagie, 19.8. Discordance. En 1910, concordance dans l'amélioration : syphilis, 5.28 ; blennorrhagie, 16,5. En 1911 concordance dans une légère recrudescence des deux maladies : syphilis, 5,93 ; blennorrhagie, 27,29.

Nous ne nous arrêterons pas davantage à la question curieuse du non-parallélisme pour en discuter le fait ou le principe : l'individu, homme ou femme, qui s'expose dans un rapprochement vulgivague à se faire contaminer, pouvant indifféremment gagner une syphilis ou une blennorrhagie ; mais pourquoi la police des mœurs, qui se prétend un pouvoir d'extinction antivénérienne quasi absolu, échoue-t-elle d'une façon insigne contre la blennorrhagie, et son échec est-il si reconnu de la part des réglementaristes qu'un des praticiens les plus experts de la médecine administrative, M. le Dr Le Pileur, médecin de Saint-Lazare, déclare en l'espèce ici l'impuissance radicale de la police des mœurs et d'ailleurs de toute médecine coercitive (1) ?

Et cependant la blennorrhagie, aux yeux de nombre de médecins militaires qualifiés, a plus d'importance *actuelle* pour l'armée que la syphilis : ses ravages numériques sont autrement diffusés que ceux de la syphilis. La syphilis, dans ses plus nocives années, ne compte généralement que pour un quart, un tiers dans le chiffre global des maladies vénériennes. La blennorrhagie au contraire multiplie les journées d'absence dans des proportions toujours inquiétantes pour la puissance des effectifs (2).

(1) *De l'hospitalisation des prostituées vénériennes.* Broch., Paris, 1889. Le Dr Le Pileur se refuse, pour des considérations cliniques, à considérer comme indispensable l'internement des femmes atteintes d'affections d'origine blennorrhagique. Son collègue du Dispensaire, le Dr Commenge, l'a vertement critiqué de professer une telle opinion et surtout de la professer publiquement (V. *Prostitution clandestine à Paris,* p. 191).

(2) « Si nous avons si longuement insisté sur la syphilis, disait au cours du débat sur *Le Péril vénérien dans l'Armée* M. le Dr Burlureaux, c'est à cause du pronostic qu'elle comporte pour l'avenir de ses victimes et de son importance au point de vue social. Mais, au point de vue militaire proprement dit, la blennor-

En dehors du grand mouvement général, du courant global que l'influence de causes organiques, l'intervention de faits sociaux ou militaires majeurs ont déterminés, on voit donc encore ici combien la réalité annuelle, on pourrait dire mensuelle, journalière, est soumise dans l'ensemble des divers corps et à l'intérieur des corps eux-mêmes, à des épisodes et accidents, imprévus les uns, inévitables les autres ; explosions subites, brisures, reprises, retours en arrière, ascensions vers le mieux, chutes dans le pire, flottements, répétitions, fixités, tous les aspects se rencontrent. Ici nous voyons tantôt le défaut absolu de parallélisme, de concordance entre les deux principales maladies dans l'évolution aggravée : l'une des maladies atteint bien un maximum, un summum même, mais l'autre maladie ne se met point à l'allure de cette voisine ; elle reste stationnaire ou elle décroît ; notons que des deux maladies, telle année, c'est l'une qui croîtra, syphilis ou blennorrhagie, et l'autre qui diminuera ; telle année suivante, l'inverse va se produire : la maladie qui croissait diminuera, celle qui diminuait croîtra. Tantôt, nous voyons, au contraire, le parallélisme, la concordance, la simultanéité s'établir, conserver quelque temps leur train et tout à coup se disjoindre un peu, puis reprendre, mais pour évoluer dans un sens numérique, contraire au précédent (1).

Dans ce tourbillon, où distingue-t-on l'action de la Police des mœurs?

---

rhagie est bien autrement intéressante à cause de sa fréquence bien plus grande et du nombre colossal de journées d'indisponibilité qu'elle entraîne. » (Soc. proph. 10 oct. 1901, p. 116).

Il est difficile, après avoir au cours de ces études parlé si souvent de la blennorrhagie, de ne pas rappeler au moins incidemment, en dehors du dommage personnel immédiat qu'elle cause au partenaire contaminé, son véritable méfait vis-à-vis de l'enfant venant au monde : les médecins ophtalmologistes les plus autorisés estiment que sur les 25.000 aveugles dont est affligée la France, plus de 10.000 doivent leur cécité à l'infection dont leurs yeux ont été saturés au passage pendant l'accouchement ; l'ophtalmie purulente a provoqué les lésions destructives des membranes et des liquides du globe oculaire. Aux États-Unis, les recherches du Dr S. M. Burnett, de l'Université de Georgetown, ont prouvé que sur les 50.000 aveugles relevés par les statistiques des divers États, 15.000 doivent la perte de la vue à la blennorrhagie maternelle. Les frais annuels d'entretien nécessités par ces déshérités montent à sept millions et demi de dollars, soit 37.500.000 francs.

V. à l'*Appendice*, le document statistique avec commentaires sur les *journées d'absence pour traitement des maladies intersexuelles dans l'armée française; les réformes* et les *décès* causés par cette même catégorie de maladies, etc., p. 249.

(1) V. à l'*Appendice* 245-248 sur la concordance ou la non-concordance numérique des maladies spéciales dans les corps d'armées, les notes et tableaux d'ensemble (1900-1911) concernant l'armée française et, subsidiairement les tableaux statistiques comparatifs (1903-1907) concernant onze armées étrangères.

VII

Suite de la démonstration précédente.

Étude des statistiques sanitaires établies par *armes*.

Non-concordance de l'évolution des maladies sexuelles dans les troupes considérées par *armes*, dans le même corps, dans la même garnison, dans la même ville.

Exemple caractéristique de l'inégalité du taux morbide des troupes d'une même garnison selon l'arme : morbidité élevée des sapeurs-pompiers et des gardes républicains de Paris rapprochée de celle des autres troupes de la capitale.

Les rapports médicaux de l'armée ont adopté depuis longtemps, concurremment avec l'étude de la santé des corps par région ou garnison, une autre étude moins instructive, mais à laquelle, sans doute, on a attaché quelque importance, celle des effectifs *par arme*. Si cette rubrique, issue, sans doute, naturellement des rapports partiels des médecins attachés à chaque catégorie de troupes, ne s'est point imposée grâce à cette origine, elle aura pu être suggérée par quelque ministre curieux de détails d'ordre pittoresque ou quelque médecin-inspecteur, philosophe ironique désireux de saisir sur le vif le degré d'acuité et de fréquence qu'imprime tel ou tel uniforme aux rapports des soldats et des femmes, car au point de vue statistique ou clinique, qu'importe, en réalité, qu'une syphilis ait été conquise par un chasseur à pied ou un hussard, un artilleur ou un infirmier. Mais, nous aurions mauvaise grâce à risquer la moindre critique sur cette classification coutumière, car elle fournit un des meilleurs arguments contre les prétendues garanties que la Police des mœurs allègue mettre au service de l'armée, ou que tels médecins militaires croient que les groupements de troupes reçoivent d'elle.

Comme dans l'observation que nous venons de faire sur la concordance et la non-concordance de l'évolution des maladies spéciales, on constate également ici toute une suite de faits, d'incidents, d'épisodes qui parfois bouleversent les séries établies par rang d'intégrité ou de morbidité, en changent, en tout cas, souvent l'ordre et leur donnent à diverses reprises une apparence incohérente, chaotique, telle arme remportant cette année le prix de sagesse par le petit nombre de ses contagionnés, l'année ou les années suivantes se trouvant rejetée en queue, grâce à la multiplicité de ses blennorrhagiés et syphilitiques. Un tableau suivi de ce genre de statistiques ne manquerait pas d'exciter une sorte d'intérêt et provoquer des recherches particulières sur les causes de ces oscillations, éprouvées dans le même lieu par les mêmes formations militaires revêtues du même uniforme.

Mais, au nombre des désordres sanitaires aux quels assiste et collabore chaque année dans l'armée le régime réglementariste, il n'en est pas de plus grave que celui dont un des principaux corps régionaux est particulièrement le théâtre. Nous voulons parler de ce gros, de cet irréductible épisode morbide qui désespère le corps de santé militaire, dans lequel on voit une fraction importante du Corps d'armée du Gouvernement de Paris frappée invariablement, indéfiniment d'une morbidité spéciale double, triple, quadruple de celle qui atteint soit dans cette même ville des formations militaires vivant côte à côte au sein de la même garnison, soit au loin les troupes régionales les plus éprouvées comme celles des IIIe, XVe et XVIIIe Corps, soit même parfois, dans ce désastreux concours, les troupes d'Afrique sur lesquelles les maladies vénériennes sévissent avec une intensité qui ne connaît ni halte ni rémission aucune.

Quelle explication plausible invoquer quand on constate des divergences statistiques aussi déconcertantes, une suprématie morbide aussi écrasante que celle des Pompiers ou des Gardes républicains de la Capitale?

Nous prenons ces statistiques au cours des trois lois de recrutement : ni le service de deux ans, ni le service de trois ans, non plus que n'avait fait le service de cinq ans, ne modifient les termes de la situation. Dans Paris, les deux armes, en ce point tristement privilégiées, conservent sur les autres armes la primauté malsaine :

Années.	Syphilis 0/00			Ulcère simple 0/00			Blennorhagie 0/00		
	Autres Troupes du Gouv. de Paris.	Pompiers.	Gardes républicains.	Autres Troupes du Gouv. de Paris.	Pompiers.	Gardes républicains.	Autres Troupes du Gouv. de Paris.	Pompiers.	Gardes républicains.
1888	12.92	41.38	22.74	7.8	12.64	1.72	38.1	127.59	50.29
1889	13.0	53.6	19.2	12.0	16.7	6.7	36.4	112.3	69.1
1890	12.4	33.5	23.3	7.4	9.4	2.6	35.8	100.6	42.0
1901	8.3	10.8	40.4	2.3	2.3	6.3	23.3	46.8	69.1
1903	7.2	8.4	26.3	1.3	3.1	1.3	27.3	50.6	69.9
1904	6.9	14.5	21.4	1.8	1.7	4.1	27.9	45.3	67.4
1909	6.90	20.45	9.54	1.6	12.95	0.68	23.7	47.34	36.80
1910	7.2	19.02	7.19	1.30	6.15	1.37	24.4	58.74	41.13
1911	8.44	10.11	21.42	1.52	3.37	5.35	24.82	35.41	51.41

De l'examen de ce tableau, il ressort que si pompiers et gardes subissent finalement le contre-coup de l'amélioration sanitaire régie par les lois générales de recrutement qui, d'ailleurs, n'ont rien de commun avec leur recrutement particulier (1), ils n'en offrent pas moins, jusqu'au bout, des chiffres annuels de maladies spéciales que l'on peut certaines années qualifier d'exorbitants, et qui, chaque année, dépassent de beaucoup la mesure commune. Et qu'est-ce donc que ces deux armes, ces pompiers et cette garde républicaine, sinon l'une une variété de sapeurs du génie, et l'autre un simple corps de gendarmerie, tels qu'on en retrouve, sous forme identique ou à peu près, dans les autres régions plus ou moins éloignées du Gouvernement de Paris ? Comment, encore une fois, expliquer de pareils écarts ? Quels motifs viser ? La Police des mœurs qui subsiste avec le même format dans toutes les garnisons, n'explique rien. On distingue nettement que tout se passe, ici comme ailleurs, en dehors d'elle et que les pires manifestations morbides éclatent avec une régularité clinique et chronologique imperturbable dans des milieux où les règlements ne peuvent ni conjurer ni réduire le mal. Si du reste l'étude des diverses garnisons était poussé à fond, il est certain que les mêmes contrastes qui surgissent entre les diverses formations de la garnison de Paris, seraient relevés dans d'autres régions où la Police des mœurs est aussi en pleine et ancienne pratique.

Ajoutons, puisque nous avons relaté cet épisode morbide de la vie intersexuelle des gardes et pompiers parisiens, que la primauté regrettable de ces militaires n'a point toujours existé dans la garnison de la Ville. Il fut un temps où ces deux armes tenaient, au contraire, la tête parmi les formations les moins éprouvées de l'armée entière. Sans doute, dans les quatre dernières années de l'empire, il se manifeste chez les pompiers et la garde municipale une ascension vénérienne assez marquée, mais les deux armes n'en

---

(1) Les sapeurs-pompiers se recrutent parmi les soldats de toutes armes ayant au moins dix-huit mois de présence sous les drapeaux ; les rengagements assurent au régiment parisien un effectif toujours complet et expérimenté. Les pompiers sont retraités après un maximum de vingt-cinq ans de service.

Le recrutement de la garde républicaine est le même que celui du corps de la gendarmerie : il est surtout basé sur le statut des rengagements renouvelables et le maintien au service des rengagés après quinze ans. Les gendarmes sont retraités à 55 ans d'âge.

Ces conditions rapprocheraient les sapeurs-pompiers et les gardes républicains de Paris des militaires de métier de l'ancienne armée et contribueraient à expliquer, avec le prestige d'un uniforme particulier et l'élévation de la solde, les facilités dangereuses de la vie intersexuelle offerte à ces soldats ou recherchée par eux.

figurent pas moins celles qui sont de toutes, l'infanterie de ligne comprise, les moins affectées, et lorsque la ligne atteint le taux vénérien élevé de 97, 96, 95, 91 et 84 0/00 d'effectif de 1865 à 1869, les sapeurs-pompiers, les gardes de Paris, flanqués dans la classification officielle de la gendarmerie de la Seine, s'en tiennent pendant ces mêmes années à 34 en 1865, 22 en 1866, 44 en 1867, 65 en 1868, 64 0/00 en 1869.

VIII

Suite de la démonstration précédente.

Observations sur la valeur soi-disant protectrice de la Police des mœurs, sous forme de maisons de tolérance recommandées à l'attention du soldat.

Exemples d'épidémies de maladies intersexuelles dans diverses garnisons françaises, dues aux maisons de tolérance : rapports annuels de médecins militaires à ce sujet.

Nous devons intercaler ici quelques observations sur les résultats sanitaires dus aux maisons de tolérance, du moins à celles qui de moins en moins nombreuses ou plus exactement de plus en plus rares, subsistent dans les villes importantes de garnisons et même dans quelques petites cités provinciales. Bien que l'amélioration de la santé sexuelle de l'armée coïncide avec la disparition accentuée de ces établissements, c'est un lieu commun dans beaucoup de rapports militaires de déplorer leur raréfaction : « Les maisons publiques autorisées sont la pierre angulaire de la police des mœurs. » L'axiome subsiste encore dans l'argument de tels chefs médicaux contemporains comme au temps où l'éminent inspecteur général, M. Legouest, faisait sa profession de foi réglementariste à la tribune de l'Académie de médecine, en 1888, lors du débat soulevé par le projet de légalisation de la police des mœurs du Pr **A.** Fournier, ou plus avant, au surlendemain de la guerre de 1870, quand le chef parisien du service des mœurs, **M.** Lecour, publiait son livre en réponse aux premières critiques de l'abolitionnisme (1).

L'examen des faits ne montre pas que les regrets manifestés dans de récents écrits ou débats académiques soient justifiés. Les statistiques médicales annuelles de l'armée abordent nettement le problème et quelques unes d'entre elles, ce semble, sans aucun préjugé. Ainsi en 1900, nous voyons les médecins du 3e cuirassiers, appartenant au VIe Corps, en garnison à Vouziers, signaler « l'ex-

---

(1) « Les maisons de débauche tolérées sont la base de toute réglementation, Dans une foule de cas, lorsqu'il s'agit, par exemple, *d'imposer l'inscription* et des obligations sanitaires à des prostituées sans asile, les mesures seraient illusoires s'il n'existait pas de maisons de tolérance. » (*La Prostitution à Paris et à Londres*, ch. vii, p. 137.) M. Lecour répète souvent la formule dans son livre.

trême fréquence de la syphilis» dans ce régiment : 23 cas ont été admis à l'infirmerie, 9 internés à l'hôpital. Quelle est la source de cette véritable épidémie? Un euphémisme significatif fait la réponse : « Cette source *semble (sic)* provenir de la maison publique où cependant les visites sanitaires sont faites régulièrement par un médecin civil (1) » Les médecins du VIe Corps semblent dignes de créance quand on les voit à Mézières faire l'équitable répartition suivante des 20 cas de syphilis qui ont, dans la même année, frappé le 91e régiment d'infanterie : 15 de ces cas sont attribués à la prostitution clandestine ; 5 à la prostitution inscrite (ici les maisons ne sont pas nommément incriminées). Par contre, en 1902, les médecins du VIe Corps (ce ne sont, sans doute, point les mêmes) incriminent la disparition des maisons qui serait défavorable à la santé du soldat (2). Dans le XIIe Corps, cette même année 1902, les médecins de la garnison de Bellac relèvent que sur 12 maladies vénériennes, 6 proviennent de la prostitution clandestine et 6 de filles de maisons ou inscrites libres.

A Limoges, 21 maladies vénériennes sont notées : 15 viennent des clandestines, 6 des soumises ; à Périgueux, 11 maladies vénériennes : 3 viennent des soumises, 8 des clandestines : il n'est pas spécifié si les soumises sont en maison ou libres. Au sujet de ces statistiques il est urgent de faire constater qu'elles ne sont point dressées conformément aux règles de la technique : le nombre des maladies distribuées par les femmes publiques devrait être rapproché du nombre des femmes exerçant la prostitution avec ou sans inscription policière, c'est-à-dire du nombre approximatif des clandestines, de celui des femmes inscrites vivant en chambre de ville, enfin internées en maison publique. Si cette répartition était exactement faite on pourrait trouver, par exemple, et l'on trouverait sûrement, qu'un nombre restreint de pensionnaires de lupanars tout en distribuant un chiffre de syphilis inférieur à celui qu'ont distribué dans le même temps les groupements plus nombreux de filles inscrites libres ou de filles non inscrites *alias* clandestines, ont été en réalité proportionnellement beaucoup plus dangereuses que les femmes des deux autres catégories. Énoncer que l'on a établi la provenance de 3 syphilis, par exemple, justement attribuées à des femmes de maison et de 9 syphilis, le triple, à des clandestines ou à des inscrites libres, ne donner aucune idée certaine de l'état de salubrité

---

(1) *Stat. méd.* de 1900, p. 179.

(2) *Stat. méd.* de 1902, p. 209.

ou d'insalubrité de ces classes, si l'on ne peut énoncer, supputer l'effectif de chacune d'elles.

Quand cette numération morbide a pu être faite, la prééminence malsaine des maisons et de leurs habitantes a été constamment prouvée.

Mais telles autres statistiques sont plus probantes encore. En 1903, le XIIe Corps compte 100 (cent) cas de syphilis dont l'origine est indiquée par les médecins de troupe d'une façon précise : 54 proviennent des maisons et des inscrites (1). En 1904, ce même XIIe Corps fournit des renseignements détaillés : le 78e régiment d'infanterie à Périgueux, compte 49 vénériens, soit 16 contaminés par des racoleuses de rues, 10 par une servante de cabaret, 13 par des pensionnaires de maisons. Les médecins rédacteurs concluent : «La maison publique reste dangereuse *(sic)* » (2).

En 1907, les médecins du XIIe Corps poursuivent leur enquête avec la même patience, sur la provenance originelle immédiate des maladies vénériennes dans les différentes formations de leur ressort. Certes, ils incriminent toujours sévèrement la prostitution clandestine, mais ils donnent en même temps les chiffres suivants : sur 11 maladies vénériennes relevées dans le 78e régiment d'infanterie, 2 proviennent d'inconnues de rues, 2 de filles inscrites, 7 de femmes de maisons publiques. Sur 34 maladies vénériennes notées au 63e régiment d'infanterie, 20 viennent d'inconnues de rues, 3 de filles inscrites, 11 de femmes de maisons. Sur 20 maladies vénériennes relevées au 21e Régiment de chasseurs, 6 proviennent de racoleuses de rues, 4 de filles de cabaret, 10 de femmes pensionnaires de maisons. Et ces médecins concluent derechef : « Quoi qu'il en soit, les chiffres qui précèdent montrent nettement que la maison publique est dangereuse et que la prophylaxie officielle est insuffisante (3) ». En 1910, les médecins du XVIIIe Corps (Q. G. Bordeaux) signalent 31 blennorrhagies contractées par des soldats de première année de service, 21 ressortissent à la protection clandestine, 10 aux maisons de tolérance (4) : si l'on tient compte du petit effectif du personnel des maisons, on voit combien les conclusions qui en dénoncent le péril sont justes.

---

(1) *Stat. méd.* 1903, p. 216.

(2) *Stat. méd.* 1904, p. 191. Une autre enquête dans ce même XIIe Corps (1904) sur 133 cas, a établi que 94 cas provenaient de la prostitution clandestine et 39 de la prostitution surveillée.

(3) *Stat. méd.*, 1907, p. 169.

(4) *Stat. méd.*, 1910, p. 213.

Une observation typique faite dans le VIe Corps, achèvera d'édifier le lecteur. En 1906, à Montmédy, les médecins de la garnison relèvent 13 cas de syphilis dans le même temps. Tous les soldats malades sont minutieusement interrogés ; ils sont *unanimes* pour désigner une pensionnaire de la maison de tolérance. La femme est aussitôt saisie, examinée de pied en cap : elle est reconnue indemne de tout accident contagieux. Cependant, les allégations si concordantes des hommes contaminés ne pouvaient être négligées ; les médecins continuent leurs perquisitions corporelles dans la maison publique et passent en revue le personnel masculin de l'établissement ; le garçon de salle est trouvé porteur d'un ulcère induré *in situ* en pleine efflorescence ; *il avoue avoir chaque jour des rapports avec la pensionnaire incriminée.* La femme est *illico* internée à l'hôpital où une investigation finale fait découvrir chez cette malheureuse, dans le cul-de-sac rétro-vaginal, un chancre de nature identique à celui de son amant. Ajoutons (et ceci est l'autre morale du cas) que le garçon de salle, vraisemblablement l'auteur initial de toute cette lignée de maux, était purement et simplement congédié par le tenancier, avec entière liberté d'aller essaimer ailleurs (1) ! Ainsi le commandent nos présentes mœurs et prescriptions d'hygiène publique.

Le dogme sacro-saint de la maison publique autorisée reste « quand même » dans la religion réglementariste, une des croyances les plus invétérées et, à notre sens, les plus incompréhensibles. Il tombe cependant sous la première réflexion, si l'on se place au seul point de vue militaire, que, en désignant impérativement un petit nombre de femmes à l'attention des soldats, en centralisant leurs venues, en multipliant ainsi les rapprochements sur les mêmes personnes (d'ailleurs également abordées par l'élément masculin civil), on multiplie pour elles et par voie de conséquence pour leurs visiteurs, les chances de contagion. Dès que l'on jette un coup d'œil sur une telle situation, la réflexion s'impose. Lors des premiers débats à la Société de prophylaxie, le professeur Pinard en fait la remarque avec un spirituel et scientifique bon sens ; il cite une petite ville de l'Est : la présence de 12 femmes dans la maison (ce qui constitue un groupement féminin déjà notable) pour une garnison médiocre de 2.300 soldats, aboutit à ce résultat qu'*une* femme doit être constamment à la disposition d'une fraction de cette garnison égale à *200* hommes (2) ! Réduisons de moitié, du tiers le

---

(1) *Stat. méd.*, 1906, p. 163.

(2) *Bull. Soc. proph.*, 10 janvier 1902. La ville en question contient en outre 12.000 habitants.

nombre de ces intéressés, on voit à quel chiffre de réceptions la malheureuse est encore exposée! à quelles chances de morbidité aussi! L'événement morbide justifie toujours la prévision des plus fâcheuses prémisses. La même observation peut d'ailleurs être faite si l'on s'en tient à la prostitution inscrite non cloîtrée dans les maisons, et un commissaire de police bon juge en la matière (il étudia assez la question de la prostitution pour en faire un livre encore intéressant aujourd'hui), faisait cette remarque, il y a plus de soixante ans, à propos de la réglementation dans la ville du Mans (1) : quand la police des mœurs d'une ville militaire offre à une garnison de 1.500 à 2.000 hommes, un disponible moyen de 170 femmes inscrites, dont constamment le quart, le tiers ou la moitié sont en état de floraison vénérienne, est-elle autorisée à réclamer la faveur publique en général et militaire en particulier pour de telles sujettes?

La véritable passion que met, parallèlement au panégyrique des maisons de tolérance, tel médecin d'armée à dénoncer la prostitution non policière, reste cliniquement et sociologiquement à nos yeux, un égal objet d'étonnement (2). Le pourchas des insoumises, des clandestines, selon la terminologie en cours, nous semble un des articles les plus illogiques d'un réglementarisme profondément raisonné.

D'une part les femmes libres, les femmes plus ou moins vulgivagues et (sous le poids de conditions sociales pénibles, d'ailleurs déterminées) menant plus ou moins volontairement une vie sexuelle en dehors des statuts de la police, loin de troubler l'ordre social tel que le conçoit la philosophie du Réglementarisme, contribuent au contraire à préserver cet ordre social, puisqu'elles retiennent les hommes qui, sans elles, s'attaqueraient — soi-disant — aux femmes honnêtes, aux jeunes filles plus haut classées que les prolétariennes.

D'autre part, la chasse la plus sévère aux clandestines aboutit

---

(1) Statistique des inscrites et malades inscrites de la ville du Mans, dans la seconde partie du règne de Louis-Philippe : inscrites, 170 environ de 1838 à 1845 ; malades : 87 en 1838; 57 en 1839; 113, 1840; 97, 1841; 63, 1842; 56, 1843; 56, 1844; 40, 1845. (*Des prostituées et de la prostitution*, par Rey, commissaire principal de police au Mans. Paris, in-12, 1847, A. Longeaud édit., p. 90, 92-93.)

(2) V. entre autres documents : *Bull. Soc. méd. milit.* (fév.-avril 1907), Dr Bichelonne (de Bordeaux). — Dr Delorme, *op. cit.*, *Rapp. Acad méd.*, 23 avril 1907. — Prof Lemoine, du Val-de-Grâce, *Bull. Soc. proph.*, mai 1908. — *Stat. méd.*, 1910, p. 212. — Dr Granjux, *Bull. id.* déc. 1911.

à ce résultat très réel qui a mis à bas les théories de l'inscription et bousculé les prétentions d'une extension policière indéfinie, à savoir que *plus on arrête de clandestines, plus on trouve parmi elles de femmes saines*, à l'inverse de ce qui se constate pour les filles inscrites isolées et en maisons. S'inclinant devant la réalité des faits, M. le Préfet de police Lépine n'a pas hésité, devant la Commission extraparlementaire du Régime des mœurs, à faire cet aveu, au grand regret des doctrinaires de la Réglementation, tant à Saint-Lazare, qu'au Dispensaire et dans les bureaux spéciaux de la Préfecture (1).

Nous avons relaté ces cas de contagion recueillis dans quelques maisons de tolérance, et loyalement dénoncés par des médecins militaires plus soucieux de l'observation scientifique que de l'affirmation de thèmes théoriques et traditionnels. Combien nombreuses seraient les observations du même genre si la piste était partout suivie et relevée! Il était nécessaire de mettre ces exemples en plein jour, car les écrivains de la Police des mœurs font soigneusement la nuit sur ces épisodes fâcheux pour le bon renom du principal autel du temple réglementariste : on les chercherait vainement dans les bulletins de la *Société de prophylaxie* où l'histoire de la clandestine, servante de cabaret, qui syphilisa à elle seule 35 sapeurs-pompiers, fut mise à son heure en bonne page (2), et a bénéficié d'un grand nombre de rééditions.

---

(1) Procès-verbal de la *Commission*, 4ᵉ séance, 18 mars 1904.
(2) *Bull. Soc. proph.*, 24 janvier 1902.

IX

Suite et fin de la démonstration précédente.

Preuve de l'importance absolue des influences ethniques, morales, coutumières, géographiques, instinctives, etc., sur les mœurs sexuelles des troupes, tirée de l'état sanitaire des troupes de la marine, de l'armée coloniale et de l'armée d'Algéro-Tunisie.

Statistiques relatives à la morbidité spéciale des équipages de la flotte : stations de la Méditerranée, du Levant, de l'Extrême-Orient ; ports métropolitains.

Statistiques relatives à l'armée coloniale : les éléments indigènes et européens.

Statistiques relatives à la morbidité spéciale de l'armée du Nord-Africain sous les lois nouvelles de recrutement. — Variations dans la morbidité selon les régions et garnisons. — Explications données sur l'élévation de cette morbidité par les médecins militaires du XIXe Corps. — Mœurs sexuelles indigènes. — Misère des femmes arabes.

Les influences combinées du milieu, de l'ambiance immédiate, du caractère, du tempérament, des coutumes collectives et habitudes individuelles ont, nous l'avons dit, un pouvoir majeur sur les mœurs intersexuelles; nulle part peut-être elles ne trouvent une expression plus impérieuse et plus saillante que dans l'état sanitaire des troupes de la marine, des colonies et de l'Afrique.

Nous avons jusqu'ici laissé systématiquement de côté ces grands foyers, en raison des circonstances de la vie locale, géographique et ethnographique indigène, imposée d'une part aux équipages de nos escadres, et d'autre part à celles de nos troupes qui opèrent ou garnisonnent hors France, et de l'illogisme qu'il y aurait à les rapprocher à ce point de vue des troupes de la métropole. Un coup d'œil suffira pour montrer ici encore l'impuissance de la police des mœurs qui cependant existe, fonctionne dans tous ces milieux ou pays. Nous nous souvenons qu'un des premiers actes administratifs de Paul Bert, qui était cependant un esprit scientifique original, où tous les préjugés courants n'avaient point trouvé racine, après qu'il eut été nommé Résident général en Indo-Chine, avait été d'instituer dans tout son gouvernement la réglementation, de l'y généraliser.

Étant donnée la moindre importance numérique des corps de la marine et des colonies, les Pouvoirs publics ne paraissent pas avoir eu de suite le même souci de collection et de publication de statistiques pour ces formations militaires que pour l'armée de terre, ni formulé, à leur usage, de prescription analogue à celle de l'article 5 de la loi du 22 janvier 1851 (1).

Telles qu'elles, les statistiques réunies et livrées sont suffisamment édifiantes. Prenons quelques spécimens de l'état sanitaire de la marine.

L'effectif moyen de la flotte, matelots, fusiliers, gabiers, chauffeurs, etc.) est presque constamment de 40.000 hommes, lesquels donnent une moyenne vénérienne globale variant de 75 à 80 0/00 dans les années favorables, mais que l'on peut fixer, d'après les évaluations les plus rationnellement calculées, à cent 0/00. Dans les deux années 1899 et 1900, considérées comme des années ordinaires, nous trouvons le détail suivant comme moyennes pour l'ensemble de l'effectif, c'est-à-dire sans distinction d'embarquement ou de résidence à terre : syphilis en 1899 : 13,42 0/00; en 1900, 12,78. Ulcère simple et complications en 1899; 23,06 0/00; en 1900, 21,91. Blennorrhagie et *id.* en 1899, 39,03; en 1900, 37.51. Nous n'avons pas besoin de rappeler que ces statistiques globales ne donnent qu'une impression générale souvent peu stricte des faits : c'est ainsi que les équipages à terre, sur le sol métropolitain ou colonial, sont plus atteints que ceux qui font de longues croisières sans prendre contact, et que les statistiques ci-dessus sont singulièrement dépassées, soit dans les unités des ports français, soit dans les escadres méditerranéennes, soit dans celles de l'Extrême-Orient. En 1899 et 1900, alors que les équipages des navires isolés atteignent en France les moyennes globales de 41,92 et 52,16, ceux des escadres 53,75 et 57,80 0/00, les dépôts montent à 141 et 127 0/00. En Méditerranée (Algérie, Tunisie, Constantinople, côtes d'Asie mineure), la moyenne globale est de 142,85 0/00 en 1899 et de 120,2 0/00 en 1900, moyenne maxima qui dépassait celles parfois atteintes en Extrême-Orient, 85,78 en 1899 et 72,36 en 1900. Toutefois, les stations de la Cochinchine sont très chargées.

M le Dr Paul Petit, ancien médecin de marine, dans un excellent mémoire (2), a comparé la morbidité vénérienne de nos ports entre eux. C'est Toulon qui généralement compte le plus de véné-

---

(1) Les premières statistiques des formations navales contemporaines ont seulement paru dans ces dernières années (V. *Journ. Off.* du 18 juillet 1901.)

(2) *Bull. Soc. proph. Le Péril vénérien dans la marine* (10 fév. 1902), p. 46-80; et *id.* (10 avril 1902), p. 139-168 : *Syphilis et ouvriers des ports.* — V. également p. 172-180 (10 avril 1902), *le Péril vénérien et la marine marchande*, par le Dr L. Vincent, qui apprécie la morbidité vénérienne générale à 77 0/00 et la morbidité syphilitique en particulier à 13 0/00 dans l'effectif de la marine marchande, chiffres équivalents à ceux de la marine de l'État, tout en reconnaissant la part de l'inconnu puisqu'il n'est ici pas fait de visite spéciale à l'embarquement.

riens (marins, soldats et ouvriers de l'arsenal) soit 49,5 0/00 dont
13,8 syphilitiques (1899), Rochefort, 45,8 dont 18,5 syphilitiques
(1899). Brest en 1900 compte 43,4 vénériens 0/00 dont 12,2 syphilitiques. De 1897 à 1901, l'escadre du Nord avait présenté une
moyenne annuelle presque stationnaire de 59 à 69 vénériens, dont
12 à 13 syphilitiques 0/00. Nous retrouvons ici d'ailleurs les mêmes
irrégularités, qui attestent l'existence de causes interventionnistes
bien distinctes de la prétendue protection réglementariste ; c'est ainsi
qu'en 1894, le *Beautemps-Beaupré*, armé à Lorient pour une circum-
navigation de deux années, au cours de laquelle il visita les côtes
occidentales d'Afrique et d'Amérique, la Chine, la Cochinchine, le
Japon, *ne compta pas un seul cas de syphilis*. Or l'équipage était
descendu dans la plupart des relâches, et Dakar, Libreville, Le Cap,
Saïgon, Shangaï, Chefou, Chemulpo, Nangasaki, Yokohama, Le
Callao et Valparaiso sont reconnus des foyers vénériens dangereux.
Le bilan de la campagne se traduisit par 13 uréthrites et 6 ulcères
simples, total 19 cas dont 3 ne doivent pas figurer dans l'addition,
ayant été pris en France avant le départ.

Il est vrai que les permissionnaires avaient été intelligemment et
chaudement admonestés par le service médical du bord. Le chiffre
de 16 accidents vénériens pour 150 hommes d'effectif, reste cependant encore notable, bien que la syphilis n'y figure pas (1). Par
contre, à Toulon, en 1900 et 1901, le Dr Petit relève que le vaisseau
école a 71 vénériens 0/00 dont 25 syphilitiques ; qu'un cuirassé qui
n'a guère quitté la rade offre 60 syphilitiques pour 1.000 hommes
d'effectif ; un autre, qui a navigué, 80 0/00. A Brest en 1901, le
vaisseau-école, ancré en rade, compte 116 vénériens dont 23 syphilitiques 0/00. Il est inutile de souligner les descentes dans les ports
troublés par des mouvements politico-populaires ou militaires : les
annales médicales de la flotte ont gardé le souvenir de l'épidémie
vénérienne qui explosa dans l'équipage du *Saint-Louis*, bâtiment
d'escadre qui se trouvait dans la baie de Naples, quand Garibaldi,
à la tête des *Mille*, entra dans la capitale, révolutionna le royaume
(1860-61). L'antique syphilis napolitaine, remuée comme un essaim
de guêpes dérangées, prodiguait ses piqûres.

Les troupes coloniales viennent témoigner à leur tour de l'in-

---

(1) Il n'est pas établi de statistique sur la morbidité des officiers de marine,
mais le Dr Burlureaux (*Bull. Soc. proph.*, 10 déc. 1901, p. 203), et M. le Prof
Gaucher la déclarent (sur statistiques de clientèle personnelle) une des plus
élevées qu'ils connaissent.

fluence des milieux. Cette catégorie de soldats n'est pas nouvelle en France : avant la loi du 7 juillet 1900, qui a créé l'armée coloniale, nous avions une infanterie de marine, une artillerie de marine, placées sous le commandement du Ministère de la Marine, encadrées médicalement par des officiers de santé de la marine, dépendant exclusivement, en un mot, de l'armée de mer. Présentement ces troupes, pendant leur séjour aux colonies, dépendent du Ministère des Colonies, mais stationnées en France, elles relèvent du Ministère de la Guerre. L'effectif de l'armée coloniale comprend en France trois divisions, soit 15.000 hommes et 53,000 hommes aux colonies : sur ces 53.000 hommes, 32.090 sont des indigènes commandés par des officiers et sous-officiers européens (1).

Les statistiques distinguent dans l'armée coloniale les troupes d'origine européenne et les troupes d'origine indigène : les unes et les autres sont abondamment frappées, mais les premières beaucoup plus que les secondes, surtout parmi les premières (les européennes), celles qui séjournent dans l'Extrême-Orient. La syphilis existe en effet de temps immémorial dans l'Asie orientale, Indo-Chine, Chine, etc., mais il est des régions où l'on ne la rencontre que peu ou point, soit qu'elle n'y ait point pénétré, soit que, y ayant pénétré, mais n'y ayant été ni renouvelée ni entretenue, elle s'y soit éteinte. C'est ainsi que la population de la région montagneuse qui sépare l'ancien royaume du Laos de l'Indo-Chine française est exempte de syphilis. Un médecin militaire français, le Dr Moty, qui a résidé six mois au milieu de ces Asiatiques appelés sur place Muongs, Mangs ou Moïs, a vérifié cette intégrité et l'attribue à la sédentarité des habitants, qui s'isolent dans leurs montagnes comme les insulaires se parquent dans leurs îles (2). Les exemples sont célèbres d'insulaires exempts de syphilis, contaminés par des navi-

---

(1) Un corps de 480 médecins et 39 pharmaciens (sans compter 100 médecins coloniaux, hors cadres et chargés de services civils ou pénitentiaires à la Guyane, à la Nouvelle-Calédonie, etc.), est attaché aux troupes coloniales. Son centre d'enseignement est l'école de Bordeaux. Le Dr Burlureaux, qui a donné une bonne étude sur ce sujet aussi (*Le Péril vénérien dans les colonies*, Bull. Soc. proph., 10 avril 1902, p. 181-187), rappelle qu'il existe en outre dans certaines de nos colonies des *Écoles de médecine indigènes* où les jeunes indigènes instruits viennent faire des études pratiques qui, sans leur conférer le titre de docteur ou d'officier de santé, leur permettent un exercice rationnel de la médecine. Le général Galliéni a fondé à Tananarive une École de ce genre pendant qu'il était gouverneur de Madagascar. Ces médecins indigènes portent un uniforme et sont soldés.

(2) *Bull. Soc, proph.* Dr Moty, 11 nov. 1901, p. 159. Ces populations redouteraient, en quittant même momentanément leurs montagnes, non pas la syphilis, mais les fièvres.

gateurs en quête de nouveaux mondes, du moins par leurs équipages, tel celui de Tahiti où la maladie était inconnue, avant que les capitaines Wallis en 1767, Bougainville et Cook en 1768, la visitassent, Bougainville avait baptisé l'île du nom significatif de Nouvelle-Cythère. Il n'est pas douteux que des peuplades fort saines de l'Afrique n'aient été contaminées, dans les régions côtières occidentales, par les Européens, marins, soldats ou trafiquants, et nous nous permettons d'évoquer à ce sujet le propos d'un distingué fonctionnaire supérieur des douanes françaises de cette région qui, pour les besoins du service, avait organisé une vaste surveillance occulte par les femmes du pays, très flattées de servir doublement ainsi un grand chef blanc. Comme nous demandions à cet administrateur. qui, d'ailleurs, était célibataire, si le procédé d'emprise n'exposait point à de sérieux risques, il nous répondit textuellement : « Ces femmes-là n'ont pas de maladies quand on ne leur en donne pas! »

Quoi qu'il en soit de l'origine, de la pathogénie, enfin de la virulence que la syphilis importée ou indigène, communément qualifiée exotique, puise dans le bouillon de culture que lui constitue le sang étranger, nous voyons les trois maladies vénériennes acquérir dans les rangs de notre armée coloniale des taux annuels considérables. Un rapport du savant inspecteur général du service de santé colonial, M. le Dr Kermorgant, membre de l'Académie de médecine, donne, pour les années 1903-1906, les chiffres suivants :

Chez les troupes indigènes, la syphilis a atteint les effectifs dans la proportion de 11,5 (1903); 8,5 (1904); 8,4 (1905); 8,3 0/00 (1906). L'ulcère simple : 15,1 (1903); 20,8 (1904); 19,0 (1905); 22.4 0/00 (1906). La blennorrhagie : 40,5 (1903); 55,5 (1904); 51,3 (1905); 56,0 0/00 (1906). Chez les troupes européennes, la syphilis a atteint les effectifs dans la proportion de 33,0 (1903); 32,0 (1904); 36,0 (1905); 41,2 0/00 (1906), L'ulcère simple : 51,4 (1903); 50,9 (1904); 59,2 (1905); 69,2 0/00 (1906). La blennorrhagie : 56.3 (1903); 77,5 (1904); 88,5 (1905); 80,3 0/00 (1906).

Il existe toutefois de grands écarts entre la morbidité des groupements selon leur répartition : c'est ainsi que les troupes d'origine européenne, plus frappées en général (nous venons de le voir) que les indigènes, sont, dans la Nouvelle-Calédonie et en Afrique occidentale, de beaucoup les moins atteintes, tout au moins de syphilis et d'ulcère simple ; la brigade dite de réserve de Chine et les troupes qui occupent l'Annam et le Tonkin présentent, au contraire, des taux exorbitants. entre 53 et 72 0/00 pour la syphilis, 54 et 76 0/00 pour l'ulcère simple. 89 et 111 0/00 pour la blennorrhagie.

L'Amérique équatoriale conserve toutefois la vieille suprématie qui lui est attribuée depuis le voyage aller et retour de Christophe Colomb : nos troupes des Antilles tiennent le record avec 80.5 de blennorrhagie, 132,8 d'ulcère simple et 72.8 de syphilis 0/00 (1906) (1).

Enfin le milieu de l'Algérie et de la Tunisie n'apporte pas des statistiques moins probantes que les précédentes. Nous les avons établies, comme celles de l'armée intérieure, en en faisant trois groupes qui correspondent aux lois successives de recrutement. L'effectif de l'armée (XIXᵉ corps). dans l'Afrique du Nord, de 45.000 hommes en 1876, monte en 1902 à 77.000. et de cette date à 1911, oscille entre 60.000 et 75.000 hommes, division tunisienne comprise.

Le tableau suivant catégorise les trois maladies pour la première période, celle du service de cinq ans :

A. — Loi de recrutement du 27 juillet 1872.

Service de cinq ans (armée d'Algérie et de Tunisie) (2).

Années.	Syphilis. 0/00	Ulcère simple. 0/00	Blennorrhagie. 0/00	Total moyenne générale. 0 00
1876.	7.4	13.3	65.8	86.5
1877.	8.8	21.2	66.2	96.2
1878.	9.1	22.9	66.7	98.7
1879.	8.5	23.0	73.9	105.4
1880.	11.5	25.7	69.9	107.1
1881.	9.4	17.2	38.1	64.7
1882.	8.9	18.8	37.7	65.4
1883.	10.7	18.1	47.9	76.7
1884.	12.5	20.0	45.2	77.6
1885.	10.5	18.1	39.2	67.8
1886.	13.6	17.5	46.5	77.6
1887.	12.1	13.5	49.2	74.8
1888.	13.8	13.4	42.6	69.8
1889.	11.4	14.4	41.6	67.6

(1) Rapport de M. le Dʳ Kermorgant à l'Académie de médecine (14 avril 1908).
V. Appendice, les deux tableaux statistiques donnant le détail de la morbidité vénérienne dans l'armée coloniale (troupes indigènes et européennes) pour l'année 1906. — Le 10 mars 1903, le Dʳ P. Petit, ancien médecin de marine, communiquait à la Société française de prophylaxie un rapport très complet sur le *péril vénérien dans les colonies* où nous relevons, pour l'année 1899, un taux global de morbidité vénérienne chez les troupes européennes de 200 0/00 de l'effectif, et chez les troupes indigènes de 33 0/00. En Indo-Chine, de 1887 à 1889, chez les troupes européennes (guerre et marine), il est relevé une moyenne de 107 vénériens 0/00 de l'effectif, dont 23 syphilitiques; de 1890 à 1896, 91 vénériens 0/00 de l'effectif, dont 23 syphilitiques. La syphilis, dans l'Océanie française (Tahiti), est médiocrement répandue, mais la blennorrhagie y est très abondante, très tenace et très virulente. (V. *Appendice*, p. 253.)
(2) Les statistiques relatives à la Tunisie sont postérieures à 1881-82.

Si l'on rapproche ce premier tableau du tableau contemporain s'appliquant à l'armée intérieure, on remarque, après quelques chiffres équivalents pour la syphilis de 1876 à 1883, une supériorité morbide générale accentuée qui bientôt va s'aggraver au point de surpasser, tantôt d'un tiers (pour la blennorrhagie), tantôt de la moitié (pour l'ulcère simple), les chiffres européens. Les moyennes partielles et globales mauvaises semblent pour le moins constantes.

B. — Loi de recrutement du 15 juillet 1889.

Service de trois ans (armée d'Algérie et de Tunisie).

Années.	Syphilis. 0/00	Ulcère simple. 0/00	Blennorrhagie. 0/00	Total moyenne générale. 0/00
1890.	11.5	11.9	38.5	61.9
1891.	13 6	15.5	38.8	67.9
1892.	14 9	15.0	42.5	72.4
1893.	14.4	13.6	34.1	62.1
1894.	15.3	19.6	44.3	79.2
1895.	16.1	17.8	41.5	75.4
1896.	12.9	14.2	37.8	64.9
1897.	13.7	14.9	39.9	68.5
1898.	13.9	16.1	44.6	74.6
1899.	15.2	17.2	36.4	68.8
1900.	14.6	14.9	38.5	68.0
1901.	15.1	15.6	40.6	71.3
1902.	15.8	15.7	38.7	70.2
1903.	16.1	11.8	37.5	65.4
1904.	15.3	15.2	39.1	66.6
1905.	16.4	14.0	41.8	72.2

Ce second tableau indique une aggravation sérieuse d'abord, puis fortement progressive sur le tableau précédent. Si l'ulcère simple et la blennorrhagie n'indiquent aucun fléchissement, la syphilis est en ascension dans des proportions évidentes. Durant les dernières années, elle atteint un chiffre annuel double de celui qui marquait les années 1876, 1879, 1882; on ne relève aucune de ces oscillations qui sont susceptibles de laisser espérer une amélioration ultérieure plus ou moins prochaine, C'est là plus qu'une série noire.

C. — Loi de recrutement du 21 mars 1905.

Service de deux ans. (Armées d'Afrique et de Tunisie.)

Années.	Syphilis. 0/00	Ulcère simple. 0/00	Blennorrhagie. 0/00	Total Moy. générale. 0/00
1906	19,0	14,3	47,8	81.2
1907	18,7	14,4	52,4	85,5
1908	19,2	17,8	50,6	87,6
1909	22,8	15,5	48,9	87,3
1910	21,40	12,8	50,4	84,8
1911	21,74	13,84	44,68	80,26

Ce troisième et dernier tableau, en corrélation avec la loi de deux ans de service actif, accuse une aggravation encore plus lourde que celle du second tableau qui correspond à la période 1890-1905. La syphilis notamment y atteint des proportions inconnues dans les statistiques moyennes de l'armée du nord-africain depuis de longues années. La proportion est d'autant plus saisissante que l'armée intérieure suit une marche inverse dans l'amélioration partielle et globale : chez les troupes métropolitaines les trois maladies sont en grande décroissance. En Algérie et en Tunisie, le contraire se produit avec une continuité imperturbable, et la constatation en est encore plus instructive si l'on se réfère aux statistiques établies par garnisons divisionnaires et par armes : il est alors tels régiments ou telles formations cantonnées qui atteignent des chiffres annuels que l'on peut qualifier d'alarmants sans exagération de style médical ou sentimental (1). Il est vrai que les collecteurs militaires de ces statistiques peuvent, en se basant sur un précédent classique, invoquer une situation anormale, l'état de guerre actuellement régnant au Maroc, mais la fréquence, puis la progression morbide, issues du milieu, étaient bien antérieures à cette dernière crise militaire comme le prouvent, en même temps que le tableau B ci-dessus, les quelques chiffres suivants encadrés de leurs dates. Ici, comme ailleurs, derrière le décor des moyennes globales se dresse la réalité plus fidèle des moyennes locales et partielles.

---

(1) V. *Appendice*, deux tableaux (p. 254-255) dressés l'un par corps pour 1900, 1906 et 1911, l'autre par arme pour 1906, 1908 et 1911 avec indication de quelques-uns des effectifs totaux de l'armée de l'Afrique du Nord (*alias* le XIXᵉ Corps).
Il est intéressant de rappeler à propos du contraste sanitaire présenté par nos troupes métropolitaines et nos troupes algéro-tunisiennes que pareille situation s'est produite récemment en Angleterre et dans l'armée d'Egypte : tandis que dans l'armée intérieure du Royaume-Uni même on voit les maladies vénériennes décroître continuellement (depuis l'abolition des « contagious diseases Acts » (1886), notons-le) l'armée anglaise d'occupation en Egypte a vu presque constamment le taux de ces mêmes maladies ou conserver un *statu quo* élevé ou s'élever encore, ainsi qu'en témoignent certaines années du tableau statistique ci-dessous :

Années.	Morbidité Vénér. 0/00		Années.	Morbidité Vénér. 0/00	
	Armée anglaise intérieure.	Armée d'Egypte.		Armée anglaise intérieure.	Armée d'Egypte.
1880.	246	»	1889.	212	260,5
1881.	246	»	1890.	212	283,3
1882.	246	»	1891.	197	319,3
1883.	260	277,8	1892.	201	277,2
1884.	271	373,5	1893.	175	408,2
1885.	275	356,6	1894.	182	374,2
1886.	267	231,3	1895.	174	277,3
1887.	254	251,2	1896.	158	320,4
1888.	224	264,4	1897.	»	247,8

Ainsi, en 1887, la division de Tunisie présente 44,68 cas de blennorrhagie 0/00 d'effectif; en 1886, les tirailleurs indigènes comptent 20,20 syphilitiques; en 1889 cette même arme 73,7 ulcères simples et 73,5 blennorrhagies; en 1890, 73,7 blennorrhagies. Les zouaves, en 1889, comptent 23.3 ulcères simples et 39,8 blennorrhagies.

Telles régions, bien que parfois médiocrement distantes et assez assimilables entre elles, apportent à la morbidité annuelle des modifications le plus souvent aggravatives. Ainsi la division d'Oran, en 1890, compte 29,0 blennorrhagies 0/00 d'effectif et celle d'Alger 49,0; dans les périodes ultérieures de même, de 1893-97, 1898-1902, 1903-07, la division d'Alger, la plus importante numériquement des quatre régions du Nord-Africain (1), offre un taux vénérien global très supérieur à celui des trois autres, soit 94,4, 90,5, 97,89, tandis qu'Oran et Tunis ont durant ces mêmes periodes une moyenne de 55 à 60 0/00 (2).

Sans doute, si l'on rapproche ces statistiques, même les plus chargées, de celles que présentait l'armée d'Algérie sous le Second Empire, on trouve une amélioration indéniable. En 1859, la garnison

(1) La division d'Alger est répartie entre les localités suivantes de la région : Aumale, Blidah, Boghar, Bou-Saada, Cherchell, Coléah, Dellys, Djelfa, Douera, Dra-el-Mizan, Fort-National, Laghouat, Medeah, Milianah, Orléansville, Tenès, Teniet-el-Haad, Tizi-Ouzou.

(2) Divisions d'

Morbidités moyennes globales 0.00.

	1893-97	1898-1902	1903-07	1908
Alger	94,4	90,5	97,89	120,79
Oran	61,7	59,8	63,49	69,87
Constantine	76,5	85,3	84,57	110,70
Tunisie	60,6	54,7	58,68	73,70

Morbidités syphilitiques 0.00.

	1908	1909
Alger	24,1	24,0
Oran	16,2	18,0
Constantine	15.8	27,4
Tunisie	21,3	25,3

La statistique de l'année 1908 donne cette indication : « Les infirmeries régionales ne reçoivent pas d'autres malades que des soldats vénériens à Souk-Ahras, Guelma, Tebessa, Biskra ». La création de ces infirmeries était sous l'Empire et les premières années de la IIIᵉ République un des desiderata de la médecine militaire africaine.

de la ville même d'Alger compte sur un effectif de 4.135 hommes,
874 vénériens; la petite ville de Nemours sur son d'effectif,
320 hommes, 67 vénériens; Bône sur un effectif de 2.695 garnisaires, 245 vénériens. En 1868, par 1.000 hommes d'effectif
l'armée d'Afrique compte 309 vénériens; telle formation donne
3 vénériens, au moins 2, sur 10 soldats présents; 200 vénériens 0/00
d'effectif est un chiffre de morbidité vénérienne courant (1).

Mais les chiffres contemporains ne perdent malheureusement pas,
dans ce rapprochement, toute leur valeur péjorative et la puissance
du milieu est telle qu'ici l'influence des lois de recrutement ne se
fait plus sentir.

Les médecins du XIXe Corps, pour l'intelligence de ces statistiques africaines, donnent tantôt des commentaires de sens général,
tantôt des explications d'ordre local qui ne doivent pas être négligés.
Et tout d'abord ils incriminent la misère du peuple arabe et particulièrement la détresse des femmes indigènes: ni plus ni moins que
les auteurs qui, en terre européenne, recherchent librement les
causes de la prostitution des femmes du prolétariat, ils arrivent à
cette première conclusion, et ils y reviennent si souvent qu'ils montrent nettement combien, à leurs yeux, cette cause générale pèse
sur l'état sexuel des populations civiles et par contre-coup sur celui
de l'armée. Telle, cette cause était formulée dans le rapport médical
de 1868, telle on la retrouve dans les mêmes termes à quarante ans
d'intervalle dans le rapport de 1909, sans parler des rapports intermédiaires et suivants (2).

Puis viennent les causes organiques majeures qui se rattachent à
la physiologie ethnique. Le taux si élevé des maladies vénériennes
chez les soldats indigènes tient en premier lieu « à leur instinct
sexuel extraordinairement développé » qui les entraîne en dépit de
tous les conseils de prudence donnés par les médecins. « A l'égard
des maladies mêmes, ils témoignent d'une insouciance déconcer-
tante ». Leur mentalité fataliste s'applique après comme avant. La
lésion acquise, ils se gardent bien de l'avouer, de demander conseils
et traitement. Si le médecin va au-devant d'un aveu, cherche à le

---

(1) V. *Appendice*, un tableau de l'état sanitaire spécial de l'armée d'Afrique
pour les années 1858-59-60 (p. 243).

(2) « La pauvreté rend la prostitution clandestine de plus en plus fréquente à
Constantine » (*Stat. méd.*, 1909, p. 191); id. 1910, *Stat. d'Oran*, p. 215-216. —
V. id. P^r inspecteur général Colin, *Paris, son hygiène, etc.*, sur la misère, cause
de prostitution en Algérie, Ch. xviii, Art. XIV, p. 397.

provoquer en marquant un intérêt d'humanité, il se heurte « à la dissimulation naturelle des indigènes, à leur tendance innée au mensonge ». Il se heurte encore à un autre obstacle : « Les indigènes ont une pudeur très spéciale *(sic)* ; ils répugnent à montrer leurs organes... ». Leur déclaration spontanée et même provoquée est, lors de la visite réglementaire de santé, l'exception. Les soldats indigènes constituent donc un terrain de réceptivité et de propagation vénériennes d'une déplorable fécondité (1). « Quant aux Français, dit textuellement un rapport médical de ces dernières années, ils aiment la prostitution arabe qui a pour eux l'attrait de la nouveauté. Aussi, nombreux sont ceux qui, peu après l'incorporation, se présentent à la visite, porteurs d'une maladie vénérienne dont ils avouent avoir été gratifiés par une mauresque (2). »

Parmi les causes d'ordre à la fois physiologique et moral, les médecins militaires se gardent bien d'omettre l'une de celles qui figurent parmi les plus effectives : celle-ci du moins a pour résultat de raréfier les maladies. En 1908, le 3ᵉ régiment de spahis se fait remarquer par la rareté de l'ulcère simple et de la syphilis dans ses rangs ; cette situation satisfaisante s'explique par ce fait en l'espèce décisif, qu'un grand nombre de cavaliers de ce régiment sont mariés (3).

Enfin les causes occasionnelles ne sont pas oubliées. En 1910, à Alger, la morbidité spéciale du 1ᵉʳ régiment de zouaves est élevée. Les médecins militaires en accusent la topographie de leur casernement : pour y rentrer, en quittant la ville, ces soldats prennent le plus court chemin qui malheureusement traverse le petit arrondissement de la Kasbah où abondent les maisons de tolérance, les prostituées indigènes et espagnoles. Cette cause accidentelle paraît évidente aux rédacteurs du rapport, car le 26ᵉ bataillon du génie, en garnison à Hussein-Dey, loin de la ville, est « sensiblement épargné » (4). Si l'occasion fait un larron de l'individu dont la probité est à fleur de peau, elle a plus vite fait encore d'éveiller le galant chez un jeune soldat rentrant au quartier sans penser à mal.

Au milieu de cette endémie trop intense de maladies vénériennes

---

(1) *Stat. méd.* de 1910, p. 216. — V. id. *Stat. méd.* de 1908, p. 169 ; de 1909, p. 191.

(2) *Stat. méd.*, 1910, *op. cit.*, p. 216.

(3) *Stat. méd.*, 1908, p. 169.

(4) *Stat. méd.*, 1910, p. 214.

que viennent fréquemment exacerber des épidémies supplétives éparses, quel rôle joue la police des mœurs qui, là, a été, dès la conquête, instaurée avec l'inscription des femmes, la visite corporelle, l'internement dans les maisons de tolérance, enfin l'emprisonnement en cas de lésion, et n'a cessé de fonctionner ?

Il appert, d'après les rapports officiels mêmes, que ni plus ni moins que les clandestines, les femmes surveillées, inscrites et celles qui sont internées dans les lupanars autorisés, sont les agents de propagation des maladies. Sans accuser le savoir ou le zèle de leurs confrères civils, les médecins militaires constatent que les visites médicales régulières, doublées par les visites inopinées, laissent copieusement filtrer les femmes malades ainsi offertes en toute assurance réglementaire aux soldats des garnisons.

En 1907, un médecin militaire qui vient de passer sept années consécutives dans la province d'Alger, dont cinq ans dans la région saharienne, le Dr Dodieau, communique à ses collègues de la Société de médecine militaire ses observations : ses dernières paroles en sont le résumé significatif : « Les véritables agents de dissémination de la syphilis, dit-il, au moins pour l'armée, sont les femmes même surveillées (1). »

Les maisons de tolérance sont nommément incriminées. A Alger, le quartier de la Kasbah, très riche en ce genre d'établissements, est désigné comme un foyer de maladies vénériennes (2).

A Djelfa, il existe un quartier de lupanars dit, Tal-el-Kelb, où la visite hebdomadaire est compliquée de visites inopinées : les femmes de ces maisons contaminent néanmoins de nombreux militaires. Les médecins des troupes demandent aux autorités locales des mesures additionnelles de surveillance plus étroite. C'est dans les maisons mêmes, insistent ces médecins, qu'il faudrait installer les cabinets de prophylaxie prescrits par M. Chéron, le sous-secrétaire d'État à la Guerre, et créés dans les casernes : chaque chambre de lupanar devrait être pourvue de la vaissellerie et de la pharmaceutique convenable, sous peine d'amende et de fermeture du lupanar en cas de résistance ou d'omission de la part du tenancier (3).

---

(1) *Bulletin Soc. méd. militaire* 1907, n° 12, p. 468, 469. — Id. Dr Granjux, *Bull. Soc. proph.*, 10 avril 1911, p. 72. — V. *id.* Dr Moty, ce semble moins sévère sur la santé des indigènes, « *Syphilis en Algérie* ». *Bull. Soc. proph.*, 11 mars 1903, p. 232-239.

(2) *Stat. méd.*, 1910, p. 214.

(3) V. *Appendice*, la Circulaire de M. Chéron, en date du 23 septembre 1907.

Les soldats indigènes surtout ont foi dans le lupanar officiel : c'est là qu'ils viennent passer toutes leurs heures de liberté (1). La maison de tolérance a d'ailleurs partout en Algérie un vrai prestige auprès des militaires : elle est le lieu favori de leurs rendez-vous entre camarades. On y rit, on y boit, on y fume, on y cause. La maison publique est une variété de cercle. Au retour d'une expédition, d'une randonnée de colonne, les troupiers s'y rendent en bandes tumultueuses et si les femmes s'effarent, si la tenancière prétend organiser un service d'ordre à l'entrée, ils donnent l'assaut (2).

(1) Stat. médic. 1908, p. 169.

(2) V. *L'Assaut des lupanars*, par Hector France, un ancien officier de l'armée d'Afrique, qui s'est fait par son vrai talent d'écrivain et d'observateur un nom littéraire ; ce livre peint dans leur réalité vécue les mœurs des heures de caserne et de combat de telles troupes du Nord-Africain. Ce même auteur a publié sur l'Angleterre, sur l'Espagne, etc., des récits originaux où abondent les traits moraux et pittoresques bien choisis : il a également abordé le roman social dans le temps où l'institution républicaine avait quelque peine à se fonder, et d'une plume vaillante contribué à sa défense. Toutefois, plusieurs officiers nous ont fait observer que si bon nombre des traits de mœurs relevés par Hector France, à l'époque de la publication de son livre (1880) étaient exacts, la situation s'est aujourd'hui moralement modifiée en Algérie dans un sens favorable, malgré la guerre au Maroc. Le chiffre des maladies vénériennes y reste cependant fort élevé.

X

Déductions finales logiques tirées, d'une part, des statistiques et faits précédents; inspirées, de l'autre, par la conception et la pratique de la médecine militaire actuelle.

Résumé historique du mouvement abolitionniste de la police des mœurs en
Europe. — Valeur de ce mouvement dans l'histoire des mœurs et du droit interne
des nations.

A côté des nouvelles lois organiques de l'armée, influence de la rénovation de
l'esprit et de la pratique du Commandement militaire et du Service de santé. —
Énumération des progrès réalisés : Suppression des punitions infligées aux malades; consultations particulières; soins hospitaliers décents et humains; observation du secret médical; etc.

Une réforme urgente : Suppression de la dénonciation réglementaire des
femmes par les soldats; bassesse et inutilité de cette mesure.

Un dernier coup d'œil sur les réformes réalisées par la médecine militaire
contemporaine. — Prophylaxie morale : conférences faites aux soldats; instructions individuelles; brochures. — Prophylaxie pratique : Circulaire de M. le
sous-secrétaire d'État Chéron. — Traitement : cure et thérapeutique régulièrement organisées. — Continuation de l'éducation morale : « Les Maisons du Soldat ». — Un mot sur la santé sexuelle des sous-officiers.

Importance du rôle moral des officiers.

Pénétration des idées de réforme dans le Corps du Service de santé militaire.

Nous pouvons clore ici cette étude suffisamment suivie et fournie
de faits pour donner un substratum solide aux déductions que nous
avons formulées sur une situation qui depuis longtemps nous a
paru manquer de clarté.

Un état sanitaire sexuel favorable s'est créé dans l'armée française.

Pourquoi et comment ?

Nous l'avons assez longuement et copieusement indiqué pour
n'y plus revenir que d'un mot. D'une part, sous l'action directe
des nouvelles lois de recrutement, le milieu et la mentalité militaires ont subi une véritable métamorphose en la personne même
du soldat. Le premier vice d'une loi organique qui reposait sur
l'inégalité du service était de laisser inutilisés en dehors de l'armée
des éléments supérieurs qui, fondus avec les autres, en eussent
amélioré la qualité intellectuelle et morale, sans excepter le corps

12

des officiers. Ce vice avait disparu, et, immédiatement et de plus en plus, les heureux effets de ce grand changement se sont fait sentir. Il ne nous appartient pas, au point de vue strictement militaire, de faire ressortir les avantages de l'homogénéité de l'instruction désormais assurée à tous les bans présents pendant la même durée de temps.

D'autre part, la médecine d'armée, se plaçant aux antipodes de la médecine administrative comme prophylaxie et cure, réalise dans son domaine propre les conditions d'une véritable médecine publique en matière de maladies spéciales : elle se garde bien, à l'encontre de la médecine . administrative civile, de considérer l'homme malade comme une quantité nocive négligeable ; à ses yeux les maladies spécifiques ne prennent pas exclusivement leur origine chez la femme. Enfin, ses rapports moraux avec le malade vénérien ne sont pas empreints de cet obtus et inhumain préjugé que le mal dont il est atteint est une marque de honte et d'opprobre. La médecine militaire n'est tombée ou du moins ne tombe plus dans aucune de ces erreurs de doctrine et de pratique.

C'est donc, et nous reprenons ici l'observation de notre point de départ, avec surprise et avec quelque ennui, que nous avons vu des médecins militaires et encore une fois non des moindres, se tourner toujours, après des constatations si probantes, vers la police des mœurs civile, continuer à lui accorder encore ostensiblement leur confiance, en faire le palladium de la santé publique, celle de l'armée comprise, et non seulement s'élever contre tout projet de suppression intégrale de cette police, mais même déplorer la disparition partielle de l'institution, dans la forme presque partout répudiée et réduite de la maison de tolérance.

Nous le demandons de nouveau.

Comment n'est-il point venu au souvenir de ces médecins militaires que cette amélioration, cette épuration de la santé sexuelle de l'armée se sont précisément produites en France depuis que le régime de la police des mœurs y a été dénoncé, contesté, attaqué, dévoilé dans son insignifiance nocive, dans les contradictions délictueuses de ses statuts avec les lois et de sa pratique avec les mœurs ? Comment fermer les yeux devant le parallélisme de ces deux épisodes simultanés de notre histoire médico-sociale intérieure ? Comment ne pas reconnaître les relations qui les unissent et montrent une évolution profonde de l'esprit public autant que du sens moral de l'individu ? Que si l'on refuse d'avouer ces relations, si l'on hausse les épaules à l'argument du *post hoc, ergo propter hoc,* nul ne pourra se dispenser de convenir que la contestation, la déconsidération, la gêne, l'amoindrissement ici, là l'effondrement de la police des mœurs n'ont point entravé la marche du progrès sanitaire dans l'armée, et qu'il existe une coïncidence au moins digne d'attention entre le succès de l'un et la déconfiture de l'autre.

Ce serait, d'ailleurs, prêter à ces médecins militaires un mode d'esprit d'observation peu en rapport avec leurs autres éminentes qualités professionnelles que les supposer ignorant ou méconnaissant le caractère scientifique du mouvement depuis longtemps prononcé contre la réglementation, et croire qu'ils n'y voient qu'une de ces manifestations banales contre les institutions de police en général, et en particulier contre un de ses départements indifféremment retenu ou mieux délibérément choisi comme meilleure matière à critiques sensationnelles !

Assurément, aucun de ces honorables médecins n'a traité de fait divers la longue série des événements qui se sont succédé en France et en Europe avec une si étroite continuité ? En France, un publiciste d'un cœur vaillant et d'un libre esprit, M. Yves Guyot, jette le sujet sur le tapis ; en homme de science et en journaliste sans peur, il saisit l'opinion, le Conseil municipal de Paris, dont il est membre, et ses études demeurent inattaquables de chiffres et de raisonnement. L'Angleterre, la Suisse, l'Italie, la Belgique, la Hollande fondent de leur côté une ligue fédérative abolitionniste. L'Angleterre abolit dans le Royaume-Uni et dans ses colonies les *Acts* qui, depuis 1864, avaient constitué chez elle, avec une police des mœurs, un véritable contre-sens constitutionnel. La Belgique, l'Italie étudient officiellement la question dans de grandes commissions ministérielles. La Russie fait de même. L'Italie réforme sa réglementation au point de l'abolir et l'État impose à tous les hôpitaux du royaume le statut de réception gratuite de tous les malades vénériens sans distinction de sexe et d'origine : bien plus, l'État paie aux vénériens des provinces distantes le voyage aller et retour ! Tous ces événements tiennent dans une période de vingt-cinq ans, de 1876 à 1895. En 1899 et en 1902, les gouvernements des Deux-Mondes, sur l'appel d'un éminent médecin belge, le Dr Dubois-Havenith, qui a compris l'importance du problème intersexuel au point de vue de la puissance des nations et de l'intégrité de la race humaine, réunissent leurs délégués officiels à Bruxelles en Conférence internationale, et la police des mœurs sort de l'examen le plus impartial condamnée comme moyen suranné, incomplet, incapable de sauvegarder la santé des populations. En 1903, à Paris.

la suite d'une exaction plus insupportable que les précédentes de la
police des mœurs préfectorale, le Parlement exige de son Premier (1)
la nomination d'une Commission extra-parlementaire qui réunit les
personnages officiels les plus qualifiés dans la médecine, le droit,
l'administration, et la police des mœurs y est abrogée dans un
projet de loi vraiment régénérateur de la santé et de la morale
publiques : des médecins, comme les professeurs E. Gaucher et Landouzy, V. Augagneur et Langlet, des magistrats comme M. L. Bulot,
aujourd'hui procureur général à la Cour de Cassation, des maîtres
moralistes, comme M. Charles Gide, de la Faculté de Droit, s'étaient
prononcés contre la réglementation sans réserves. Le Conseil municipal, dans le même temps, avait conclu presque de même, en
bonne assemblée qu'il est de progrès et d'étude.

Quelle réforme publique s'est jamais présentée — étant précédée,
soutenue, préparée par de plus longues et universelles recherches,
de plus documentaires critiques, de plus considérables adhésions,
de plus compétents patronats (2)? Quelle institution viciée, effritée,
s'est affaissée sous des coups et des raisons plus justement et victorieusement appliqués ?

A moins que, nous le demanderons de même encore une fois, à
moins que ces médecins militaires ne persistent à faire honneur de
l'amélioration sanitaire de l'armée à la survie si menacée de la
police des mœurs répandant autour d'elle, malgré sa défaillance,
les derniers bienfaits d'une action méchamment méconnue ?... Mais
qui se hasarderait à risquer ce paradoxe ? Sous le second Empire,
sous la monarchie de Juillet, etc., la police des mœurs battait son
plein de puissance et d'assurance : la doctrine réglementariste était
parole d'évangile, ses agents en étaient les ministres omnipotents,
et l'armée regorgeait de vénériens ! Aujourd'hui que cette même
police décriée, aux trois quarts effondrée, si honteuse d'elle-même
qu'au lendemain d'un de ses délits trop scandaleux, comme celui
de 1903, elle en vient à prudemment disparaître, à se supprimer
elle-même, à cesser totalement pendant une quinzaine de jours
d'exercer son métier dans Paris, c'est à elle qu'il faudrait rapporter
l'assainissement de l'armée! En vérité, la prétention peut-elle être
sérieusement aventurée ?

____

(1) M. Combes, alors ministre de l'Intérieur, président du Conseil.

(2) V. *Appendice* le projet de loi demandé par le Gouvernement à la *Commission extraparlementaire du Régime des Mœurs.* — Le projet est précédé d'un
Résumé historique du mouvement réformiste, abolitioniste, etc. V. p. 274 et 304.

Si d'ailleurs nous attribuons aux lois de recrutement les modifications profondes ressenties par la mentalité et les mœurs des foules militaires actuelles, et conséquemment l'amélioration constatée dans leur état, nous nous garderons de taire la contribution que l'on doit légitimement reconnaître dans ce succès à la pratique même de la médecine contemporaine d'armée. Il y aurait injustice et aussi manquement historique à taire son souci et son effort.

Cette médecine, sous la pression des critiques et des recherches abolitionnistes, — qu'elle en convienne publiquement ou seulement à part soi, ou même qu'elle ait été pénétrée de l'esprit nouveau sans s'en rendre tout à fait compte — s'est singulièrement modifiée. Les changements qu'elle a subis sont essentiels. C'est toute une évolution professionnelle et morale qui l'emporte, et, ce semble, sans trop de difficultés, grâce à l'accès incessant dans ses rangs de jeunes générations médicales, imbues des idées d'un progrès social vraiment scientifique.

Le Commandement s'est associé intelligemment à cette évolution qui fait ressortir les fàcheux errements d'une époque non encore très distante.

Médecine militaire et Commandement ont rejeté dans un discrédit, un abandon définitifs toutes ces mesures d'une obtuse sévérité faite des préjugés d'un autre âge dont nous avons énuméré quelques modes ridiculement ou brutalement barbares. Punir le fait d'être vénérien est une faute grave de jugement et d'une philosophie de courte vue. Aux chefs de corps ou de formations partielles on pourrait demander d'évoquer les souvenirs de telles époques de leur vie passée qui leur ont permis de constater l'erreur du commandement d'antan pour lequel il y avait « équation » entre maladie vénérienne, blennorrhagie ou syphilis et débauche (1). La maladie ne frappe pas que les soldats. Loin de nous les chroniques scandaleuses plus ou moins accréditées par les Bachaumont du jour, mais les érudits de l'histoire vécue, des historiens-médecins comme le Dr Cabanès, rencontrent parfois dans un passé récent tels cas bien propres à inspirer l'indulgence aux chefs militaires les plus rigo-

____

(1) Dr Burlureaux, agrégé libre du Val-de-Grâce, 1re session de la Conférence internationale de Bruxelles (1899), Mém. p. 193-194, présenté par le Dr Ozenne. Le 10 octobre 1901 (*Bull.* p. 111, M. Burlureaux rappelait justement à la Société de Prophylaxie le § 6 de la circulaire ministérielle du 7 avril 1902 qui dit expressément : « Aucune punition ne devra être infligée pour cause de maladie vénérienne, sauf pour le cas de dissimulation notoire. » (V. *Appendice*, la circulaire du 7 avril 1902 du Ministre de la Guerre, et celle du 22 mai 1902 du Ministre de la Marine.). V. p. 260 et 261.

ristes. Quand ce savant auteur, dans son instructive revue médicale, nous apprend, les ordonnances de Larrey sous les yeux, que Desaix, le vertueux Desaix comme l'appelaient ses frères d'armes, aurait pu, s'il n'avait été haut gradé, tomber sous le coup des châtiments disciplinaires additionnels infligés aux militaires déjà frappés par les pénalités naturelles qu'entraîne souvent l'inconduite (1), l'évocation d'un tel épisode emporte avec soi les conclusions d'une morale d'humanité exclusivement médicale, c'est-à-dire éclairée.

Aujourd'hui le Commandement ne punit plus. Le soldat, descendant de l'infirmerie ou de l'hôpital, n'est plus privé de solde ni frappé de prison, et s'il est parfois retenu au quartier une semaine ou deux encore, c'est uniquement pour le soustraire à l'entraînement alcoolique du débit ou féminin de tel autre milieu qui, en provoquant une rechute, compromettrait sa guérison définitive. Un de nos meilleurs colonels, aujourd'hui général de division, qui a rempli un rôle de premier plan dans la conquête de notre empire africain central, nous contait rondement comment il s'y prenait avec ses jeunes soldats encore en état de convalescence toute fraîche pour leur faire accepter ce surcroît de traitement : « Mon petit, moi aussi je suis célibataire... Alors tu comprends, je ne veux pas, grâce à toi, être consigné par le médecin à la chambre !... Guéris-toi complètement, je te donnerai la clef des champs ! » Nous sommes loin du temps où le général Dorsenne faisait trembler la garde impériale elle-même, surprise dans ses dortoirs, en chemise, au saut du lit ! où les officiers supérieurs et généraux, sous la Restauration rayaient impitoyablement de toute liste d'avancement les soldats proposés pour les galons de caporal, les caporaux proposés pour ceux de sergent, les sous-officiers proposés pour l'épaulette de la sous-lieutenance, dont le dossier contenait quelque pièce attestant le passage à l'hôpital ou à l'infirmerie pour maladie sexuelle ! Nous sommes loin aussi du temps où le militaire spécifique était, à l'hôpital, coiffé (pour que nul n'en ignore) d'un bonnet vert comme l'ancien galérien (2), ou affublé d'une capote sur la manche droite

---

(1) *La Chronique médicale* du 15 septembre 1907, p. 600-601. *Append.*, p. 265 : « Deux lettres de Desaix à Larrey » dont l'une est comme le commentaire plaintif du spirituel vers de Clément Marot, un peu détourné de son intention, il est vrai :

Amour trouva celle qui m'est amère...

(2) A l'hôpital mixte de Brest (pour marins et soldats), *(Bull. Soc. proph.*, 10 fév. 1902, p. 57).

A cette date, le Dr P. Petit, ancien médecin de la marine, précisait que ce couvre-chef hospitalier était encore porté, il y avait vingt-cinq ans, soit vers 1877.

de laquelle était cousu en jaune un grand V, première lettre indî-catrice *ad libitum* du qualificatif de vénérien ou de V...érolé (1) !

Les consultations quotidiennes au quartier ont perdu leur caractère vilainement public, dégradant pour les malades, offensant pour la médecine et le médecin lui-même : elles sont *individuelles* sur la demande du soldat.

La question du secret médical a été soulevée et résolue dans des termes d'un incontestable bon sens. Les médecins de troupes ont d'abord été autorisés à recevoir les soldats vénériens à part, puis à tenir un registre particulier de cette catégorie de consultations, en dehors du cahier officiel des visites journalières (2).

On objecte, il est vrai, que le médecin militaire est relevé du secret médical par le commandement (3), et qu'ainsi, dans la réalité, le secret médical n'existe pas dans l'armée. Il n'est que de s'entendre sur le fonds de la question, ce qui est ici plus important que sur les mots. Il est évident d'une part qu'une épidémie de syphilis sévissant dans une garnison, sur une formation militaire quelconque, en temps de paix, de manœuvres ou de guerre, ne peut être ignorée du Commandement dont le devoir inéluctable est de prendre des mesures pour protéger ses effectifs : et il est non moins évident que les médecins de troupes ne peuvent pas plus être considérés comme violant le secret médical parce qu'ils signalent la cause sexuelle de ces indisponibilités multiples que s'ils donnent l'éveil sur une épidémie de fièvre typhoïde provenant d'une eau de boisson souillée. Ce qui proprement constituerait ici la violation du secret médical aux termes juridiques inscrits dans la loi pénale, serait l'acte conscient ou imprudent de désignation personnelle, qu'il fut commis par le médecin de troupes, le sous-officier d'administration ou le secrétaire commis aux écritures, l'officier gestionnaire de l'hôpital, le médecin du service hospitalier, l'infirmier, un officier de la Place ou de la compagnie du soldat, un camarade, etc., dans un but de nocivité intentionnelle, pour empêcher un mariage, faire

---

(1) Pr Augagneur (1re session de la Confér. intern. de Bruxelles, 1899. Le costume avec cet insigne était également d'usage dans nombre d'hôpitaux civils de nos départements et en Belgique.

(2) Le Dr Granjux, ancien médecin militaire, rapporte, qu'attaché dans les derniers temps de sa carrière à un bataillon de chasseurs à pied, il enfermait son registre de consultations *confidentielles* dans l'armoire aux poisons et le brûlait au départ de la classe. (*Bull. Soc. proph.*, 11 nov. 1901, p. 181.)

(3) M. le médecin inspecteur général Dr Vallin : « La question est tranchée par décision du ministre de la Guerre. « (*Bull. Soc. proph.*, 10 déc. 1901, p. 196-198.)

manquer une place au retour dans la vie civile, etc. Convaincue d'un tel délit, toute individualité militaire de quelque rang qu'elle fût, nous paraîtrait passible de l'article bien connu du Code pénal (1). Mais cette règle formulée, si l'on se reporte aux réalités de la vie de caserne et d'hôpital, on voit combien dans la pratique elle est exposée à recevoir d'accrocs, qui d'ailleurs, disons-le, pourraient être atténués, évités : c'est ainsi que si l'on a généralement supprimé, dans les hôpitaux militaires et même de la marine, sur la pancarte appendue au lit du malade, l'indication de la nature de son affection, l'antique division tripartite y subsiste encore qui parque les entrants en fiévreux, blessés et *vénériens*. Parfois même, en cas d'affluence, les vénériens sont relégués dans des baraquements ou sous des tentes dressés dans quelque cour ou jardin, et cet isolement les désigne suffisamment.

Aux différentes époques où nous avons été mêlé de près à la vie militaire et avons participé à son mouvement dans les casernes, les hôpitaux, les camps, en campagne, le secret médical, concernant les soldats vénériens, nous a toujours paru d'ailleurs ressembler un peu au secret de Polichinelle, personne n'exagérant (à commencer par les intéressés), le formalisme ni le rigorisme du cas. Ce qui reste exigible comme règle morale et positive fondamentale, c'est que l'administration des médicaments, les consultations, les soins soient donnés conformément aux devoirs de la médecine, et qu'aucune divulgation imprudente, indiscrète ou maligne, ne soit produite par listes, carnets, cahiers de visites, fiches de santé et autres témoignages matériels susceptibles de laisser des traces (2).

Une réforme nous paraît indispensable dans les us et coutumes de la médecine militaire et du commandement, c'est celle qui supprimerait la dénonciation par le soldat de la femme supposée l'avoir contaminé. Cette variété de délation, on l'a vu, est quasi obligatoire de la part du soldat malade, et le commandement et la médecine d'armée sont d'accord pour la considérer comme le com-

---

(1) Art. 378 C. P. (Liv. III, Tit. II, Sect. VII). — Les médecins, chirurgiens et autres officiers de santé, ainsi que les pharmaciens, les sages-femmes et toutes autres personnes dépositaires, par état ou profession, des secrets qu'on leur confie, qui, hors le cas où la loi les oblige à se porter dénonciateurs, auront révélé ces secrets, seront punis d'un emprisonnement d'un mois à six mois et d'une amende de 100 francs à 500 francs.

La jurisprudence a frappé jusqu'aux secrétaires de mairies dont les indiscrétions ont causé dommage ou ennui à des familles de malades morts de tuberculose, etc.

(2) M. l'inspecteur Vallin. (*Bull. Soc. proph.*, 10 déc. 1901, p. 197.)

plément des mesures prophylactiques antivénériennes. La valeur de cette mesure particulière qui remonte fort loin dans les traditions des armées est traduite par un insuccès général presque constant.

Elle procède, du reste, de cette basse mentalité courante, issue de la conception première de la police des mœurs, qui considère les femmes comme une variété animale soumise aux règlements d'épizootie : elle ne saurait se concevoir que s'il y avait droit de réciprocité entre les deux partenaires dans la pratique de désignation et égalité dans les conséquences.

La dénonciation, telle qu'elle est pratiquée, met en jeu les plus haïssables mobiles de l'égoïsme humain ; elle favorise au moins les légèretés de l'inconscience, les lâchetés du mensonge et de la calomnie, les calculs de la méchanceté. Son inutilité achève de la classer. Quand on rassemble quelques documents sur ce misérable sujet, on est frappé de l'accord de presque tous les auteurs sur cette conclusion. Que ces conclusions émanent soit de médecins civils ou magistrats de police déjà anciens comme Parent-Duchâtelet et le commissaire Rey, soit d'auteurs contemporains comme les médecins militaires rédacteurs des rapports annuels sur la santé de l'armée, c'est une sorte de cliché qui est inséré par tous sur le résultat négatif de l'examen imposé par la police spéciale aux femmes, à la suite de la dénonciation : « A chaque cas, écrivent en 1901 les médecins du XVIe corps (Q. G. Montpellier), nous envoyons à la police le nom et le signalement de la fille incriminée, et presque toujours le bulletin est renvoyée avec la mention que la fille est saine. » — « Malgré la bonne foi des contaminés et les déclarations qui permettent de retrouver les femmes, écrivent en 1903 les médecins du XIIe corps (Q. G. Limoges), le résultat des visites est négatif. » Les mêmes répètent, en 1904, que les dénonciations sont toujours trouvées inexactes. En 1907, les médecins du VIIIe corps (Q. G. Bourges), répètent à leur tour : « La visite des femmes dénoncées comme contaminées est presque toujours négative (1). » Épisodes fréquents et piquants, quand les dénonciations tombent juste, c'est généralement qu'elles ont visé des femmes inscrites en maison : on a vu ci-devant le rôle que jouent les maisons dans la diffusion des maladies. Sans doute, il arrive que, dans le pourchas, médecine militaire et police des mœurs ne reviennent pas les mains vides et

---

(1) V. Les statistiques médicales des années 1901, p. 197 ; 1903, p. 216 ; 1904, p. 191 ; 1907, p. 169, etc. Dr Reuss. *Op. cit.* p. 275-282, 444.

V. *Appendice* du présent livre, le Règlement de Brest (22 nov. 1830), les circulaires ministérielles récentes (1902), les formules de déclaration. V. p. 211 et suiv.

que le soldat a discerné la vérité dont il souffre, car, après tout, il
est malade, et de même que la maladie de la femme est venue de
l'homme, de même la maladie de ce soldat vient d'une femme, mais
que de vilaines causes d'erreurs stupides ou de mensonges! Tantôt
— mais ceci est le cas le moins répréhensible, bien que médecine
militaire et police soient daubées — le soldat a fréquenté un
cabaret suspect, un bouge qui avait été mis en interdit par l'autorité
militaire; il est fautif : un camarade lui souffle le nom d'une
femme... imaginaire. Vérification faite, la femme est introuvable...
puisqu'elle n'existe pas. Tantôt — et ceci passe encore, puisque personne n'est compromis — le soldat répond : « J'étais gris... Je suis
allé avec une femme que je ne connais pas. » Mais voilà que le
soldat a eu quelque querelle avec une femme pour le *pretium stupri :*
il la dénonce nominalement ; comme la délation n'en fait pas une
malade, la femme est trouvée saine. N'importe, l'homme lui a causé
un sérieux tort ou désagrément. Tantôt, c'est simplement une malheureuse qui s'est refusée, ou qui a déplu... *Displicuit nasus suus!...*
Tantôt, et ce cas-ci est fréquent, le soldat, comme d'ailleurs un
grand nombre de civils, n'a d'ailleurs aucune idée de la période
d'incubation des maladies vénériennes et notamment de la syphilis :
il se voit malade, porteur d'un ulcère induré : le voici syphilitique!...
Il choisit dans la série de ses partenaires : la dernière est certainement la coupable ! Si la malheureuse est par la suite trouvée contagieuse, c'est peut-être ou mieux probablement à ce soldat qu'elle
aura dû de l'être. Enfin, parmi ceux qui taisent la prostituée malade,
on trouve cette variété de soldats qui éprouvent de la honte à dénoncer leur vraie contaminatrice, à trahir une partenaire qui leur
a plu ou qui les a reçus sans bourse délier et s'enferment dans un
mutisme complet qui ne compromet personne. Ce chevaleresque
leur vaut la malveillance hiérarchique, et cette malveillance ne fait
pas davantage valoir l'efficacité prophylactique des dénonciations, si
fortement dénoncées elles-mêmes dans les congrès de la Fédération
abolitionniste, à la Société présidée par le professeur A. Fournier,
dans la presse enfin, par le distingué et regretté journaliste médical,
docteur P. Berthod, et l'éloquent publiciste M. Louis Comte (1).

Le système de la délation ainsi maniée est donc doublement cri-

---

(1) Dr P. Berthod, Bull. Soc. proph., 10 fév. 1902; L. Comte, *l'Abolitionniste,*
1er juillet 1904. — Dr Kahn, *Loire médicale et Caducée,* 1904. — Dr Burlureaux,
1re session de la Conférence intern. de Bruxelles. Mém., p. 201.

V. *Appendice* une note complémentaire sur les résultats de la délation, avec
des extraits d'auteurs qui ont traité le sujet depuis Parent-Duchatelet, p. 213.

tiquable puisqu'il ne donne aucun résultat hygiénique valable. Il a même abouti à des résultats inattendus : la médecine militaire, en certains cas, plus réglementariste que la réglementation, a fini, dans telles villes de province, par s'irriter de l'éternelle réponse négative des médecins de dispensaires de police, après prétendu constat de bonne santé chez les femmes arrêtées : elle demande non plus la jonction et la conjugaison des efforts communs de la médecine administrative et de la médecine militaire, mais la substitution franche de la seconde à la première. Un soldat est contaminé par une femme, une jeune fille honnête : le cas qui n'est pas unique, s'explique de soi et n'a pas besoin d'être détaillé : la médecine militaire demande l'arrestation. La police des mœurs enquête, puis refuse l'arrestation — une fois n'est pas coutume — pour ce motif intelligemment relevé : « La femme, la jeune fille est *une ouvrière qui travaille régulièrement et dont la conduite ne donne lieu à aucune plainte, soit à son domicile personnel ou familial, soit à son atelier...* » Les inspecteurs et le commissaire ont estimé que cette malheureuse ne figurait pas même la prostituée accidentelle, occasionnelle qui est, régulièrement aussi, justiciable de leur mainmise. Le scandale possible a peut-être aussi conseillé une abstention prudente. La médecine militaire n'accepte ni la défaite ni le dénouement ; elle proteste, juge la police des mœurs civile au-dessous de son rôle et demande que décidément place plus active lui soit faite à elle-même dans la chasse. La médecine militaire, dans la logique de sa conception et de son mécanisme, n'a pas tort puisqu'il y a eu contamination d'un soldat, et la police des mœurs de son côté a raison puisque, au sens administratif, il n'y a pas eu prostitution professionnelle de la femme.

On saisit ici l'impuissance du régime chaotique de l'irresponsabilité. La responsabilité bilatérale seule peut expliquer et justifier non la dénonciation imposée par les polices spéciales militaire ou civile, mais la plainte jurididique volontaire et légale, point de départ de l'instauration d'une véritable moralité sociale intersexuelle.

Exception faite des exagérations individuelles, des entraînements exceptionnels et, en particulier aussi, de cette discipline de la dénonciation, la médecine militaire prise dans son ensemble est en fort bonne voie et n'a qu'à persévérer dans les nouvelles pratiques intérieures qu'elle a accueillies ou spontanément inaugurées ; toutes sont empreintes de l'esprit progressiste le plus utile sans qu'il faille ici distinguer qui en bénéficiera le plus, la société militaire ou la société civile, puisque toutes deux sont étroitement unies et que l'état de l'une ne peut s'améliorer ou s'aggraver sans que l'autre s'en ressente en bien ou en mal.

Ce n'est point assez, en effet, d'avoir modifié le régime intérieur vis-à-vis des soldats malades en ne leur infligeant plus de punition pour leur mal même ; en ne faisant plus état de ce mal sur leur carnet ou casier à titre de mauvaise note qui les entache et leur nuise pour l'avancement ou l'obtention d'une place officielle en quittant l'armée ; d'avoir rendu les consultations de caserne, les séjours à l'infirmerie et à l'hôpital dignes d'une vraie médecine ; d'avoir restauré dans des termes honnêtes et rationnels le secret médical un peu trop mis de côté, peut-être que parce qu'il ne figure que dans le code pénal civil : la médecine militaire et le commandement que nous continuons à ne point séparer ont, en outre, institué tout un régime d'éducation et d'instruction sur la question sexuelle, tel qu'il mérite l'éloge le plus complet. Ici, la médecine militaire et le commandement accomplissent une mission sociale dont le père de famille et l'éducateur public eussent dû les premiers remplir le devoir, obligatoire s'il en fût : ils suppléent à l'ignorance, à l'indifférence, à l'oubli trop fréquents, trop systématiques de ces devanciers abstentionistes dans la préparation morale des jeunes gens.

Dès que les recrues arrivent au régiment, les médecins militaires leur font immédiatement une série de conférences où sont exposées les connaissances indispensables sur les maladies vénériennes, leur mode de contagion d'origine intersexuelle et extra-sexuelle, leur évolution : ils n'omettent pas le devoir de la tenue morale de leur vie nouvelle. Dans ce temps, l'avertissement médical est essentiellement opportun : les tout jeunes soldats, dégagés de la contrainte familiale, livrés à l'entraînement de camaraderie, attirés par les filles qui ont le goût des « bleus », sont, nous l'avons vu avec M. l'inspecteur général Chauvel, une proie toute prête pour les maladies vénériennes : leur inexpérience et leur ignorance en font des victimes immédiates, sans qu'il leur soit besoin de tomber dans l'habitude invétérée de la débauche ou les récidives intermittentes de l'inconduite. Ils étaient inconscients du danger ; les leçons des médecins militaires les prémunissent. Sans doute, les statistiques enregistrent parmi ces jeunes soldats des cas de contamination, mais combien réduits si on les compare aux périodes antérieures et surtout si on les rapproche du nombre considérable des indemnes auxquels, nul ne le contestera, les conférences médicales ont servi, tantôt comme instructions pratiques ou comme conseils de pru-

dence, tantôt comme indications techniques ou comme encourage-
ments de continence, etc., etc., selon le tempérament, les antécédents
moraux, la tournure d'esprit de cette autre catégorie d'auditeurs.
Cette première prophylaxie, la prophylaxie morale, constitue une
sauvegarde tellement effective qu'il y a peu de médecins militaires
aujourd'hui qui d'abord n'en réclament l'enseignement préalable,
puis n'en reconnaissent les effets réels dans l'amélioration sanitaire
que toutes les statistiques mettent en évidence (1). On comprendrait
difficilement des négations qui refuseraient d'admettre qu'en élevant
le niveau intellectuel et moral du soldat, qu'en le renseignant en
même temps par le détail technique, *en lui mettant les points sur les i*,
on le rende plus apte à se détourner des maux sexuels, soit qu'il s'y
expose moins, soit qu'il s'en garantisse mieux. A côté de l'origine
vénérienne des maladies sexuelles n'est-il pas capital, par exemple,
de mettre le soldat en garde contre la contamination entre camarades par l'usage commun de la vaissellerie de table, des verres, des
couteaux, fourchettes, etc., des pipes, porte-cigarettes, du linge de
toilette, etc. Le commandement a servi la réforme ici. Tout soldat
mange, aujourd'hui, dans sa gamelle, boit dans son quart, etc. Il y
a trente et trente-cinq ans, les choses n'en allaient point de même
et des maîtres, comme le P\\r Gaucher, qui faisaient alors leur ser-

---

(1) Il faudrait citer à l'appui de cette conversion des médecins militaires toute
une bibliographie dont les titres et la matière ne seraient que répétition. Rappelons seulement les différentes dates des débats soulevés à la *Société de Prophylaxie* « Sur le péril vénérien dans l'armée » ou sujet analogue, auxquels tous les
médecins militaires, membres de la Société, ont pris part : ces débats commencés
en octobre 1901 se sont continués en janvier et février 1902, mai 1903, avril 1904,
juillet 1905, mars 1906, février et décembre 1907, mars 1909, mai 1911. Nous
avons mentionné dans le texte comme principaux orateurs et rapporteurs,
MM. les Inspecteurs généraux Chauvel, Vallin, MM. les D\\rs Moty, Burlureaux,
Granjux, Paul Petit, etc. La *Société de médecine militaire* a consacré à la prophylaxie vénérienne de nombreuses séances, entre autres celles de décembre 1906 et
avril 1907 : les D\\rs Conor (de Rouen), Labit (de Paris), Lafeuille ont appuyé la
prophylaxie par l'éducation du jeune soldat, etc. On ne voit pas que les médecins militaires, comme M. le D\\r Rudler (de Belfort), qui n'ont pas trouvé « que
l'éducation morale du soldat eût donné les résultats qu'on avait le droit d'en
attendre » aient demandé sa suppression. Les *statistiques médicales* de l'armée
sont unanimes, au contraire, à apprécier les « conseils et conférences » comme les
instruments directs de l'amélioration sanitaire. En 1906, les médecins du XVIII\\e
Corps (Quartier général Marseille) les mettent sur le même plan d'utilité que
les visites *individuelles* et les autres pratiques du « milieu militaire » (p. 163) ;
en 1909, les rédacteurs du Rapport annuel, en constatant la diminution des
maladies vénériennes dans l'armée, ajoutent : « Cette diminution est d'autant
plus remarquable que, sous l'influence des instructions et conseils si souvent
renouvelés, les cas dissimulés ou traités clandestinement sont de plus en plus
rares » (p. 204). V. *id.* D\\r Bonnette, *Bull. Soc. proph.*, fév. et mars 1904.

vice militaire dans le rang, pouvaient par la suite s'étonner à la fois et des dangers retrospectifs qu'ils avaient courus dans la promiscuité des réfectoires de caserne ou dans les campements de grandes manœuvres, et de la rareté des cas de contagion relevés par voie extravénérienne (1), preuve additionnelle, par parenthèse, du caractère évitable de ce genre de maladies si l'on veut, pour s'en préserver, mettre un peu d'intelligence précautionneuse ou morale dans sa conduite.

En dehors des conférences, des entretiens personnels et quasi-familiers, de tous les moyens oraux dont les soldats et les sous-officiers sont bénéficiaires, des majors et aide-majors dévoués ont rédigé de petits manuels où les symptômes, les aspects des maladies chez la femme et leur éclosion chez l'homme sont décrits en termes clairs et tableaux saisissants ; de nombreux exemplaires de ces tracts sont déposés dans les bibliothèques des casernes, des infirmeries régimentaires et des hôpitaux (1). Le Pʳ A. Fournier, eu publiant ses brochures populaires avait donné un exemple magistral qui a été rapidement suivi. Il est juste de rappeler que la *Société de Prophylaxie* a été un des foyers de cette propagande d'hygiène et que la grande situation scientifique de son président, écouté des ministres compétents, a valu à ses membres, conférenciers bénévoles, des autorisations et même des invitations officielles à porter la bonne parole qu'ils n'auraient peut-être pas reçues sans cette intervention respectée (3). Alors que la question sexuelle était traitée

---

(1) *Bull. Soc. proph.*, 11 nov. 1901, p. 168.

(2) Plusieurs médecins militaires ont fait imprimer leurs conférences, ainsi M. le Dʳ Solmon, médecin-major de 2ᵉ classe : *Etudes de prophylaxie individuelle et sociale* (Conférences sur les maladies vénériennes), chez Delevoye, imp.-édit., Dieppe, 1906. — Signalons, de même, les leçons du Dʳ Frédéric Wurtz, ancien élève de l'École du Service de Santé, à l'École militaire de Saint-Cyr, 1903-1904. — Des officiers ont apporté leur concours à l'œuvre morale : *Le rôle éducateur de l'Officier et la Société nationale des Conférences populaires*, par le lieutenant Boissard (du 5ᵉ Chasseurs), Paris, 1906.

(3) Parmi ces conférenciers ou auteurs de brochures médico-morales, membres de la *Société de Prophylaxie*, on a retenu les noms de MM. Burlureaux, Butte, Bizard, Emery, Duchatelet, Isch-Wall, Verchère, Vaquez, le savant médecin des hôpitaux de Paris (1902-1907).
Dans la séance du 18 avril 1904, c'est le Dʳ Burlureaux, ex-médecin militaire, qui demande que l'enseignement sexuel déborde bien au delà des milieux universitaires et scolaires supérieurs, sur les centres ouvriers. La *Société* enfin, sur la proposition de son président actuel, M. Balzer, a attribué des subventions à des publicistes connus par leur talent de parole, comme M. E. Pourésy (de Bordeaux) qui a multiplié ses conférences devant les auditoires civils et militaires avec un infatigable dévouement. Membre ambulant des *Unions* contre la pornographie et

devant les élèves de l'École normale supérieure, dans les Écoles normales d'instituteurs, dans les Écoles industrielles de la Ville de Paris, dans les Sociétés dites « *Unions de la Jeunesse* » patronnées par les mairies d'arrondissements, dans les Universités populaires ; quand des médecins des hôpitaux comme le savant Alexandre Renault s'attachaient à en étudier publiquement tous les détails ; des professeurs comme l'éminent Adolphe Pinard la reliaient à la protection de la femme et à la culture de l'enfant ; quand un clinicien doublé d'un sociologue de vaste coup d'œil comme le professeur-doyen Debove en faisait la leçon inaugurale de ses cours devant un public d'étudiants et de jeunes médecins (1906-1907), etc., elle pouvait bien être abordée devant les foules militaires. Ajoutons que le Ministre de la Guerre, peu de temps après que la *Société de Prophylaxie* eut été fondée, avait officiellement invité les officiers de l'armée à en faire partie, à prendre part à ses travaux (1), et que sa circulaire avait été parfaitement accueillie (2).

Après l'avertissement représenté par les conférences et les conseils personnels, après la prophylaxie morale que certains ont appelé à tort la « théorie de la préservation », la médecine militaire continue son œuvre : elle aborde la prophylaxie pratique. Elle ne compte pas que, grâce à son enseignement, *tous* les soldats soient conquis à la prudence ou à l'abstinence. Mais, ce n'est pas en vain qu'elle a parlé virus, écorchures, inoculation, ulcérations, inflammations, suppurations infectieuses, et dénoncé toutes les lésions *in situ* ou buccales, etc., qui, par le contact, se reproduiront

---

l'immoralité sous toutes ses formes, M. Pourésy a publié une série d'ouvrages remarquables dont les grands tirages indiquent le succès mérité : *La gangrène pornographique* (choses vues), in-18 de 425 p.; *La Traite des blanches; Le problème sexuel posé devant la jeunesse masculine des classes ouvrières; Éducation de la paternité*, etc. Le 20 juin 1914, l'Académie des Sciences morales et politiques décernait à M. Pourésy le prix Le Dissez de Penanzun pour l'ensemble de son excellente œuvre.

A côté de M. Pourésy, nommons un distingué jeune médecin, actuellement aux armées, M. Albert Nast, par ailleurs docteur en droit, qui a déjà donné de bons et multiples travaux sur la prophylaxie spéciale et fait des conférences publiques agréées par le Commandement (octobre 1916).

(1) Décision ministérielle du 24 février 1902.

(2) Dès le 10 décembre 1901 (la *Société de Prophylaxie* n'existait encore que depuis quelques mois) onze médecins militaires, inspecteurs généraux, médecins principaux, directeurs d'hôpitaux, majors en service, agrégés du Val-de-Grâce, etc., en faisaient déjà partie, et collaboraient à ses travaux par des rapports, observations orales, propositions fermes. En 1902, la prophylaxie morale et médicale de la syphilis dans l'armée est à l'étude.

sur le partenaire sain. Il s'agit présentement de mettre en défense
ce partenaire qui va s'exposer ou s'est exposé au danger. Ici le
commandement s'est bravement associé à la technique de la médecine militaire. Le ministre est entré en scène : il a parlé comme un
homme doit parler à des hommes, envoyant presque textuellement
« les préjugés » au diable et déclarant que « nulle précaution » ne
doit être négligée pour faire manquer une contamination. Dans une
excellente circulaire du 23 septembre 1907, M. le sous-secrétaire
d'État Chéron qui a laissé au Ministère de la Guerre le souvenir
d'un esprit largement progressiste, d'un serviteur laborieux et
intelligemment dévoué de la chose publique et des intérêts de
l'armée, n'a pas craint d'entrer dans les détails circonstanciés d'une
ordonnance médicale, de prendre avis dans les travaux des savants
Roux et Metchnikoff et de prescrire tous les procédés de protection
préalable et de stérilisation immédiate qui constituent présentement
une véritable thérapeutique prophylactique.

Toutes les infirmeries régimentaires ont été immédiatement
pourvues d'un local, d'une instrumentation et des médicaments *ad
hoc* (1). L'École de Salerne qui avait déjà donné une sorte de formu-
laire, est bien dépassée (2). Les rapports annuels sur la santé de
l'armée intérieure et algéro-tunisienne mentionnent que cette
installation, offerte au soldat à son retour à la caserne, est partout
organisée. Le soldat, il est vrai, n'en use pas assez..., « il a honte »
de confesser par son passage au « cabinet de prophylaxie », dit
encore plus simplement « cabinet d'isolement » ou par une terminologie plus courante « lavabo », qu'il s'est mis dans le cas d'y avoir à
faire ; « il n'ose pas » *(sic)* (3). En tout cas, la médecine militaire et
le commandement ont fait leur devoir. On ne peut guère exiger
d'eux plus de minutie, ni plus de prévoyance dans l'extrême intervention, après que les conseils de sagesse, d'abstinence ont été
rejetés, oubliés.

---

(1) *V. Appendice* le texte complet de la circulaire du Sous-Secrétaire d'État, en
date du 23 septembre 1907, p. 256.

(2)

  Post coïtum si mingas
  Aptè servabis urethras.

(3) *Statist. médicale* de 1908, p. 167 ; 1909, p. 191 : 1910, p. 216, etc. — *V.* id. *Soc.
de méd. milit.* (20 déc. 1906), sur la prophylaxie de la syphilis dans l'armée :
observat. du Dr Lafeuille (Education morale, hygiène individuelle, pharmacopée
prophylactique). — *V.* id. *Soc. de méd. publique et du Génie militaire* (27 mai 1908),
Drs Granjux, Marchal et Lemoine (emploi des formules Roux et Metchnikoff sur
des malades vénériens à Constantinople).

Maintenant le mal est fait. La contamination menace le patient
d'une généralisation, d'un envahissement plus prompt et complet : la
médecine militaire est ici à la hauteur de nos meilleures cliniques
universitaires et hospitalières ; elle s'est tenue au courant de toutes le
thérapeutiques les plus opérantes qui aient été mises en proposition,
en action. Elle commence par faire appel aux thérapeutiques abor-
tives ; elle n'attend pas la période secondaire ; elle pratique l'exci-
sion, les injections locales, générales. C'est dire que le traitement
même de la maladie syphilitique en cours de développement est
administré avec l'attention la plus rigoureuse, et cela, non pas seulement dans la métropole, mais dans tous les hôpitaux militaires
de l'Algérie et de la Tunisie. Les soldats en puissance de syphilis
ne sont pas renvoyés à leur corps sans être d'abord mis dans un
état satisfaisant de guérison première : là, ils sont suivis de près
par les médecins régimentaires qui adressent au médecin en chef
des comptes rendus périodiques sur chaque cas individuel (1).

Ce n'est pas assez. Il existe dans l'armée certains corps dont les
soldats contractent des rengagements qui entraînent leur présence
sous les drapeaux pendant un temps assez long pour que la question de mariage se pose régulièrement au lieu et place de celle du
célibat prolongé.

Un corps dans cette situation est connu ; par malheur, il est
très visité par les maladies vénériennes : c'est, on s'en souvient, la
Garde républicaine de Paris. Or, nous voyons ici le commandement,
interprète de la médecine militaire, soulever d'emblée l'affaire de
santé sexuelle, article assurément essentiel dans l'union conjugale,
et repousser toute demande de mariage si le soldat syphilitique n'a
pas reçu du médecin-major du régiment un certificat circonstancié.
Ce certificat doit spécifier que la maladie date au moins de
quatre ans ; que ses manifestations dernières ne se sont pas produites depuis au moins deux ans ; enfin que le soldat a suivi, dès le
début, un traitement régulier et rationnel sous la direction d'un
médecin. « Est un malhonnête homme, dit textuellement l'*Instruction* spéciale de la Garde républicaine, celui qui se marie alors qu'il
ne remplit pas ces conditions, car il est certain de transmettre sa
maladie à sa femme et à ses enfants (2). » Qui n'approuvera cette

---

(1) *Stat. méd.* de 1910, p. 215-216.

(2) *Instruction* du colonel de la Légion, M. Prévot, et du médecin en chef,
Dr Famechon, du 14 juin 1900.

vive sollicitude civique, cet intelligent obstacle opposé à l'égoïsme, cette flétrissure anticipée ? Et combien leur opportunité devrait leur donner cours dans d'autres milieux qu'une caserne !

Enfin, un important mouvement s'est affirmé qui achève d'attester l'intérêt de la médecine militaire et du commandement, pour l'intégrité du soldat, intérêt d'une forme quasi-familiale. Ce mouvement se rattache étroitement aux mesures de prophylaxie exclusivement morale. Depuis que le recrutement de l'armée a fait disparaître les soldats de métier, ces soldats que Canrobert, colonel de zouaves, menaçait de la salle de police, en se gaussant de leur économie, quand ils avaient encore en poche le prêt hebdomadaire touché la veille, et non déjà gaspillé au cabaret ou avec les filles (1), depuis surtout la loi de 1889 qui réduisait la présence active à trois ans, c'était un sérieux sujet de préoccupation de voir, dans le service, un trop grand nombre de ces jeunes soldats, permissionnaires de quelques heures de sortie, après libération des exercices quotidiens, errer sur les trottoirs sans savoir où traîner leurs pas et leur désœuvrement, boire et fumer des après-midi dans les débits, aguicher les filles ou accueillir leurs provocations, rôder autour de la maison de tolérance, en devenir les habitués, finalement se persuader que pour balancer les courtes heures d'activité professionnelle imposées, le militaire n'a qu'à vivre le reste de ses journées dans une oisiveté trop souvent meublée uniquement des commérages de caserne, de propos gras et de rendez-vous féminins *in promptu* ou concertés, également périlleux.

De telles mœurs ne pouvaient que diminuer moralement beaucoup de ces jeunes gens, les exposer à tous les genres d'accidents, contribuer enfin à répandre d'injustes et superficielles préventions, cultivées par les malveillants et les systématiques pour discréditer l'armée.

L'idée très intelligente et généreuse des « Maisons du soldat », des « Cercles du soldat », des « Foyers du soldat », des « Salles du Drapeau », est née d'un devoir de préservation, disons mieux, d'éducation prolongée, dont, en quelque position qu'elle se trouve, la jeunesse d'un pays est toujours créancière vis-à-vis de ses aînés.

Des officiers généraux, au premier rang l'éminent général Lan-

---

(1) « Un soldat qui économise, disait à son régiment algérien le futur maréchal du second Empire, ne sera jamais qu'un mauvais soldat, qu'un poltron qui ne risquera pas plus sa peau qu'il ne risque son argent ! »

glois, un ancien médecin militaire et un ancien officier, le Dr Gran-jux (que nous avons souvent mentionné dans cette étude) et M. le lieutenant Thorel (1), ont pris l'initiative de l'institution et l'ont patronnée. Un parlementaire justement honoré, ex-bon maître en Sorbonne, journaliste-académicien toujours lu malgré son âge, M. Alfred Mézières, qui de bonne heure avait eu le goût des questions militaires, avait apporté dès le début, à ce petit groupe dévoué, ses actives sympathies personnelles et celles de ses collègues du Palais Bourbon. D'abord installées dans les Quartiers, les « Maisons du soldat » ont été ensuite fondées hors des casernes, dans des locaux appropriés. Les soldats y trouvent une confortable installation, toute gracieuse, il n'est pas besoin de le dire, l'attirail nécessaire aux correspondances et écritures, des bibliothèques avec un large choix d'ouvrages variés, histoire, voyages, art militaire, sciences diverses, pièces de théâtre, biographies, critique, etc., bons romans, nous entendons faisant vivre devant le lecteur des personnages honorables et utiles (il en existe) et peignant des amours autres que celles des filles galantes, des femmes désœuvrées, épouses infidèles, malthusiennes ou mères très-distraites. Une salle de conférences est généralement aménagée de façon à se convertir en scène de spectacle. Des divertissements honnêtes sont organisés sous forme de jeux, de sports de chambre, etc., et même des consommations de bière, de vin chaud, café, chocolat et quelques aliments légers sont servis à bon compte. Partout où ces établissements ont été ouverts, ils ont eu le plus grand succès auprès des militaires, et le Dr Granjux, dans ses communications renouvelées à la *Société de Prophylaxie* a pu, statistiques en mains (témoin celles du Havre), montrer que les maladies spéciales des garnisons avaient considérablement et continuellement baissé dans les villes dotées de « Maisons du soldat ». La Maison du soldat faisait déserter la maison publique, et par contre-coup raréfiait les entrants à l'hôpital et à l'infirmerie régimentaire. Le Dr Granjux proposait même avec beaucoup de sens que les autorités militaires exigeassent des municipalités qui demandent des garnisons, la fondation préalable de

---

(1) Le général Langlois et M. Mézières sont morts, le premier avant, le second au cours de la guerre.

M. Thorel, qui avait fondé à Paris « le *Cercle national du soldat de Paris* », n'a pas pu voir longtemps le succès de son œuvre : il est tombé au champ d'honneur, à la tête de la compagnie qu'il commandait comme capitaine. L'Académie française a honoré sa mémoire en lui décernant un prix posthume. (V. l'excellent rapport de M. E. Lavisse, 14 décembre 1916.)

ces établissements, désormais annexes obligatoires des casernements.

Pour n'être que morale, cette prophylaxie parait être singulièrement active (1).

Les sous-officiers qui, dans les statistiques médicales de l'armée,
n'apparaissent pas toujours suffisamment distincts des hommes du
rang au point de vue de l'état sanitaire spécial, ne pourraient que
gagner à prendre également le chemin de la Maison du soldat.
L'exemple des cadres, si modestes soient-ils, n'est pas chose négligeable.

Nul doute à cet égard que l'exemple des officiers n'ait une
influence réelle sur la conduite des soldats dans l'ordre sexuel.

Au cours des premières enquêtes ordonnées en Angleterre sur les
résultats des *Contagious diseases Acts,* on vit deux régiments can-
tonnés côte-à-côte présenter des différences considérables dans leur
état sanitaire : leur recrutement était le même et cependant la tenue
et la santé de l'un étaient aussi satisfaisantes que celles de l'autre
étaient défectueuses. L'enquête s'étendit au corps des officiers : elle
dut conclure que le régiment, gravement taché de syphilis et de
maladies vénériennes, avait à sa tête des officiers en perpétuelles
fêtes de restaurations et de bars, faisant venir des femmes de la
grand'ville voisine ; l'autre régiment était commandé par des officiers,
en presque totalité, de tenue, d'étude et de moralité.

Comment en serait-il autrement dans cet organisme militaire où la
hiérarchie commande tout, fait sentir dans les moindres détails son
action d'une façon d'autant plus effective qu'elle part de plus haut et
entraine ainsi davantage les hommes soumis à son autorité? Le
bien, comme le mal, est contagieux dans l'armée surtout quand il
rayonne du commandement (2).

---

(1) V. *Bull. Soc. proph.,* notamment janv. et fév. 1902, déc. 1905, avril, nov. et
déc. 1911, janv. 1912. En 1901, le ministre de la Guerre inaugurait à Vincennes
un *Foyer du soldat* créé par la *Ligue de l'Enseignement.*

(2) V. *Appendice* la note « *Morbidité spécifique par grades* ». V. p. 268 et suiv.

Le vieux guerroyeur Montluc, bien qu'il taise le côté scabreux des maladies,
vise pourtant dans ce passage de ses *Commentaires* (Liv. I) la conduite privée du
Commandement surtout en temps de guerre et n'en donne pas moins aux officiers
de son temps quelques bons conseils qui ne sont point trop démodés et peuvent
encore être rappelés. Énumérant les vices qui portent dommage à la renommée
d'un chef, le colonel-général des armées de François Ier, Henri II et Henri III
cite le jeu d'abord, puis le vin, puis la cupidité ; en fin le quatrième :

« C'est l'amour des femmes. Si vous ne le pouvés esviter, au moings allés-y

Tous ces faits dont l'esprit, la méthode et le but même diffèrent si grandement des opérations antérieures en la même matière, se sont imposés avec un tel caractère de continuité qu'ils font corps aujourd'hui avec les mœurs médicales et disciplinaires de l'armée contemporaine et que les oppositions les plus doctrinaires ne les changeront pas.

Bien mieux, les idées réformatrices tout au moins leur essence, leur principe ont si intimement filtré dans la mentalité des médecins d'armée, nous ne dirons pas à leur insu, ce serait les méconnnaître, qu'on les retrouve avec leur emprise dans les écrits où l'intention première n'était point de leur faire bonne place.

Sans apporter dans la lecture de ces travaux les minuties d'une investigation gênante pour leurs auteurs, on voit cette infiltration transparaître même dans le mémoire de **M.** le directeur Delorme. Après que le savant Directeur a exprimé son regret de la disparition, commencée depuis longtemps et continue, des maisons de tolérance, cet antique et classique palladium de la santé du soldat, et fait l'éloge obligé de la vie sexuelle de leurs pensionnaires comparée à celle des inscrites libres ou des clandestines, il confesse que « les maisons non seulement n'offrent pas, dit-on *(sic)*, une garantie absolue, mais que cette garantie n'y est même pas toujours relative *(textuel)* (1). » Le lecteur a vu plus haut ce qu'il faut retenir de cette sécurité seulement relative. Ici sans nul doute, l'éminent maître n'a pas été sans être impressionné par les véritables catastrophes qui ont ravagé souvent la clientèle militaire des lupanars.

Un an après la lecture à la tribune de l'Académie de médecine du mémoire de M. Delorme, un autre symptôme des débuts d'une modification dans l'opinion intime de la médecine militaire se manifestait sous la forme d'un curieux changement de ton offert par un autre mémoire, également émané de l'École du Val-de-Grâce. Ce travail dû, comme le précédent, à un maître de notre École d'application, renfermait tel passage plus significatif encore. Certes M. le professeur G.-H. Lemoine est encore un tenant officiel de la

---

sobrement, sans vous perdre. Ne vous y engagés pas, cella est du tout contraire à ung bon cœur. Laissés l'amour au crochet lorsque Mars sera en campaigne, vous n'aurés après que trop de temps. A ces hommes-là il leur fault une quenouille et non une espée. Et oultre la débauche et perte de temps, ce mestier amène une infinité de querelles et quelquefois avec vos amis. »

(1) « **La donnée** (de non-garantie *relative*) est exacte, ajoute M. le directeur Delorme ; la statistique médicale de l'armée le fait bien ressortir. » (Mém. acad., *op. cit.*, 1907.)

réglementation civile, mais il ne l'accepte plus comme parole d'évangile, il en discute la valeur, et finalement conclut qu'il est impossible de savoir si elle crée une situation de salubrité plus certaine que la clandestinité *(sic)*. Il faudrait des statistiques comparatives prises... sur le fait et comme de telles sont impossibles à dresser, il ne peut asseoir sa conviction *(textuel)* : dans le doute le professeur Lemoine s'en tiendra au *statu quo*. Une foi qui se sait honnêtement obligée d'intercaler dans sa profession de telles hésitations ne nous semble plus très intacte (1).

---

(1) Le passage vaut d'être cité :

Le professeur Lemoine rappelle que les médecins du XV⁰ corps (Q. G. Marseille) ont constaté, en 1905-06, dans les diverses troupes de cette région, 381 cas de syphilis contractés pendant la présence au service : sur ces 381 cas, l'origine de la contamination a pu être exactement relevée pour 147 d'entre eux : sur ce nombre 33 proviennent de filles inscrites, 114 de clandestines, sans d'ailleurs, donnée statistique cependant capitale (l'auteur va en convenir), indiquer le chiffre des inscrites ni estimer celui des clandestines. Ce substratum numérique partiel établi, le professeur Lemoine poursuit :

« Les statistiques de l'armée française sont pleines de documents semblables.

» Ce serait cependant forcer la signification de ces chiffres que d'en tirer une conclusion *pour* ou *contre* la réglementation actuelle. Il faut tenir compte, en effet, du nombre beaucoup plus grand des prostituées libres, et de la prédilection qu'ont les hommes pour ces dernières : de sorte que les statistiques dressées *d'après les seules données numériques* (en *italiques* dans le texte cité) n'ont pas la valeur qu'on leur attribue en général.

» Comme le disent avec juste raison Labit et Polin dans leur livre « Le Péril Vénérien » (de l'*Encyclopédie* de M. Leauté, membre de l'Institut) : « Une difficulté d'approfondir l'influence de la réglementation résultera toujours des fluctuations spontanées considérables des maladies vénériennes. Les statistiques, d'autre part, sont si imparfaites, qu'elles sont impuissantes à asseoir une conviction. » On peut ajouter que jamais la statistique ne pourra nous donner un argument irréfutable dans l'un ou l'autre sens. Car pour qu'il en fût ainsi, il faudrait que, des cas de syphilis, on pût rapprocher le nombre des contacts vénériens avec l'une ou l'autre catégorie de prostituées... » (Rapp. inséré *in* Bull. Soc. proph., 11 mai 1908, p. 174 et suiv. « Prophylaxie de la syphilis dans l'armée ».)

Remarquons que cette argumentation contre la valeur des statistiques n'a vu le jour et ne s'est affirmée que dès qu'il a été avéré que les filles inscrites libres et les filles en maisons étaient, vu leur effectif relativement restreint, des agents de contamination beaucoup plus intenses que les filles clandestines. En fait, cette argumentation n'est guère employée par les contradicteurs que pour aboutir au maintien du *statu quo*.

XI

Conclusion. — Comme règles valables et seules conditions rationnelles d'une véritable prophylaxie intersexuelle, nous demandons, dans le respect de la liberté individuelle :

1° La bilatéralité unie à la responsabilité en remplacement de l'unilatéralité et l'irresponsabilité présentes.

Parenthèse sur le rôle de dupe joué par l'armée dans un milieu extérieur qui repousse la bilatéralité.

Réponse à une objection : « Voulez-vous donc, ainsi qu'on fait pour les soldats, soumettre les hommes, dans le civil, au régime coercitif subi par les femmes, et les rendre justiciables de la Police des mœurs? » — « Nous ne voulons pas plus changer les disciplines spéciales du Service de santé que nous ne voulons étendre la Police des mœurs aux hommes dans le civil : nous réclamons un changement social dans la conception et la pratique de la prophylaxie intersexuelle. » Nous demandons :

2° Une prophylaxie *sui generis*, en corrélation avec le *processus* initial de la contamination, applicable aux deux sexes, constituant un instrument autrement effectif que l'arbitraire, la géhenne, le pourchas actuels des femmes.

Un aveu et un mot nouveau : « La syphilis, mal moral » échappés à la médecine militaire.

La Réforme à l'étranger : Exemple tiré de l'état sanitaire, amélioré de l'armée anglaise. — Progrès de l'hygiène spéciale outre-Manche depuis l'abolition des Acts qui avaient instauré la Police des mœurs. — Statistiques de 1899-1912 rapprochées de celles de 1885.

Quel risque la médecine militaire courrait-elle si — sans modifier le principe de ses pratiques particulières — elle cessait de voir un palladium dans la Police des mœurs, où ne se retrouve aucun des traits essentiels qui lui sont propres?

Il nous est donc permis de poser une conclusion finale logiquement amenée.

Dans la réalité, même à défaut de commentaires rigoureux, de recherches authentiques, de déductions valablement basées, de rapprochements comparatifs, enfin de tout l'appareil critique usité en un tel débat, la seule manière dont la médecine militaire a posé et résolu le problème de l'hygiène sexuelle rend peu soutenable l'appui qu'elle continuerait à donner au système prophylactique encore régnant en dehors d'elle.

Tout d'abord, quel que soit le groupement humain appelé à en recevoir les effets, il n'est pas d'hygiène intersexuelle plénière, efficace, susceptible d'une action durable si elle n'est pas bilatérale, si elle ne s'applique pas au couple humain. La dissociation de ce couple par la médecine administrative éternise le mal, en permettant à l'un des associés de le propager, de le perpétuer librement, sans dommage personnel, sans réparation correctionnelle ou pécuniaire, comme s'il accomplissait l'acte le plus naturellement correct. La médecine militaire l'a parfaitement compris : c'est pourquoi elle soutient le principe d'une médecine féminine après avoir elle-même rempli son devoir réglementaire vis-à-vis l'homme, le soldat malade : mais elle se trompe gravement dans l'approbation qu'elle donne à la théorie et au *modus faciendi* arbitraire de l'unilatéralité civile : elle prend ce *modus faciendi* contre la femme pour le pendant de son action sur l'homme, le soldat, sans voir que la médecine chaotique dans laquelle se débat l'illégalité de la police des mœurs administrative enlève toute valeur à l'organisme civil dont, en fin de compte, elle dépend elle-même (1). La médecine militaire ne s'aperçoit pas ou ne veut pas s'apercevoir que l'armée joue ici un rôle de dupe, et qu'il en sera ainsi tant que l'élément masculin civil restera maître de contaminer les femmes justement appelées communes, communes à ceux-ci et à ceux-là, aux hommes de toutes catégories ouvrières et bourgeoises d'une part, militaires de l'autre.

---

(1) Cette erreur nous paraît symbolisée dans ces quelques paroles d'un médecin militaire dont les studieux travaux dans la presse médicale et les débats de la Société de Prophylaxie ont été d'ailleurs justement appréciés : « J'ai été très étonné, dit le distingué Dr Granjux, de voir (dans le débat sur le *péril vénérien dans l'armée*) que conserver à l'hôpital une femme malade semblait être une mesure despotique ; c'est ce qu'on fait pour les soldats et l'on n'a jamais considéré cela comme une mesure abusive.

« Mais dans l'armée, on ne force jamais les militaires à suivre un traitement spécifique préventif ; on leur dit quels sont les dangers de la maladie, quelle est la nécessité de la soigner et on leur donne du mercure s'ils le veulent bien. Je ne vois pas pourquoi on ne ferait pas pour les prostituées ce qu'on fait pour les soldats, pourquoi on ne les hospitaliserait pas tant qu'elles sont contagieuses. » (*Bull.* Soc. proph., 10 nov. 1907, p. 259).

On saisit ici, dans la loyale sincérité de cette profession de foi, le défaut de la conception militaire sur le régime civil. Objectons de suite qu'aucune comparaison ne peut être établie entre les soldats et les femmes : d'abord les soldats figurent dans une société qui pour être extra-civile n'en est pas moins régie par une loi organique, et les femmes, que nous sachions, continuent à faire partie de la société civile régie elle-même par des lois fondamentales auxquelles la police est soumise comme tous les autres corps de l'État. Dans la pratique la comparaison est également peu soutenable : le soldat traité obligatoirement et non librement (comme il est allégué) reste des mois et des années sous la surveillance des médecins d'armée ; il ne peut s'y soustraire tant qu'il est sous la loi militaire et s'il est soucieusement soigné. Les femmes, en admettant l'assimilation la plus complaisante, restent quelques jours, quelques semaines si l'on veut, en prison ou à l'hôpital, et dès qu'elles sont remises en liberté, redeviennent maîtresses absolues de suivre ou de ne pas suivre le traitement.

Si nous nous permettions une sorte de comparaison, nous dirions que la médecine militaire et le commandement pèchent dans la tactique : ils envoient la troupe affronter un danger, le danger vénérien, dans des conditions d'infériorité patente, puisqu'après avoir fait effort pour la préserver et l'assainir, ils la laissent pénétrer dans un milieu sûrement contaminé où vont et viennent librement les protagonistes civils, armés de leur mal, dégagés de toute contrainte, de tout empêchement. C'est en cela, on ne saurait trop y insister, que l'armée est dupée dans le jeu de la police des mœurs.

Est-ce à dire qu'une telle appréciation nous accule à demander le transfert, dans la société civile, des mesures disciplinaires que pratiquent la médecine militaire et le commandement vis-à-vis l'élément masculin sous les armes? Une telle objection n'est que captieuse. Le milieu militaire, nous l'avons marqué dès le début, est soumis à des conditions internes toutes particulières et d'ailleurs légales en vertu des lois organiques sur l'armée, qui astreignent les médecins et les chefs de corps à défendre l'intégrité des contingents, à les conserver toujours intacts et disponibles : il est difficile de laisser ici se substituer aux initiatives compétentes et aux responsabilités de cette double obligation les bonnes volontés et les clartés individuelles que pourraient contrarier des résistances malveillantes et des inintelligences inévitables. En la matière, l'intervention supérieure et réglementée est d'urgence et d'ordre vis-à-vis le soldat parce que les promiscuités de la vie quotidienne dans les rangs et les casernements exposent l'intégrité physique des camarades et voisins des contaminés.

Dans la société civile, ces mesures inquisitoriales et coercitives, cette généralisation de la police des mœurs appliquées à l'élément masculin seraient impraticables : elles échoueraient plus sûrement encore contre cette autre moitié du corps social, et il serait audacieusement puéril de rêver cette extension sur les hommes quand l'institution, dans ses termes actuels, échoue déjà contre les femmes.

Non, nous ne rêvons pas plus cet agrandissement quand nous faisons des us et règles de la médecine militaire un argument contre la police des mœurs administrative, que nous ne songeons à modifier le principe des us et règles de cette médecine militaire même, surtout dans les conditions d'intelligent progrès auxquelles elle s'astreint aujourd'hui.

Mais c'est sur le milieu général où se meut l'armée, dont elle dépend organiquement, comme ne cessent de le répéter médecins et chefs militaires, au point de vue de l'état sanitaire sexuel et autre (1), c'est sur le milieu social que nous portons toute notre attention : ce sont les processus administratifs et moraux de l'organisation civile dont nous poursuivons la transformation, avec la conviction que l'armée elle-même bénéficiera de ce changement et le rendra plus complet, plus général, plus promptement salutaire enfin, en coopérant à sa réalisation.

Après la bilatéralité, dans cette question de l'hygiène intersexuelle, aussi capitale pour les troupes que pour les populations fixes, il est un autre principe d'études qui s'impose, c'est que les maladies vénériennes dans le fait de leur transmissibilité, n'ont rien de commun avec les autres affections contagieuses. Aucun des traits de leur histoire vécue n'est assimilable au mode de contagion des fièvres éruptives, de la diphtérie, ou de la tuberculose ni n'évoque le même genre d'obstacles à opposer.

La transmissibilité vénérienne est particulière, *sui generis*, et les moyens prophylactiques ou curatifs qu'elle commande pour être prévenue dans sa genèse, enrayée dans son cours accidentel, guérie dans son intimité essentielle, ne peuvent être assimilés à nul de ceux qui sont rationnellement appliqués à la prophylaxie et au traitement des autres maladies à contage. La diffusion des maladies vénériennes, quelque effort que certains aient tenté pour les faire dépendre de l'exercice soi-disant irrésistible, fatal, de la fonction naturelle de notre physiologie procréatrice, demeure à son point de départ, sous la dépendance réelle du sens moral de l'individu malade, de son degré d'intelligence et de conscience. L'être humain, homme ou femme, devenu malade (dans des conditions qui expliquent ou incriminent plus ou moins son action fâcheuse, peu importe !) n'a pas été sans se demander quelle conduite il tiendrait désormais pendant le temps qu'il sait sa maladie nuisible à autrui. On a dit spirituellement, Ricord a dit que : « N'a la v... que celui qui le veut bien : il n'a qu'à s'y exposer ! » A cette vérité d'une justesse élémentaire indéniable qui contient d'ailleurs la meilleure morale prophylactique, qu'on nous permette d'en accoler une autre de la même famille, à savoir : « Ne donne la v... à autrui que celui qui veut la donner. » Il ne suffit pas, en effet, d'avoir la syphilis ou telle autre maladie spéciale pour être dangereux à autrui, *il faut avoir la volonté*

---

d'exposer autrui à gagner son mal (1). Faire obstacle à cet état d'esprit est aussi instituer une prophylaxie pratique, nous dirions volontiers en toute certitude la plus pratique de toutes. La responsabilité, qui marche de pair avec la bilatéralité, apparaît comme la clé de voûte d'un vrai système de protection réciproque.

Tant que ces deux données essentielles, bilatéralité et prophylaxie *sui generis*, ne seront pas placées au début de toute étude privée ou publique, civile ou militaire, d'ordre et de médecine pour préparer une solution pratique, les commandants de troupes, les administrateurs municipaux, les jurisconsultes, les médecins, les éducateurs, les hommes publics ne la feront point avancer d'une ligne; ils piétineront sur place, et le *statu quo* morbide s'éternisera à la confusion persistante des théoriciens, au grand dam des foules. Il n'est pas d'instant où, sans distinction de sexe, le vénérien ne puisse échapper à une surveillance policière ou militaire, si étroite et si prolongée qu'on la suppose. C'est dans l'être humain même que doit être placé le surveillant qui ne cesse jamais ses directions et ses conseils. Mais comme on a quelque motif de se méfier de ce bon génie intérieur, d'en craindre l'inexistence ou les absences fréquentes, on réclame du législateur un frein moins idéal, une menace plus positive à l'adresse de ceux et de celles que leur conscience n'éclairerait pas, ne guiderait pas, ne réfrénerait pas. Une telle conception met en bonne lumière l'œuvre nouvelle opposée à la police des mœurs. L'abolitionnisme condamne cette police, son impuissante unilatéralité féminine, ses exactions sur les femmes; elle dénonce son piteux échec en marquant bien que la réglementation a créé, puis ancré dans l'opinion le principe antisocial de la propagation irresponsable des maladies. Même la femme inscrite, syphilitique ou blennorrhagique, malgré les vexations qu'elle subit, une fois relâchée après blanchîment, maquillage de son mal, demeure libre de le répandre sans autre dommage, et cependant, autant que les médecins qui ont signé son *exeat* de l'hôpital-prison, elle se sait dangereuse. Quant à l'homme malade, en pleine efflorescence, il est en droit de tout se permettre et il en use : les statistiques des mineures contaminées l'attestent.

L'irresponsabilité est l'essence même du régime coercitif en

---

(1) État d'esprit qui n'a d'ailleurs aucune ressemblance avec l'intention formelle de communiquer sa maladie à une personne déterminée, acte criminel celui-ci, assimilable à un autre moyen de vengeance, violence par un coup de couteau, de revolver, administration d'un poison par voie digestive, etc.

vigueur. Qui dit ici irresponsabilité, dit liberté systématique de disséminer le mal. Cette sorte d'insouciance bestiale est tout à fait caractéristique d'un médiocre degré d'élévation dans l'humanité : son résultat positif est une propagation indéfinie des maladies.

Contre ces vices fondamentaux qui sont à l'origine du problème mal interprété et le faussent, la prédominance des moyens nouveaux, les moyens d'ordre moral et d'ordre légal s'imposent si impérieusement à la logique que nous trouvons leur formule échappée quasi fatalement à la plume d'un médecin militaire, il est vrai, plus libre que les précédents, puisqu'il fait partie de ces générations plus jeunes à qui il appartient de réaliser le progrès indiqué hier et de préparer celui de demain. C'est dans le mémoire de M. le Dr Ferrier, agrégé du Val-de-Grâce, cité précédemment à plusieurs reprises, que nous le rencontrons.

Le Dr Ferrier, après une analyse du processus initial et pathogénique des maladies vénériennes, énumère tous les moyens extra-coercitifs aujourd'hui en usage pour les combattre dans l'armée française et dans les armées étrangères, et il conclut par cette grave et inattendue parole qu'il emprunte, toutefois, à un Anglais, le général Lawson : « On peut dire que — dans une certaine mesure — *la syphilis est un mal moral.* » Expression pittoresque, dit M. Ferrier (1) : soit, mais qui, sous une teinte légèrement paradoxale, traduit fidèlement la vérité.

La transmission de la syphilis, comme celle de toutes autres maladies vénériennes, procède dans le fait matériel, dans l'instant immédiat, bien moins de sa nature même que de l'état intellectuel ou moral qui précède et détermine les circonstances de cette communication. L'objectif privé et social est de conjurer le méfait : c'est à l'intelligence de l'être humain qu'il faut s'adresser pour l'édifier s'il ignore la nature du mal, à sa moralité pour l'émouvoir, à son appréhension enfin s'il méconnaît le devoir altruiste.

L'éducation et la loi peuvent seules frapper de mort ces deux causes de l'éclosion et de la diffusion des maladies, l'une qui procède de l'ignorance, l'autre d'un égoïsme délictueux. D'ordre moral, ces causes doivent être, sans préjudice de l'intervention ultérieure de la médecine et du droit, attaquées par des moyens moraux.

La médecine militaire française a d'ailleurs sous les yeux

---

(1) *Op. cit. (Mém. de l'Académie de méd.*, 1902), Prophylaxie de la syphilis dans les armées.

l'exemple, l'antécédent le plus instructif que puissent réclamer les plus inquiets de ses représentants : c'est l'exemple, l'antécédent de l'armée intérieure de l'Angleterre où les Pouvoirs publics n'ont même pas jugé nécessaire d'instituer une législation spéciale pour punir le fait en soi de transmission des maladies vénériennes. Tous ceux qui ont suivi les longs débats européens suscités sur la police des mœurs, savent que de 1864 à 1883-86, le Parlement britannique avait institué dans nombre de villes et de stations navales et militaires, le système continental de la réglementation, sous le vocable de *Contagious diseases Acts*. Cette législation n'avait pas l'unique tort d'être en opposition complète avec l'esprit et la lettre du droit individuel anglais : elle avait accusé le vice grave d'aller à l'encontre même des résultats hygiéniques que nombre de parlementaires, d'hommes publics, de médecins militaires, séduits par les assurances des polices de mœurs, française et belge notamment, en attendaient et avaient promis. Dès l'année 1886, les *Acts*, après avoir été abolis dans le Royaume-Uni, étaient rappelés pour tout l'empire britannique : ils avaient fait une faillite plus complète encore que celle que leurs adversaires avaient annoncée. La réalité avait dépassé la prédiction. Depuis, quelques propositions, d'ailleurs timides, de restauration policière spéciale ont été faites outre-Manche, mais inutilement. Dernièrement une Commission royale reprenait ce procès et faisait une nouvelle enquête sur l'importance, les effets et la prophylaxie des maladies vénériennes. Ses conclusions sont fondées sur les statistiques qui rapprochent l'état sanitaire de l'armée pendant l'application des *Acts* et après leur abrogation; or, voici quelques chiffres :

En 1885, quand les *Acts* battent encore leur plein effet coercitif, on compte dans l'armée britannique, pour 1.000 hommes d'effectif, 151 cas de syphilis et 121 cas d'uréthrite infectieuse. En 1895, neuf années après l'abolition, on ne compte plus que 82 cas de la première de ces maladies et 76 de la seconde. En 1899, la chute continue : la syphilis tombe à 52 cas, l'uréthrite à 59. En 1906, nouvelle décroissance : la syphilis est descendue à 26 cas et l'uréthrite à 42. Enfin, en 1912, on ne compte plus que 19 cas de syphilis et 30 d'uréthrite 0/00 d'effectif. Les chiffres globaux ne sont nullement aggravés par ceux de l'ulcère simple : en 1867, au lendemain de l'application des *Acts*, le chiffre total annuel des vénériens 0/00 dans l'armée britannique est de 292; en 1912, il n'est plus que de 57. La Commission royale conclut « qu'aucun avantage ne saurait, dans ces conditions, résulter d'un retour au régime des *Contagious diseases Acts* et que les faits établissent que la grande amélioration à l'égard des maladies vénériennes, dans la marine et l'armée, a eu lieu depuis leur rappel (1) ».

Comment un résultat aussi favorable a-t-il été obtenu ? Grâce aux simples moyens dont l'abolitionnisme n'a cessé dès le début, de réclamer la mise en pratique en Angleterre comme dans les États continentaux : d'abord l'instruction et l'éducation morale du soldat et du marin pour prévenir l'invasion du mal, puis une large et scientifique amélioration du traitement non pas esquissé, ébauché comme il était fait auparavant, mais méthodiquement appliqué et continué, pour le juguler et l'étouffer sur place. Ainsi fut fait. On voit les conséquences d'une telle évolution en comparant, à ces dates diverses, l'armée anglaise à elle-même.

En résumé, on ne distingue pas les risques que l'armée encourrait, le tort qu'elle subirait par la réforme d'un état extérieur si antagoniste de sa propre constitution. L'armée ne suppose pas sans doute que l'on va lui demander le désarmement de ses disciplines d'hygiène ou de cure et la libération prématurée, le licenciement de ses malades, les soldats spécifiques !

En quoi donc la médecine militaire serait-elle entravée ou amoindrie par la disparition du système d'anarchie morale, d'arbitraire policier, de gâchis intersexuel dans lequel se débattent la jeunesse masculine et le prolétariat féminin ? Serait-ce par l'abolition d'une médecine administrative et hospitalière indigne de la médecine, jetant l'une, les malades (les femmes) en prison, l'autre, fermant les portes de ses salles à cette même catégorie de malades, quel que soit leur sexe, en vertu de dispositifs statutaires pris contre les maladies dites honteuses ?

Quels traits de son propre et intime organisme, de son fonctionnement intégral, la médecine militaire retrouve-t-elle donc enfin dans le mécanisme de cette réglementation civile ?

Que la médecine militaire ouvre les yeux, fasse un impartial constat, elle cessera de proclamer, d'enseigner aux soldats les avantages de la prostitution publique, toujours saine quand elle est collective et estampillée par la police des municipalités, toujours

---

(1) *Rapport final* de la Commission nommée le 29 octobre 1913. — Rappelons les excellentes études de M. Yves Guyot dès 1882 sur la question dans l'armée anglaise ; des regrettés Dr Laborde, membre de l'Académie de médecine, et Pr James Stuart, membre du Parlement britannique, en collaboration à l'Académie de médecine, en 1898 ; enfin du Pr Augagneur à la Commission extra-parlementaire en 1903-1904 sur le même sujet.

souillée quand elle est individuelle et secrète. La publicité officielle des femmes (1) n'est pas, plus que la clandestinité, une garantie, mais la clandestinité a le grand avantage de ne pas centraliser sur les mêmes malheureuses, l'abondance des venues qui centuple les chances du mal et assurent sa diffusion sans limites !

De même encore la médecine militaire cessera de recommander aux troupes les maisons publiques, en exigeant leur création ou leur maintien des municipalités qui veulent obtenir et ont obtenu des garnisons ! Les maisons ne symbolisent que trop la police des mœurs ; elles sont le laboratoire et le conservatoire des maladies vénériennes.

Puisque l'armée est aujourd'hui l'objet d'une culture d'intelligence, il y a autre chose à lui enseigner que ce vieux thème de sauvegarde de la santé sexuelle par la police. La parole des médecins militaires et des officiers a un meilleur emploi et de plus honnêtes sujets d'instruction et d'éducation. La doctrine nouvelle ne sera pas moins utile et de moins haut intérêt dans les conférences de demain pour les auditoires et les conférenciers eux-mêmes.

Le régime qui remplacera la police des mœurs n'admet pas d'exception, fondée sur la classe ou sur le sexe des personnes; il ne distingue pas plus les hommes des femmes que les civils des militaires. L'organisation d'ordre, de moralité, d'hygiène qu'il érige, prescrit à chacun de prendre conscience de son plus vulgaire devoir, le respect de la santé d'autrui; il affirme qu'une volonté probe peut gouverner la passion, et ne lui donner cours que si elle n'est point — d'abord — matériellement nocive. Si cet enseignement moral, d'ailleurs minimum, est sans effet, si l'homme ou la femme passent outre malgré leur état morbide, la loi pénale menace — et frappe, s'il est possible, celui ou celle qui s'est obstiné à méconnaître son devoir privé et public (2).

Là où elle manque, le Code créera la conscience sexuelle.

---

(1) On disait au xviiie siècle, le *publicisme* des femmes.

(2) Nous ne reprenons point dans ces dernières pages le détail d'organisation juridique et médicale tant de fois exposée, mais nous prions de nouveau le lecteur de se reporter au projet de loi inséré à la fin de l'*Appendice* du présent livre. V. p. 304 et suiv.

Dans la société civile, les hommes ne connaissent pas de frein, et la maladie sous son masque masculin a un droit inviolable de licence et de propagation; sur cet article majeur, l'armée aura la satisfaction de voir passer l'idée essentielle de son propre régime dans la société même.

Introduit dans l'armée, le frein légal n'a rien qui puisse l'étonner ou lui répugner; elle est prête à le concevoir et à le recevoir; au vrai, elle se l'applique déjà en partie.

Les conditions du recrutement de l'armée ont fondu, unifié la mentalité nationale. Le vénérien civil devient l'égal du vénérien soldat; hier c'était un vénérien privilégié. Les femmes, dites prostituées, destituées aujourd'hui de toute dignité humaine, ravalées au bas échelon des bêtes, reprennent une sorte de rang et savent du même coup que la responsabilité est inséparable de la liberté.

Maintenue dans de telles limites, encadrée de telles conditions, en quoi la liberté n'est-elle pas digne de vivre et d'accomplir une œuvre bienfaisante?

Pourquoi l'armée, école d'abnégation, de solidarité, d'altruisme supérieur autant que de courage, ne tiendrait-elle pas aussi le rôle d'école d'intelligente moralité?

Ce n'est pas seulement un vœu que nous formons ici, c'est une assurance que nous voulons nous donner.

Nous souhaitons que ces pages trouvent dans le Corps de santé et dans le Commandement, quelques lecteurs qui leur accordent une attention bienveillante. Médecine militaire et Commandement ont montré le bien qu'a pu faire leur sollicitude. Le parti-pris ici ne servirait pas le progrès, et nous ne croyons pas que les véritables intérêts de l'armée soient servis eux-mêmes par les us et les règles d'une institution telle que la police des mœurs, dont le principe est erroné et la pratique porte à faux.

APPENDICE

PIÈCES JUSTIFICATIVES

ET

DOCUMENTS ANNEXES

L'ARMÉE ET LA POLICE DES MŒURS

PREMIÈRE PARTIE

RÈGLEMENT DU DISPENSAIRE DE BREST
(1829-1830)

Le 1er juillet 1829, un dispensaire était établi à Brest par Ordonnance du roi Charles X pour soigner les filles publiques de la ville et des communes voisines de Saint-Marc, Lambézellec et Saint-Pierre ; le 3 juin 1830, une Commission mixte arrêtait définitivement les statuts du règlement divisé en six chapitres : un chapitre VII intitulé *Dispositions complémentaires* visait particulièrement les soldats de la garnison et les marins, ouvriers de l'arsenal, etc. Le 22 novembre 1830, le ministre de l'Intérieur du nouveau Gouvernement, M. de Montalivet, contresignait ce règlement dont nous reproduisons le chapitre VII :

« Le but principal du dispensaire étant de prévenir l'infection vénérienne chez les soldats, matelots, ouvriers de levées et autres employés au service du roi, et ce but ne pouvant être atteint qu'autant qu'ils seront empêchés de répandre eux-mêmes la maladie, l'autorité supérieure provoque, près de qui de droit, une décision qui rende désormais exécutoires les dispositions suivantes :

« Les soldats, matelots, ouvriers, etc., marchant en corps, par détachement ou isolément, sont visités à leur arrivée une fois par mois au moins, pendant leur séjour, par les médecins du dispensaire autorisés par le maire (1).

« Les hommes atteints de syphilis, susceptibles d'être traités aux casernes ou à bord, y restent consignés jusqu'à parfaite guérison. Les autres sont envoyés, sous escorte, à l'hôpital (à l'Hôpital de la Marine, service spécial des vénériens).

« Les soldats, matelots, etc., atteints de syphilis depuis leur arrivée, SONT TENUS DE DÉCLARER LA FILLE *qu'ils soupçonnent leur avoir donné la maladie, ou la maison dans laquelle ils croient l'avoir contractée.*

« Les officiers supérieurs de service du corps envoient le nom de la fille, ou l'indication de la maison au Directeur, qui fait faire tout de suite les recherches nécessaires.

« Les soldats, matelots, etc., sont prévenus que toute fille publique qui n'est pas munie d'une carte de sûreté portant la date de la dernière

---

(1) Cette visite n'a jamais été faite par les médecins du Dispensaire, mais par les médecins de la marine.

visite, la signature du médecin et l'empreinte *Dispensaire de la salubrité*, est réputée malade, et qu'ils doivent la signaler aux agents de surveillance du quartier qui la font conduire sur le champ au Dépôt. »

Fait au Commissariat à Brest, le 3 juin 1830 (suivent les signatures).

Vu par le ministre, secrétaire d'État au département de l'Intérieur, pour être exécuté dans toutes ses dispositions.

A Paris, le 22 novembre 1830.

Signé : MONTALIVET.

LA DÉNONCIATION DES FEMMES PAR LES SOLDATS COMME MESURE PROPHYLACTIQUE

Circulaire du Ministre de la Guerre du 7 avril 1902.

§ 7. — Les bulletins de déclaration envoyés à la police locale seront établis sous le contrôle du médecin du corps, qui interrogera lui-même le militaire malade et spécifiera nettement la nature de la lésion dont il est atteint.

Bulletin de Déclaration du Médecin militaire.

(avec spécimen authentique d'une déclaration médicale et de la réponse de l'officier de police).

Mœurs N°.....

X..., le .... 1904.

Nom, prénoms du soldat..... atteint de blennorrhagie.

Renseignements donnés par le Médecin du Corps.

Le soldat X... ne connaît ni le nom, ni l'adresse de la femme qui l'a contaminé. Cette femme serait très connue des soldats qu'elle attire chez elle : Cours de......., n°...., près de la gare de marchandises.

Signé : *Le médecin-major de*.....

X.....

Réponse du Commissaire central de Police.

J'ai l'honneur de faire connaître à M. le Colonel commandant d'armes que la fille signalée dans l'état militaire ci-joint n'est autre qu'une nommée (nom et prénoms).

Visitée aujourd'hui au Dispensaire de salubrité par le médecin en chef et reconnue saine, elle a été mise immédiatement en liberté.

X..., le .... 1904.

Le Commissaire central,

X.....

LA DÉNONCIATION DES FEMMES PAR LES SOLDATS
COMME MESURE PROPHYLACTIQUE

OPINIONS DE DIVERS AUTEURS

Année 1815-1816. — « Lors de la formation de la garde royale et pendant les premières années de l'existence de ce corps des plaintes arrivèrent soit de l'Etat-major, soit des chefs des différents régiments, sur le nombre considérable d'affections vénériennes qui nécessitaient l'envoi des hommes à l'hôpital ; tous en attribuaient la cause à la négligence de l'autorité, qui ne surveillait pas avec assez de soin la santé des prostituées.

» Pour répondre à ces observations et pour se justifier contre le reproche de négligence... on imagina l'emploi d'une mesure qui, suivant toutes les probabilités, devait faire connaitre toutes les filles malades qui infectaient ces soldats et cela de manière à n'en pouvoir laisser échapper une seule ; ce moyen consistait à exiger de chaque soldat l'indication du lieu où il avait contracté la maladie, le nom de la personne qui la lui avait communiquée, la demeure de cette personne ainsi que les autres détails qui pouvaient mettre sur la voie pour la découvrir et la saisir ; on formait une liste de ces déclarations que l'Etat-major envoyait tous les jours à la Préfecture de police.

» Quels furent les résultats d'un moyen si bien combiné ? Quelques mots suffiront pour nous le faire comprendre.

» Presque tous les soldats donnèrent des indications fausses ; ils firent arrêter une multitude de filles que l'on soumit à la visite et qui pour la plupart se trouvaient saines ; ces renseignements inexacts ou controuvés furent donnés non seulement par la garde royale, mais encore par la troupe de ligne et la gendarmerie ; et sous ce rapport les soldats étrangers prouvaient qu'ils ne différaient pas des nationaux ; en voici la preuve :

» Le colonel d'un régiment, en envoyant la liste de ses malades, désignait la maison où ils avaient été infectés, avec les noms et prénoms des filles qui, dans cette maison, se trouvaient saines ou malades ; le ton de la lettre qui accompagnait cette liste fit que l'on pria le colonel d'envoyer le chirurgien de son corps pour qu'il pût, avec ceux de l'Administration, visiter à l'instant tout le personnel de la maison si bien désignée ; ce que demandait le préfet de police, M. Anglès, fut exécuté ; la visite eut lieu, et le chirurgien *suisse* déclara, dans un certificat, qu'il avait trouvé toutes les personnes de la maison dans *un état de santé parfaite.*

» Comment expliquer cette inexactitude que donnent constamment dans leurs renseignements, des hommes qui ont tous les mêmes mœurs et les mêmes habitudes, mais qui diffèrent de position, de pays, jusqu'à un certain point de langage, et qui ne peuvent se concerter ensemble ? Elle tient à plusieurs causes dont voici les principales :

» D'abord, et en premier lieu, la honte d'avouer quels sont les lieux où l'on s'est laissé entraîner, l'abjection des individus que l'on fréquente et les misérables dont on fait sa société.

» En second lieu, pour quelques mauvais sujets, la crainte qu'une consigne sévère ne vienne interdire l'entrée d'un lieu dans lequel on a contracté des inclinations, où se trouve une société qui plaît et où l'on peut satisfaire sans contrôle des goûts et des penchants presque insurmontables.

» J'ajouterai, pour certains honnêtes gens, la crainte de compromettre et de faire arrêter des personnes auxquelles ils sont attachés; que de blanchisseuses et de domestiques, que de marchandes de pommes, de fleurs et d'autres objets, prennent à Paris des soldats pour amants! Que de soldats y rencontrent des payses? Or, on sait quel est l'état sanitaire de cette nouvelle population plus dangereuse sous ce rapport que celle des prostituées, qui cependant ne lui appartient pas, et sur laquelle l'Administration ne peut pas sévir.

» J'ai dû entrer dans ces détails, parce qu'ils m'ont paru intéressants, et parce qu'ils jettent une grande lumière sur les mœurs et les habitudes du soldat; quel bien en effet pourrait-on opérer sans la connaissance de ces mœurs et de ces habitudes? Elle évitera plus tard des tâtonnements, et suggérera peut-être, à ceux qui viendront après moi, l'idée de quelques mesures salutaires auxquelles notre génération n'aura pas pensé (1). »

ANNÉE 1847. — « Les lettres anonymes sont ordinairement le moyen dont se servent les hommes pour signaler à leur Autorité les femmes dont ils ont à se plaindre, bien entendu celles qui se livrent à la prostitution clandestine et avouée.

» L'expérience a démontré et démontre tous les jours, que les avis contenus dans ces lettres ne devraient être accueillis qu'avec une très grande réserve, car la personne qui n'a pas le courage de signer la lettre qu'elle écrit ne saurait inspirer une grande confiance. Néanmoins, comme il peut arriver qu'une lettre quoique anonyme fournisse un utile renseignement, il est bon de faire contrôler les faits qui y sont signalés, mais avec beaucoup de circonspection, crainte de s'exposer, sans le vouloir, à être l'instrument d'une vengeance. Ce que j'avance est d'autant plus exact, qu'il résulte de notes prises avec le plus grand soin que *des femmes signalées par lettre anonyme comme syphilitiques, le douzième à peine en sont atteintes.* Et si l'on remonte à la source pour tâcher de découvrir quelle est la cause qui a pu déterminer à dénoncer comme malade une femme qui ne l'est point, on trouve que c'est une vengeance qu'on a voulu exercer et que le motif donné pour arriver à ce but n'était qu'un prétexte (2) ».

---

(1) Parent-Duchâtelet, *op. cit.* T. 1. Édit. de 1836. Ch. XII. Les prostituées de Paris considérées dans leurs rapports avec la garnison, p. 596-599.

(1) Des *prostituées et de la prostitution* par Rey, Commissaire principal de Police au Mans. In-12. Paris 1847. Longeaud, Édit.. p. 64-65.

Année 1889. — « L'accord de l'autorité militaire et de l'autorité civile est d'une suprême importance pour remédier à tous ces dangers (*conta-minations, rixes, présence des souteneurs, etc., etc.*)... Cet accord a donné lieu à diverses prescriptions.

» L'autorité militaire a consigné les débits de vin qui lui étaient signalés par la Préfecture de police comme étant le refuge des filles de bas étages ; elle a tâché de provoquer, de la part des soldats malades, une déclaration précise au sujet de la femme à laquelle ils attribuent leur contamination.

» La première de ces mesures est certainement très bonne ; elle n'a pas donné les résultats qu'on en attendait, car la prostitution clandestine est insaisissable ; chassée d'un endroit elle s'établit ailleurs. L'établissement consigné était aussitôt déserté par les filles qui retrouvaient chez un autre débitant peu scrupuleux, la protection et la liberté dont elles avaient joui ailleurs.

» *Le système de délation*, qui est toujours en vigueur, pourrait avoir des conséquences plus directement favorables. Les soldats ou les sous-officiers qui se présentent à la visite du médecin de leur corps et qui sont reconnus atteints de maladies vénériennes ou de syphilis, sont engagés par celui-ci à lui indiquer le nom et l'adresse de la femme qui les a contaminés. Mais il est bien difficile au médecin de recueillir des réponses précises et les renseignements qu'il obtient sont presque toujours d'un vague désespérant.

» Les militaires ignorent la plupart du temps le nom et l'adresse de la femme avec laquelle ils ont eu des rapports. D'habitude ces rapports ont lieu dans des terrains vagues, dans les bois ou chez un débitant de boissons ; on ne demande pas en général à une fille que l'on rencontre et qui ne vous mène pas chez elle, son nom et son adresse. De plus, il se passe un certain temps entre le moment de la contamination et la manifestation initiale de la maladie, surtout de la syphilis. Le soldat, depuis qu'il a été infecté, peut avoir eu des rapports avec d'autres femmes. Le doute se fera dans son esprit et il ne saura qui accuser.

» Si les rapports ont eu lieu pendant l'ivresse, les renseignements obtenus seront encore plus obscurs. Le lendemain, le soldat ne saura plus exactement où il a passé sa soirée ; comment s'en souviendrait-il huit ou quinze jours après ?

» La crainte de voir consigner sévèrement un lieu où ils ont contracté des habitudes et où ils retrouvent des individus dont la société leur plaît, l'ennui de faire arrêter des femmes auxquelles ils se sont sérieusement attachés, enfin la peur des souteneurs qui pourraient leur faire un mauvais parti, empêchent beaucoup de soldats de donner les indications qu'on leur demande ; ou bien ils diront qu'ils ne se souviennent ni de la femme qui les a contaminés, ni de l'endroit où ils ont eu des rapports, ou bien ils donneront des renseignements fantaisistes et lanceront l'Administration sur une fausse piste.

» Quoi qu'il en soit, bonne note est prise des indications que fournit le soldat malade. Tous les soirs la Préfecture de police reçoit des corps de troupes casernés à Paris, par l'intermédiaire de la Place, l'état nominatif des hommes et des sous-officiers malades et l'indication des noms et adresses des femmes soupçonnées de les avoir infectés.

» La Préfecture se livre à des recherches, en prenant pour base de ses investigations les données mêmes qu'on lui a transmises. Le succès ne couronne pas toujours ses efforts, et elle est souvent obligée de reconnaître la fausseté des renseignements à elle envoyés. Cependant, et bien qu'elle n'ait pas donné les résultats qu'on en attendait, cette mesure a été conservée (1). »

En Algérie. — « On a renoncé à demander aux militaires le nom et l'adresse de la femme avec laquelle ils ont eu des rapports. Cette mesure n'avait jamais servi, à Alger, qu'à mettre en évidence la fausseté des déclarations ou l'ignorance absolue des soldats sur l'origine de leur infection (2). »

Année 1899. — « La recherche des femmes syphilitiques complète cet ensemble de mesures prophylactiques (3). Elle est facile dans les petites garnisons où tout se sait, où la prostitution clandestine est rare, où les maisons publiques sont régulièrement surveillées par un médecin civil auquel le médecin militaire peut *réglementairement* s'adjoindre, s'il croit devoir le faire (Circulaire du 10 mai 1842), car le médecin militaire a le devoir de s'enquérir si les filles publiques sont inscrites à la Mairie du lieu, si elles sont régulièrement et efficacement visitées (Notice n° 4 annexée au *Règlement sur le service de santé* actuellement en vigueur). Mais dans les grandes villes, rien n'est plus difficile que la découverte des femmes syphilitiques à cause de la prostitution clandestine qui se présente ou plutôt se cache sous les formes les plus variées.

» Il est rare qu'un homme puisse affirmer que c'est telle femme qui l'a contaminé; en admettant qu'il puisse la désigner sûrement, il est difficile de la saisir, car ces femmes sont essentiellement migratrices.

» Cependant, avec du soin, on pourrait arriver à quelques résultats. Mais le médecin du régiment devrait aider à l'enquête en posant à l'homme des questions précises, en lui expliquant, en quelques mots, *l'intérêt qu'il y a à poursuivre des femmes contaminées*, et seul, il aurait à transmettre au colonel le nom, le signalement et l'adresse de la femme qu'il aurait des raisons de croire suspecte. C'est son droit et son devoir, car d'après l'art. 38 du Règlement, il doit — « proposer au chef de Corps

---

(1) La *Prostitution* au point de vue de l'Hygiène et de l'Administration en France et à l'Etranger, par le Dr L. Reuss. J.-B. Baillière. Edit. Paris 1889, 1re partie, Chap. VII des rapports des prostituées avec la garnison, p. 275-282.

(2) *Id., op. cit.*, IIe partie, ch. vi, Alger, p. 444.

(3) Visites médicales réglementaires et extraordinaires.

» toutes les mesures dont la réalisation réclame l'intervention du com-
» mandement, et s'assurer de la ponctuelle exécution de celles prescrites
» dans le but de prévenir l'invasion ou d'arrêter la propagation des affec-
» tions contagieuses ». *Le Colonel ainsi renseigné dénoncerait la femme à*
» *l'autorité compétente.* Quant à faire demander aux hommes par un
sous-officier, à brûle-pourpoint, le nom de la femme qui les a contaminés, c'est tout simplement extra-médical, pour ne pas dire extrava-
gant; les hommes répondent au « hasard, donnent des adresses fausses,
des signalements de fantaisie; d'ailleurs, s'ils ont vu plusieurs femmes
depuis quelques semaines, ils ne manquent pas d'accuser la dernière avec
la plus parfaite bonne foi, car on ne peut pas exiger d'eux qu'ils connaissent la durée d'incubation de la syphilis (1). »

ANNÉE 1901. — « Huit fois sur dix, sinon davantage, la femme accusée
par le soldat est reconnue *non malade* à l'examen médical que, sur reçu
du *Bulletin de déclaration* (2), la police locale lui fait subir: c'est qu'en
effet, même alors qu'ils la connaissent, nos soldats éprouvent une répul-
sion marquée à dénoncer la personne qui les a infectés. Mus par un faux
point d'honneur, ils voient dans cet acte de défense une véritable délation,
une *lâcheté*, et, au risque d'une punition sérieuse, ils préfèrent au hasard
donner à l'autorité le nom d'une femme de maison publique.

» C'est au médecin militaire, dans les causeries qui accompagnent la
visite de santé, c'est aux officiers et sous-officiers, dans leurs théories
morales, de faire comprendre aux soldats que, si c'est déjà un acte
presque honteux de s'accoupler avec une femme inconnue, une femme
qui se livre pour de l'argent, *plus coupable encore est celui qui, connaissant
la source du mal qui l'a frappé, hésite à mettre à l'abri du fléau ses amis,
ses camarades.* Le devoir est de ne pas cacher le nom de cette prostituée,
la *lâcheté* serait de ne pas la faire connaître. L'homme devient ainsi un
complice : c'est un véritable crime qu'il commet à l'égard de la société.
Peut être en insistant sur des considérations morales de cette nature
ferait-on, peu à peu, disparaître le préjugé si nuisible que nos hommes
partagent encore presque tous aujourd'hui.

» Pour remédier à ces fausses déclarations, le Directeur du Service de
santé du XXᵉ Corps d'armée m'apprend que, suivant un vœu émis par
la Société de médecine de Nancy, il a été convenu entre l'autorité militaire et la Municipalité que le soldat malade serait confronté avec la
femme par lui accusée, au moment où elle subirait la visite sanitaire au
Dispensaire, et que cette visite aurait lieu en présence du médecin du

---

(1) Dʳ Burlureaux, agrégé libre du Val-de-Grâce. 1° Mémoire présenté à la première session de la Conférence Internationale de Bruxelles, p. 200 et 109; 2ᵉ Rapport sur le péril vénérien dans l'armée. *Bull. Soc. proph.*, 10 oct. 1901, p. 113-114.

(2) Indiquant la femme soupçonnée ou le lieu, l'établissement où les rapports
ont été consommés. (V. ci-dessus p. 212.)

régiment. Il me semble qu'on ne saurait trop louer une pareille mesure. Au moins si la femme, dénoncée et reconnue formellement et *de visu* par le militaire, est trouvée saine à l'examen médical, une punition sévère pourra, s'il y a lieu, être infligée à celui dont les déclarations seraient reconnues mensongères.

» Malheureusement les autorités civiles répugnent en général à adopter de semblables moyens; les visites de Dispensaires se font à époques fixes, à heures connues, et n'ont pas le résultat espéré. Puis, c'est par la prostitution clandestine, c'est dans les cabarets, c'est par les coureuses que soldats et sous-officiers sont le plus souvent infectés.

» Aussi est-il désirable que soient *consignés* à la troupe les établissements signalés et reconnus comme des foyers de contamination. Mieux encore, l'installation de débits, de buvettes, de cabarets, devrait être interdite, dans un périmètre déterminé autour des casernes. Cette mesure serait le complément nécessaire de la défense de vendre dans les cantines des liqueurs spiritueuses (1). »

ARMÉE ANGLAISE, 1886-1887. — Les statistiques suivantes ont été communiquées à la Commission départementale d'enquête sur les Règlements sanitaires dans les cantonnements de l'Inde par le général Lord Roberts, alors commandant en chef des forces britanniques dans l'Extrême-Orient, favorable toutefois, comme nombre de généraux anglais, à la réglementation *dans ses rapports avec les groupements militaires et navals*. A Hong-Kong, durant six mois des années 1886-1887, 139 femmes furent dénoncées par des soldats et des marins anglais, comme leur ayant communiqué des maladies contagieuses : 37 seulement de ces femmes furent reconnues malades. Durant six mois de la période 1887-1888, 103 femmes furent également dénoncées par des militaires, comme les ayant contaminées : sur ce nombre, deux furent en effet reconnues en état de contagiosité; 101 étaient saines.

---

(1) M. l'inspecteur général D' Chauvel (Maladies vénér. des recrues). Débats sur le péril vénérien dans l'armée. *Bull. Soc. proph.*, 10 octobre 1901, p. 127-128. (Considérations sur les mesures prises actuellement pour combattre les maladies vénér. dans l'armée, p. 117).

En règle générale les dénonciations des soldats, qui frappent les filles de maison sont plus exactes que celles qui visent les inscrites libres. La statistique suivante dressée par les D" Jéard et Carry, médecins du service sanitaire de Lyon, a été communiquée par M. le D' Ozenne, à la première session de la Conférence Internationale de Bruxelle, en 1899 (p. 171).

Trouvées malades :

Filles de maison . . . . . . 1 sur 10 dénonciations.
Filles inscrites isolées. . . 1 » 32 »
Filles clandestines . . . . 30 » 100 »

CIRCULAIRES DU MINISTÈRE DE LA GUERRE

relatives à l'intervention de la médecine militaire

(collaboration et contrôle)

dans l'organisation et la pratique de la Police des mœurs,

et concernant les maladies spécifiques dans l'armée et leur prophylaxie.

En date des 12 février 1874, 4 juillet 1875, 24 mars et 13 avril 1876, 26 janvier 1878, le ministre de la Guerre fait tenir, par l'intermédiaire du ministre de l'Intérieur, aux préfets, une série de notes dans lesquelles il signale l'augmentation des maladies vénériennes dans l'armée, augmentation relevée dans le Rapport annuel des médecins-inspecteurs du Service de santé (1).

Dans la note du 12 février 1874, le ministre de la Guerre rappelle aux Préfets les instructions qui avaient été adressées à leurs prédécesseurs, en date du 21 juin 1842, par un précédent ministre de la Guerre. Parmi ces instructions principales, le Ministre rappelle celle qui vise le concours des médecins civils. Ce concours peut être requis à l'effet de soumettre à la visite sanitaire, les militaires voyageant en Corps ou isolément; le Ministre rappelle qu'à la suite de la visite et du rapport des médecins civils, en cas de maladie, les militaires peuvent être envoyés immédiatement à l'hôpital civil à défaut de l'hôpital militaire: *ces précautions ont pour objet d'empêcher les militaires malades d'entrer en communication avec les populations.*

Le ministre insiste également sur la fréquence des maladies de la peau et la *réciprocité* des maladies vénériennes et cutanées entre le civil et le militaire; il demande en particulier la visite régulière des maisons de tolérance, des lieux clandestins de débauche.

Les Autorités locales, municipales et autres, Commissaires de Police, doivent leur attention à ces matières.

Nouvelle lettre et observations identiques du ministre de la Guerre aux Préfets, en date du 4 juillet 1875.

Le ministre rappelle les dispositions formelles de l'art. 138 du décret du 13 octobre 1863 sur le *Service dans les Places de guerre* et les villes de garnison, ainsi conçu :

« Le Commandant de place ne permet pas que les militaires de la

---

(1) Notamment les années 1878-80, 1882-83.

» garnison se livrent aux   ux du hasard. Lorsqu'il est informé qu'une
» maison de jeux est fréquentée par eux, il la signale à l'autorité civile.

» Il peut aussi requérir la visite des auberges, cafés, cabarets et autres
» lieux publics pour que les militaires n'y soient pas reçus après la
» retraite.

» *Toute fille publique* rencontrée dans les casernes ou établissements
» militaires, est arrêtée et remise à la Police civile.

» Le Commandant de Place a droit au concours de l'autorité civile
» pour toutes les mesures de recherche et de précaution à l'égard des *filles*
» *publiques*, qu'exige la santé des hommes. »

En date du 24 mars 1876, le ministre de la Guerre, dans une circulaire
aux Préfets, constate que les mesures prises à la suite des observations
précédentes, ont été suivies d'amélioration. Il reste cependant beaucoup
à faire. Le Conseil de Santé propose comme moyen pratique d'arriver au
but prophylactique et curatif visé, *l'adjonction d'un médecin militaire* aux
médecins civils chargés de la visite de filles soumises dans les villes de
garnison.

Le ministre constate que l'adoption de cette modification contribuerait
à dégager, en la matière, la responsabilité de l'Administration civile.

Quelques jours après, le 13 avril 1876, une nouvelle circulaire du
ministre de la Guerre, constate l'émotion soulevée par cette *innovation* et
ordonne une étude complémentaire.

(Dans de nombreuses villes de garnison, l'innovation a été agréée par
suite d'un accord amiable entre les médecins militaires et les médecins
civils, accord préalablement autorisé par la Municipalité. Il est inutile
d'ajouter que le concours des médecins militaires, d'un dévouement
toujours désintéressé, n'a rien coûté aux finances des Municipalités. C'est
cette question de finances, d'indemnités complémentaires qui avait
soulevée l'émotion dont parle le ministre.

LA QUESTION DES MAISONS DE TOLÉRANCE,
DES DISPENSAIRES, ETC.,
DANS SES RAPPORTS AVEC LA MÉDECINE MILITAIRE

En date du 26 janvier 1878, une circulaire du ministre de la Guerre
attire l'attention des Préfets et autorités civiles sur le passage suivant du
Rapport annuel (1877) des Inspecteurs du service de santé sur l'état sanitaire spécial de l'armée :

« En France, certaines villes se refusent encore à l'établissement de maisons de tolérance ou de *dispensaires*. L'Administration préfectorale doit s'attacher à en faire comprendre la nécessité aux Municipalités.

» *Il est aussi certaines villes qui, manquant de dispensaires, ne permettent pas l'admission des femmes malades dans les hôpitaux.* Celles-ci sont traitées chez elles sans aucune garantie contre les infections qu'elles peuvent multiplier à leur gré, ou sont dirigées librement sur des hôpitaux éloignés, avec tous les risques d'un voyage, pendant lequel elles ne sont pas surveillées. »

Le ministre appelle instamment l'attention du Préfet et il ajoute :

« *Si cette matière qui rentre expressément d'après la loi, dans les attributions de l'autorité municipale, ne permet malheureusement pas l'établissement d'une réglementation complète et uniforme,* vous n'en devez, pas moins apporter vos soins et vos constants efforts à provoquer toutes les améliorations utiles et praticables, en insistant auprès des Administrations locales, dans le sens du vœu émis par l'autorité militaire. »

INSCRIPTION DE MINEURES

par la Police des mœurs à Paris
dans les deux premiers tiers du XIXe siècle.

(1831)

AGE A L'ÉPOQUE de l'inscription	ORIGINAIRES de PARIS	ORIGINAIRES des DÉPARTEMENTS	AGE A L'ÉPOQUE de l'inscription	ORIGINAIRES de PARIS	ORIGINAIRES des DÉPARTEMENTS
10 ans	0	2	31 ans	11	40
11 —	1	2	32 —	5	21
12 —	3	0	33 —	8	23
13 —	2	3	34 —	9	21
14	10	10	35 —	7	18
15 —	24	27	36 —	9	15
16 —	48	60	37 —	6	9
17 —	54	93	38 —	3	9
18 —	104	161	39 —	6	4
19 —	100	209	40	6	2
20 —	101	272	41 —	2	2
21 —	94	191	42	2	6
22 —	62	226	43 —	2	4
23 —	56	148	44 —	3	6
24 —	31	140	45 —	2	4
25 —	30	100	46 —	1	3
26 —	39	98	47 —	2	1
27 —	23	93	48 —	0	1
28 —	32	66	49 —	1	1
29 —	14	42	50 —	0	4
30 —	19	35			

De 50 à 63 ans, aucune femme originaire de Paris n'est inscrite; originaires des départements, sont inscrites : 1 femme de 52 ans et 1 femme de 55 ans.

Sur 932 femmes originaires de Paris, inscrites par la police des mœurs à Paris en 1831, 88 ont de 11 à 16 ans; 453 ont de 16 à 21 ans; total des personnes mineures inscrites : 541.

Sur 2.170 femmes originaires des départements, inscrites par la police des mœurs à Paris en 1831, 104 ont de 10 à 16 ans; 926 ont de 16 à 21 ans; total des provinciales mineures inscrites : 1.030.

LA POLICE DES MŒURS FAITE PAR LES SOLDATS
SOUS LA RESTAURATION (MAI 1817)

(Extrait des *Mémoires historiques* tirés des Archives de la Préfecture de Police
par Peuchet, archiviste).

Les postes et patrouilles militaires chargés de la police
des maisons de tolérance.

« La police des filles publiques dans leurs rapports avec les militaires
est une des branches les plus pénibles de cette administration par les
mille et un désordres qu'elle offre journellement à réprimer. Le goût que
ces filles ont pour les soldats et les gens de troupes s'explique en cela
que le soldat est généreux pour elles ; qu'il ne craint pas, comme leurs
timides amateurs des autres classes, trop connus dans les villes, de se
produire en tous lieux dans leur compagnie, et que le soldat devient
le zélé protecteur de ces demoiselles dans les bastringues et cabarets, ne
fut-ce que par esprit de corps et en vertu du respect qu'il prétend que
les pékins ont toujours pour son uniforme. Les filles en raffolent pour
ces diverses raisons et pour d'autres qui tiennent à leur bon cœur.

Si ce goût les expose à des mauvais traitements de la part des militaires, de pareils inconvénients ne les dégoûtent pas ; car ces brutalités
ne sont guère sans compensations. Il n'en est pas de même avec les citadins, plus bégueules et plus insolents, quoique aussi vicieux.

Par contraste, la violence et l'indiscipline des soldats font naître des
événements qui nécessitent la sévérité des chefs militaires ; seul moyen
auquel il est possible à la police de recourir dans des circonstances
comme celles que je vais faire connaître ici :

« Ces détails, dont on accusera peut-être la trivialité, ne sont nullement à dédaigner, puisqu'ils font connaître les difficultés de maintenir
l'ordre public vis-à-vis des militaires, et entrent naturellement dans la
chronique des événements de la police. D'ailleurs... les événements qui
se passent sur une grande échelle ont droit d'éveiller la sollicitude des
penseurs...

» Un caporal de la 6ᵉ compagnie du 72ᵉ régiment de ligne, le nommé
Lauret, commandait dans la nuit du 2 au 3 mai (1817) le poste de la
Postes-aux-Lettres, rue Jean-Jacques-Rousseau. En cette qualité, il diri-
geait une patrouille, qui, vers les dix heures et demie du soir, était

arrivée rue Croix-des-Petits-Champs, devant une maison de filles publiques, donna l'ordre aux filles qui stationnaient sur le seuil d'avoir à rentrer aussitôt. La dame Rousselle, maîtresse de la maison, fit observer au caporal qu'il n'était pas encore l'heure. Une discussion s'éleva entre le caporal et cette femme ; elle fut emmenée avec une certaine violence et des mauvais traitements jusqu'au poste du Lycée, et consignée jusqu'au lendemain, 3 mai, que le Commissaire de police s'y transporta, prit connaissance des faits et la mit en liberté.

» En revenant rue Croix-des-Petits-Champs avec sa patrouille, le caporal Lauret rencontre une fille de la maison de la dame Rousselle, et, ensuite une autre de la maison de la dame Lacour, rue des Deux-Écus ; il emmène l'une et l'autre à son poste, rue Jean-Jacques-Rousseau.

» Là, le caporal propose à la première de ces filles, Rose Boubert, de la mettre en liberté si elle consent à ce qu'il passe la nuit avec elle. La convention ayant été acceptée, Lauret quitte son poste et s'en va coucher avec sa prisonnière dans la maison de la dame Rousselle en ce moment détenue au poste du Lycée ; il y resta toute la nuit, et ne retourna à son poste qu'au point du jour.

» Pendant ce temps, l'autre fille, nommée Rose Robert, demeurant chez la dame Lacour, rue des Deux-Écus, s'étant trouvée incommodée au poste, pria le caporal qu'on allât chercher pour elle un châle chez la dame Lacour. Un militaire, autorisé par lui, se chargea de cette mission, et revint une demi-heure après avec la dame Lacour qui demanda la liberté de la fille Robert. Après bien des débats, le caporal qui n'avait pas encore quitté son poste en ce moment, se décida à la faire conduire chez elle par deux hommes de garde ; mais à cinquante mètres du poste, trois autres soldats accoururent et accompagnèrent les deux premiers jusqu'au domicile de la dame Lacour, où il leur fut offert de l'eau-de-vie et vingt sous qu'ils ne voulurent pas accepter. L'un d'eux, en entrant dans la maison, se prit de la fantaisie d'entraîner la fille Robert au fond de l'allée, où, sans plus de façon, il la contraignit, par quelques gourmades, de se prêter à sa brutalité. C'était se conduire comme en pays conquis, où l'on n'a pas le temps de demander la permission aux femmes et où on les assomme pour les courtiser. On aurait très difficilement fait comprendre à de pareils butors que cette espièglerie passait les bornes et que, même vis-à-vis de la dernière des créatures, l'homme qui l'outrage est au-dessous de tout.

» Sur les réclamations de la dame Lacour qui criait que l'on n'avait nullement le droit de s'introduire dans sa maison pendant la nuit sans ordre, et de se porter à de semblables excès, les militaires prirent le parti de vider les lieux, en disant toutefois qu'ils reviendraient le lendemain matin déjeuner. Deux, en effet, y vinrent, en mettant quelque fanfaronnade à prouver qu'ils ne craignaient rien ; mais le sieur Lacour (le mari de la tenancière), assez bonne lame et qui en avait vu de plus crânes, s'y étant trouvé, rabattit leur caquet et ils s'en allèrent.

» De semblables gentillesses *(sic)* ou d'à peu près semblables, furent assez ordinaires pendant plusieurs années. Depuis 1814, à Paris, la troupe avait pris un ascendant marqué dans les affaires de police; il n'en résultait qu'un surcroît de désordres, et presque toutes les nuits offraient des preuves d'inconduite des patrouilles de ligne, dans ce qui regarde surtout les filles publiques, souffre-douleurs des héros à cinq sous par jour.

» Le mépris répandu sur ces sortes de malheureuses les faisant regarder par les rigoristes comme à peu près en dehors du droit des gens, et cela, d'après les maximes à la mode qu'on trouve surtout dans la bouche des femmes qui se disent honnêtes, il n'est sorte d'indignités que les goujats, ceux qui portent le briquet (1) particulièrement, ne se permettent. Ils ne craignent pas d'être inhumains, et s'y croient même autorisés; leur mauvaise éducation s'y met à l'aise. Habitués à la police des villes de garnison, les soldats et ceux qui les commandaient se croyaient lorsqu'ils étaient de service, le droit d'arrêter les prostituées qu'ils rencontraient, et d'en exiger, par capitulation, ce qu'ils jugeaient bon de leur demander. La peur du violon (2) et des avanies qu'on leur fait subir entre camarades qui s'excitent à faire pis que pendre entre eux, était un moyen pour ces hommes d'en arriver vis-à-vis de ces femmes à tout ce qu'ils voulaient.

» Les plaintes étaient rares, parce que l'esprit de corps s'en mêlait; il a fallu lutter fortement et pied à pied pour réprimer ce scandale, dont le public avait, au reste, peu de connaissance et encore moins de souci, et qui, se passant dans une classe méprisée, demeurait dans l'obscurité des bureaux et des rapports de la police.

» Dans l'acte du caporal Lauret, on jugea nécessaire de faire un exemple. On eut recours à M. le général Linois, commandant la place de Paris; la punition fut sévère; plusieurs mois de prison furent la peine qu'on infligea aux militaires coupables. Les lourds conscrits de nos campagnes, assez patauds malgré l'uniforme, comprirent, à force de cachot, que les filles vouées à la prostitution par le caractère ou par la misère, ne devaient pas être leurs jouets et leurs victimes : mais, dans le fond, ils en furent très scandalisés.

» De son côté l'État-major de la Place adressait et adresse des plaintes à la police sur les suites fâcheuses de la fréquentation des soldats et des sous-officiers avec les filles publiques. »

(Peuchet termine ces curieuses et instructives pages par ces quelques lignes consacrées à l'état sanitaire des troupes d'alors, que ne peuvent améliorer ni la dénonciation des femmes malades, ni la médecine des charlatans qui de son temps, comme aujourd'hui, exploitaient la crédulité des personnes atteintes de maladies spécifiques, et notamment des jeunes soldats, ni enfin le protectorat de la police des mœurs :)

---

(1) Petit sabre court qui faisait partie de l'armement du fantassin avant l'invention et le port du sabre-baïonnette.

(2) La prison municipale ordinaire des femmes inscrites.

« ..... Un moyen serait d'organiser une quarantaine générale dans le pays atteint, jusque dans la moelle des os, de cette peste qui vicie la génération. La Faculté de médecine n'a jamais pensé à mettre au concours cette question grave qui, publiquement, ne semble occuper personne, et secrètement occupe et désole toutes les familles de la France. Ici les lâchetés officielles de notre puritanisme d'apparat sont encore un obstacle ; nul n'ose dire ce que tout le monde sait.

Il s'est rencontré des années où le nombre des soldats qui gagnaient la contagion avec ces femmes était si considérable, que les chefs jetaient feu et flamme contre le peu de soin que la police apportait à surveiller les prostituées, et lui envoyaient les noms des femmes qui avaient infecté leurs hommes, usage qui subsiste toujours, et qui seul a été trouvé convenable jusqu'à ce jour pour introduire quelque répression dans cette effroyable partie de l'administration. En fait, laissant de côté les scrupules, il s'agit ici d'une affaire de famille, et par conséquent d'une mesure universelle à prendre.

Il faut commencer par la dénonciation franche et officielle d'une foule de charlatans qui, grâce au débit assuré de leurs misérables drogues, vantées, d'ailleurs, à grand renfort d'annonces jusque dans les journaux les plus religieux et les plus populaires, mettent à profit l'imbécile pusillanimité des mœurs, et vivent richement à la faveur de notre silence, d'une plaie qui s'envenime au lieu de se fermer. Un gouvernement comme le nôtre, dont on traduit tous les jours la portée par cette assertion ambitieuse et douteuse qu'il est le gouvernement du pays par le pays, doit livrer loyalement la guerre à ce mercantilisme abject, dût-il se mettre à dos quelques centaines d'électeurs, vampires de la fortune et de la santé publique. Laisser ce moyen périodique de massacre à la disposition de quelques boutiques de chirurgie, c'est devenir complice des charlatans. Par malheur, en France, les choses qui concernent visiblement tout le monde sont encore celles dont on s'occupe le moins, quoique toutes les questions bien approfondies, si triviales qu'elles soient, ramènent toujours l'esprit vraiment libre à des préoccupations d'organisations sérieuses (1) ».

(1) *Op. cit.*, T. III, Ch. ɪ, p. 293-301.

LA MÉDECINE MILITAIRE

ET

LA CRISE ANTIMERCURIALISTE AU VAL-DE-GRACE

(1812-1841).

Les exagérations désastreuses du traitement anti-vénérien mercuriel sévissaient encore dans les hôpitaux militaires et civils, au commencement du XIXᵉ siècle, et la médecine d'armée, en constatant que le *passage par les remèdes* avait des suites plus fâcheuses pour les malades que le mal lui-même, fut à cette époque un des foyers les plus actifs de la réaction dite antimercurialiste (1). L'impérieuse influence de Broussais, qui, à titre de médecin dans les armées de l'Empire, avait fait les campagnes de Hollande, d'Allemagne, d'Italie, d'Espagne, qui avait publié en 1808 son livre capital *Histoire des phlegmagies chroniques*, qui enseignait enfin comme médecin ordinaire et professeur en second du Val-de-Grâce où, comme titulaire, il remplaça Desgenettes en 1820, devait d'ailleurs confirmer ce mouvement et l'amplifier d'une manière démesurée, en opposant presque officiellement à la doctrine de la virulence l'explication des phénomènes pathologiques, par l'irritation des tissus, l'inflammation. Dès lors, le traitement hydrargyrique cède la place au traitement antiphlogistique. Un jeune médecin militaire dont toute la carrière clinique et professorale s'écoulera au Val-de-Grâce, s'est fait, avec nombre d'autres du reste, l'historien de cette réforme thérapeutique, après en avoir été personnellement un des acteurs les plus actifs et les plus convaincus.

Le Dʳ H.-M.-J. Desruelles avait, fait à titre de chirurgien aide-major, la dernière campagne d'Allemagne (1813), sous les yeux de Larrey, qui avait apprécié son instruction professionnelle et son dévouement: à la paix, l'illustre médecin en chef de l'armée l'appelait de son régiment à l'Hôpital de la garde royale et l'y chargeait du service des vénériens.

Nous avons relevé au cours de notre étude (v. p. 53) que cette troupe d'élite payait un lourd tribut aux maladies spécifiques. Desruelles rapporte lui-même qu'à cette date, Larrey lui avait montré « à administrer le mercure avec réserve et méthode ». Passé en 1820 au Val-de-Grâce, Desruelles à qui Larrey confiait encore le service des vénériens, allait se trouver en rapports quotidiens avec Broussais : il en devenait le disciple

---

(1) En 1800, le Dʳ Kéraudren, inspecteur général du service de santé de la marine, dénonçait vivement les abus du traitement mercuriel dans un mémoire adressé à la *Société médicale d'émulation*.

enthousiaste. Plus tard, un peu avant puis après la mort de Broussais (1838), il reviendra à des convictions moins exclusives, d'un ton moyen où le traitement mercuriel retrouvera une place raisonnée et mesurée, opportune et appropriée. Dans l'instant, en 1820, jusqu'en 1827, date de ses premières publications (1), Desruelles applique à la lettre, comme une consigne, le traitement commandé par la doctrine de Broussais, qui venait fréquemment dans les salles du service de son jeune collègue, chercher la confirmation de ses vues et de son enseignement.

Suivons maintenant Desruelles dans l'exposé doctrinal et pratique de la méthode antimercurialiste appliquée au traitement de la syphilis, disons pour être plus exact, des maladies vénériennes, que l'état des connaissances du temps ne distingue point suffisamment les unes des autres.

Le fondement de l'antimercurialisme est la guerre à la conception du virus syphilitique, à l'idolâtrie du virus; Desruelles forge même le mot qui stigmatise cet état inférieur de l'esprit médical, la *virulâtrie!* Le virulâtre, le mercurialiste, voilà l'ennemi : c'est lui qui a exercé sur l'opinion publique et la médecine même, également aveugle, l'influence la plus fâcheuse; c'est lui qui a si gratuitement attribué au mercure cette vertu spécifique qui complète l'appareil mystérieux dont se trouve environné la maladie vénérienne.

Les maladies vénériennes offrent sans doute un *cachet* qui leur est propre (*sic*), mais leur nature est la même que celle des autres maladies : elles sont produites par l'*irritation*. Ce phénomène modifie les organes contaminés de quatre manières différentes : 1° l'irritation se borne à la surface d'une membrane : elle cause l'uréthrite; 2° elle détruit plusieurs tissus : elle provoque l'ulcère; 3° elle donne lieu à des tumeurs (adé-

---

(1) Desruelles a consigné sa pratique du Val-de-Grâce dans plusieurs publications dont nous donnons ci-après l'indication bibliographique : *Mémoire sur le Traitement sans mercure* employé à l'Hôpital militaire d'instruction du Val-de-Grâce, contre les maladies vénériennes primitives et secondaires, et contre les affections mercurielles, précédé de remarques pratiques et de l'exposition d'une nouvelle doctrine des maladies syphilitiques, par H.-M.-J. Desruelles, docteur en médecine, chirurgien aide-major chargé de la direction du service des vénériens à l'Hôpital du Val-de-Grâce, membre de la Société médicale d'émulation, etc., etc. — (Paris, J.-B. Baillière, édit., in-8° de 170 p., 1827). V. *id.* Recueil des *Mémoires de médecine, de chirurgie et de pharmacie militaires*, T. XXII, p. 303; et T. XXV. — *Second mémoire sur les résultats comparatifs* obtenus par les divers modes de traitements mercuriel et sans mercure, employés contre les maladies vénériennes à l'Hôpital militaire d'instruction du Val-de-Grâce, depuis le 16 avril 1825 jusqu'au 31 juillet 1827. In-8° de 386 p. Paris, 1829; — V. *id.*, Recueil des *Mémoires de médecine, chirurgie et pharmacie militaires*, T. XXVII. — *Traité des maladies vénériennes* (1 vol. in-8°, édit, J.-B. Baillière. Paris 1836). — *Douze lettres* écrites du Val-de-Grâce *sur les maladies vénériennes et sur le traitement qui leur convient*, d'après l'observation et l'expérimentation pratiqué par le Dr Destruelles, professeur d'anatomie, de physiologie et des maladies vénériennes, au Val-de-Grâce (in-8°, J.-B. Baillière, 1840-1841, Paris).

nites, abcès, pustules); 4° elle fait végéter les tissus organiques (excroissances locales). Les trois premières formes d'irritation constituent les symptômes primitifs de la maladie; la quatrième se remarque souvent dans les symptômes consécutifs. Ces effets ne diffèrent pas d'ailleurs de ceux que l'irritation ordinaire produit, et ces quatre modifications peuvent être le résultat d'une cause qui n'est pas syphilitique. Donc, sous le rapport des formes qu'elles revêtent, les maladies vénériennes n'ont pas de caractère spécial, et leur théorie ne doit pas différer de la théorie générale des affections inflammatoires.

Pour expliquer la contagion, l'apparition, la marche, la terminaison et conséquemment le mode de curation des maladies vénériennes, il faut examiner ce qui se passe dans l'*organisme* et dans l'organe, *avant* et au cours de l'inflammation.

Comment naît la contagion, dit Desruelles ?

La contagion, pour se créer, a besoin d'une condition essentielle : une disposition à l'irritation dans l'organisme des individus qui s'exposent à être contagionnés. Cette *prédisposition*, comme l'appellent à la suite de Broussais les pathologistes, offre le terrain favorable d'une stimulation sur lequel viendra s'appliquer la cause excitante ou morbide, la cause *efficiente* : le terrain, les tissus sont aptes à contracter dès lors l'irritation.

Un régime alimentaire échauffant (viande et vin), une excitation anormale de l'économie, joints à l'exercice trop souvent répété du rapprochement sexuel, aux défauts de soins locaux de propreté, à l'amas, au séjour, au caractère acquis des sécrétions habituelles, produisent les conditions générales et locales génératrices, non seulement de l'uréthrite, mais des ulcères des parties génitales. A ces conditions locales — qu'on ne retrouve pas dans les irritations non vénériennes — viennent se joindre les conditions physiologiques offertes par l'organisme des parties génitales et leur mode de vitalité.

La genèse des maladies vénériennes dans leur spontanéité est encore plus facile à saisir dans les pays chauds, où le climat exagère l'intensité physiologique et pathologique des faits énumérés. L'émigration, les mouvements des peuples n'ont pas peu contribué à engendrer les maladies vénériennes. Les hommes venus des régions du Nord ou mi-tempérées ont certainement pu contracter des maladies sexuelles avec des femmes des pays chauds, « quoique celles-ci fussent saines d'ailleurs ». C'est le cas des hommes d'Europe apparaissant soudain en Amérique lors de la découverte du Nouveau Monde : leur changement de régime, leurs excès avec les femmes du pays, la malpropreté des organes locaux « ont sans doute été les causes qui y ont fait éclater une maladie restée jusque-là inconnue ». Il en a été de même dans la fameuse expédition de Naples, où les Napolitains et les Français se sont rejetés réciproquement la responsabilité de l'épidémie. Pour Desruelles, l'opinion en cours qui fait intervenir dans cet épisode militaire le retour des marins et soldats de Christophe Colomb est « aussi fausse qu'absurde » : il suffisait de rechercher avec exactitude comment étaient composées les deux armées adverses, la nourriture des soldats, l'état sanitaire du pays avant le siège de la ville, l'existence d'épidémies antérieures, enfin toutes les influences et circonstances susceptibles d'agir sur un tel rassemblement d'hommes et les constitutions individuelles.

Voici pour le développement spontané, sans contagion préalable, des symptômes vénériens : il est donc soumis à l'influence des causes stimulantes et à la prédisposition. Sans prédisposition à l'irritation pas de con tagion. L'intensité des premiers symptômes est en rapport avec le degré de cette prédisposition. La contagibilité est en raison de l'intensité de l'inflammation.

Pour la *récidive* à laquelle sont sujettes les maladies vénériennes, la cause gît dans ce fait que les symptômes syphilitiques ne se bornent pas à modifier les parties où ils surgissent, mais qu'ils impriment à l'ensemble de l'économie une modification nouvelle qui établit entre elle et la partie malade une sympathie, un rapport analogue de stimulation; cette modification organique étant déterminée la forme d'irritation primitive peut *se répéter* dans tous les points où une vive stimulation est produite; l'apparition des symptômes qu'on appelle *secondaires* n'a point d'autre cause; ils sont simplement le retour des symptômes primitifs. La prédisposition générale explique également les complications des irritations viscérales, stomacales, cérébrales, osseuses, etc., si fréquentes dans l'uréthrite *(sic)*, comme dans les ulcères.

Désormais, il est facile de se rendre compte quels graves inconvénients présente le traitement de routine, de préjugé, par la méthode stimulante toujours accompagnée, dans l'ancienne École *(sic)*, d'un régime alimentaire non moins générateur d'irritation. C'est avant tout au traitement mercuriel, pièce centrale de la méthode stimulante qu'il faut rapporter les plus dangereuses localisations, souvent instantanées des symptômes : les congestions, les ulcérations de la bouche, les sueurs, les diarrhées, les éruptions cutanées. Enfin l'irritation continue mène à la consomption, et nombreux sont les vénériens traités antérieurement par le mercure, qui arrivent dans le service de Desruelles, tombés au dernier degré du marasme.

L'amélioration, les cures inespérées extraordinaires obtenues par la méthode anti-inflammatoire donnent d'ailleurs la démonstration de l'erreur mercurielle, faisant en même temps la preuve de l'excellence du traitement contraire.

Au syphilitique, au vénérien, il faut non seulement interdire tout ce qui exalte « l'échauffement du corps, l'activité des mouvements vitaux (repas copieux, veilles, ivresse, constipation, travail, marche, rapprochements sexuels, etc.) », mais imposer un repos absolu au lit : le repos est la première condition de la méthode asthénique, surtout pendant l'hiver.

Le régime alimentaire ne comporte ni viande, ni poisson, ni bouillon gras, ni boissons fermentées, toutes substances qui « stimulent les voies gastriques et éloignent l'époque où s'opère la modification curative ».

Les malades sont d'abord exclusivement nourris de potages maigres, légers, au lait, aux pâtes ou fécules, d'œufs frais, de fruits cuits, de pruneaux ; pour boisson, du lait ou de l'eau pure.

Dès que les symptômes s'amendent, le médecin permettra un peu de pain, deux ou trois onces, soit 64 à 96 grammes par jour, avec des légumes au beurre, des œufs, des fruits cuits, des crèmes au lait. Quand les accidents sont sur le point de disparaître, on augmente la quantité des aliments susdits et on va jusqu'à cinq ou six onces de pain, soit 150 à 192 grammes.

Quand la guérison est assurée, le pain peut être donné jusqu'à concurrence de dix à douze onces (320 à 350 grammes) avec un peu de viande blanche, du bouillon léger, de la bière et même un peu de vin. Le malade reviendra ainsi par gradation à son mode habituel de vie. Toutefois on lui conseillera, après entière guérison, de continuer à suivre *le régime doux*, l'abstention de vin pur, de café, de thé, de liqueurs, et si possible de rapprochements sexuels qui, en tout cas, ne seront que très modérément pratiqués. Ce régime sera suivi d'autant plus longtemps et rigoureusement que les symptômes auront été plus graves et que le régime de vie, *antérieur à ce premier accident*, aura été plus stimulant.

La question des boissons entre les repas étant soulevée par nombre de malades, on recommandera les boissons délayantes, décoctions d'orge, de réglisse, de chiendent, de graine de lin édulcorées de sucre ou de miel blanc ; en été la limonade, le bouillon aux herbes, le petit lait. L'unique boisson médicamenteuse conseillée est la tisane de Feltz, décoction de salsepareille contenant quelques traces d'un sel arsénical (arséniate de soude) (1).

Les bains chauds sont défendus ; seuls sont considérés comme utiles les bains tièdes, *simples*, un tous les quatre ou cinq jours. Cependant, quand les symptômes cutanés ne sont plus accompagnés d'irritation, les bains sulfureux ou de vapeur ne seront pas déconseillés.

L'exercice, toujours très modéré, sera autorisé à la fin du traitement mais seulement quand la place que les symptômes occupent sur le corps le permettra, sans crainte que les mouvements ou la marche ramènent l'irritation.

---

(1) Desruelles rappelle dans une note *(onzième lettre. Op. cit)* les succès du fameux rob Boyveau-Laffecteur : le Dʳ Boyveau, dit-il, donne gratuitement son rob aux militaires syphilitiques ; « l'usage de ce sudorifique, trop négligé aujourd'hui, les a complètement guéris ». Le mercure était exclu du rob.

Si la maladie présente un caractère d'irritation grave, le médecin prescrira la diète lactée.

Si les viscères sont affectés, outre le repos absolu, le médecin prescrira l'usage exclusif du lait, des boissons gommeuses et rafraichissantes, et, dans les grandes irritations viscérales, il ne craindra pas d'ordonner « le traitement par la faim *(sic)* ».

De même en cas d'irritations profondes, d'affections d'origine mercurielle, d'exostoses, de carie des os, d'ulcères serpigineux, le médecin, outre la diète lactée, n'hésitera pas à pratiquer des saignées locales et même générales.

L'ensemble de cette médication constitue ce que Desruelles appelle le *traitement simple;* il réussit surtout chez les malades qui ont malheureusement suivi le traitement mercuriel ou stimulant.

Le traitement simple trouva à cette époque vaste champ et ample matière à s'expérimenter, à s'exercer. Parent-Duchâtelet avait noté en 1816 combien le séjour à Lyon avait été fâcheux aux régiments de la Garde Royale venus pour recevoir, à son passage dans cette ville, la princesse Caroline de Naples fiancée au duc de Berry. Desruelles ne manque pas de rappeler qu'en 1825, les fêtes du Sacre de Charles X à Reims furent l'occasion d'un fort mouvement de troupes qu'accompagnèrent un grand nombre de filles publiques parisiennes, curieuses, tout en suivant une clientèle d'habitués, d'assister aux pompes extérieures de cette cérémonie. « La chaleur de l'été de cette année (le Sacre eut lieu le 29 mai) favorisa la production de la forme ulcéreuse », ajoute Desruelles. Desruelles n'omet pas les résultats de la Révolution de 1830 au point de vue de la pathologie vénérienne : l'effervescence qui se propagea aux troupes casernées dans Paris et aux filles publiques « non surveillées », de la capitale, donna une nouvelle recrudescence à la forme ulcéreuse. Le Val-de-Grâce dut ouvrir ses salles à « une grande quantité de vénériens, surtout parmi les *soldats de la Charte (sic)* ». Enfin, la campagne entreprise par le gouvernement de Louis-Philippe pour reprendre Anvers aux Hollandais (novembre-décembre 1832) et remettre cette ville au nouveau royaume de Belgique, multiplia également le nombre des vénériens dans l e militaire de cette petite expédition et continua d'augmenter la forme ulcéreuse.

La réaction antimercurialiste n'était d'ailleurs pas localisée à Paris, à la France. La solidarité intellectuelle qui lie tous les genres de manifestation de la pensée chez les divers peuples de l'Europe nous montre les médecins d'armée anglais, allemands, suédois, etc., critiquant les abus de la cure hydrargyrique au point même de la repousser absolument et de lui substituer, comme au Val-de-Grâce, un traitement exclusif non seulement du mercure mais de tout médicament interne.

Dans le même temps, en effet, les médecins anglais dressent outre-Manche le traitement suivant presque *ne varietur :* 1° repos au lit pendant tout le traitement; 2° premier septenaire, pas de viande; ultérieurement très peu; 3° liberté du ventre : purgatifs (sels neutres ou jalap, ricin) deux ou trois fois la semaine; 4° s'il existe de la pléthore, saignée au début (souvent même il est prescrit de saigner dès le premier jour, *tous les vénériens*); 5° traitements locaux : cataplasmes sur les ulcères enflammés ou durs; compresses d'eau blanche, d'eau pure fraîche, de solutions de sulfate de zinc ou de cuivre pour remplacer les émollients, après disparition de la phlogose; 6° saignée et purgation de tous les malades affectés d'adénite; compression ganglionnaire avec plaques de cuivre ou de plomb; 7° pansements à l'eau de saturne ou aux épispastiques sur les adénites; les adénites ouvertes traitées comme les ulcères.

Le branle paraît avoir été donné en Angleterre par les médecins attachés à l'armée de Portugal, entre autres W. Fergusson et Rose. Les maladies vénériennes ayant bientôt pullulé dans le corps expéditionnaire anglais, Fergusson compara la manière dont les médecins du pays traitaient les malades de la population et de l'armée indigènes, avec les méthodes usitées dans l'armée britannique et fit de cette comparaison, toute désavantageuse au système hydrargyrique, l'objet d'une longue lettre à la Société médico-chirurgicale de Londres (30 avril 1812). Cette correspondance fit grand bruit : la mercurialisation intensive, administrée pendant six semaines, poussée jusqu'à la salivation, amenait dans l'armée chez des hommes déjà épuisés par le surmenage, la mauvaise nourriture, par les suppurations ulcéreuses plus ou moins phagédéniques, par les accidents de la scrofule *(sic)*, de véritables hécatombes. Les soldats indigènes vénériens qui n'absorbaient pas 1/50 de grain (1 milligramme) de mercure, restaient au contraire dans le rang, et l'armée portugaise conservait intacts ses effectifs. Comment l'erreur hydrargyrique poussée à ce point avait-elle pu durer si longtemps (1) !

En Bavière, le propre inspecteur général des hôpitaux militaires, le Dr F.-J. de Besnard, se prononçait contre le traitement hydrargyrique dès 1809 (2). A Hambourg, il en était de même, et le Rapport d'une Commission du royaume de Suède concluait plus tard identiquement. Aux États-Unis, il était fait aussi accueil à une réforme patronnée par l'Angleterre.

---

(1) Cet épisode est relaté dans les traités de vénéréologie : V. Rollet, Traité des maladies vénériennes *(de la syphilis à ses différentes périodes*, p. 788). — Le savant Dr Buret a donné plus récemment, dans le *Journal de médecine de Paris* (n° du 23 juillet 1899), après l'avoir présenté à la Société de médecine de Paris, un excellent mémoire sur cette phase de l'histoire de la syphilis *(La syphilis dans l'armée anglaise : au Portugal en 1812 et aux Indes en 1896).* — V. *id.* Desruelles, *op. cit. :* à Fergusson, Desruelles ajoute Thompson, Rose, Guthrie, Brown, Evans, etc.

(2) *Avis fondé sur l'expérience contre l'emploi du mercure dans les maladies vénériennes,* par François-Joseph de Besnard, docteur en médecine, inspecteur général des hôpitaux de Bavière. Munich 1809.

Bien que Desruelles se montre sévère contre l'esprit réfractaire qui reste celui de l'ensemble de la médecine française « servilement attaché à l'ancienne routine et à une théorie non moins absurde que tyrannique », il constate que les chefs de la médecine militaire du pays ne demeurent pas indifférents aux tentatives, aux exemples du Val-de-Grâce. Loin de là. « Les membres du Conseil de santé des camps et armées du roi invitent MM. les officiers de santé des divers hôpitaux à employer le traitement sans mercure suivi au Val-de-Grâce. » Les hôpitaux militaires de Metz et de Strasbourg n'avaient pas attendu l'invitation. Le Dr Galléc, devenu inspecteur général du service de santé militaire, l'avait employé « avec succès » pendant de longues années à l'hôpital de Brest. Dans Paris même, Broussais naturellement et son collègue Gama le pratiquaient dans leurs salles de fiévreux du Val-de-Grâce ; le savant chirurgien Bégin l'instituait dans son service de blessés. Un peu plus tard, les praticiens ou écrivains médicaux Jourdan, Ribes et Richond le préconisaient et le très compétent M. Devergie s'en faisait le patron. Le professeur Chaussier de la Faculté de Paris, le célèbre anatomiste, en même temps médecin de la Maternité, avait adopté le traitement simple et le regarda jusqu'à sa mort, survenue en 1828, « comme plus rationnel et plus sûr que le traitement mercuriel ».

Il y a plus. Les Pouvoirs publics civils entrent en scène et le préfet d'un des plus peuplés départements de France, le préfet du Nord a pris position : ce personnage politique invite le médecin en chef de l'hôpital de Lille qui reçoit dans son service « un grand nombre de femmes atteintes de maladies vénériennes », à cesser les frictions au mercure et à suivre le traitement du Val-de-Grâce. Le Dr Latour, médecin en chef dudit hôpital, s'incline : il n'a plus frictionné dans les derniers temps que trois malades (28 avril 1829) et s'est conformé aux prescriptions du premier fonctionnaire du département. Le 4 juin suivant, le préfet écrit victorieusement à Desruelles pour se féliciter des résultats de la méthode nouvelle : « Les améliorations qu'on a obtenues en employant les méthodes sans mercure dont on vous est redevable, doivent engager les médecins qui s'occupent spécialement des maladies syphilitiques à consulter votre nouveau mémoire : M. le Dr Latour, chargé de la Maison de santé de la Ville de Lille, y puisera de nouvelles preuves de l'efficacité du traitement que je l'ai engagé à suivre. »

Sur ces adhésions qu'il aurait voulu plus nombreuses (1), sur les

---

(1) Cette courte citation d'un des premiers écrits de Desruelles donnera une idée du ton auquel était monté l'échange des idées sur la matière. Le médecin du Val-de-Grâce écrit :

« Nous avons donc lieu d'espérer et nous sommes fondés à croire que la méthode sans mercure sera bientôt accueillie et employée par les praticiens instruits qui, toujours prêts à adopter ce qui est bon et utile, n'attendent que des faits qui éclairent leur opinion, dissipent les doutes de leur esprit et entraînent la conviction. Mais il est probable qu'elle sera repoussée, calomniée

succès acquis à la méthode antimercurialiste, Desruelles fonde un bon pronostic et continue ses publications. Il rassemble des statistiques surtout fournies par les médecins anglais, suédois, hambourgeois, berlinois, danois, américains de Philadelphie. Le Dr Fricke, chirurgien en chef de l'hôpital civil de Hambourg a réuni plus de 15.000 cas guéris par le traitement simple ; les maladies des os elles-mêmes ont disparu. Le Dr Wilhem, chirurgien en chef de l'hôpital général de Munich, écrit à Desruelles que le traitement mercuriel a perpétué dans la race humaine la gravité des maladies vénériennes; qu'il contrarie la guérison.

Le frère de Desruelles, chirurgien d'armée lui-même, chef du service de l'Hôpital militaire de Rennes, a collecté tous les faits se rapportant aux maladies vénériennes de 1826 à 1838 : il conclut que les récidives sont plus fréquentes avec le traitement mercuriel qu'avec le traitement simple ; les maladies des os notamment sont moins fréquentes avec le nouveau traitement qu'avec l'ancien. Michel Cullerier se serait lui-même rallié au traitement simple. Bref Desruelles n'a pas relevé, en trente ans, moins de 300.000 (trois cent mille) cas épars dans toute la littérature médicale du temps où la supériorité du traitement simple sur le traitement mercuriel est mise en lumière d'une façon écrasante contre le mercurialisme...

Cependant les années se succèdent. En 1840, Desruelles est devenu au Val-de-Grâce titulaire d'une double chaire, celle d'anatomie et de physiologie et celle de la clinique des maladies vénériennes. Il a publié son traité magistral, il continue ses publications ; il fait paraître ses *douze lettres* (1840-41). Certes, il ne se démentira pas, mais enfin son intransigeance s'adoucit, son dogmatisme s'atténue... Il faut *distinguer* les maladies vénériennes les unes des autres. Il y a évidemment des affections vénériennes qui guérissent sans mercure : ce sont des affections *pseudo-syphilitiques* que Desruelles appellera maintenant *vénéroïdes (sic) !* Il y a d'autres affections vénériennes qui résistent au traitement simple, chez lesquelles la phlogose ne peut plus être décemment incriminée ; il y en a qui récidivent, et les cas en sont nombreux. Il y en a aussi que le mercure, sagement donné, comme Larrey le lui avait recommandé en 1814 et 1819, amendent très favorablement.

Que dire, que faire de plus après s'être déclaré, s'être engagé si avant ?

Desruelles s'incline : il ne proteste plus que doucement et pour la

---

même par ces routiniers qui voient toujours avec regret s'aplanir l'ornière dans laquelle ils se sont si longtemps traînés, et qui, restant immobiles quand la science marche, aiment mieux médire de ses progrès que de les suivre. Aussi peu faits pour assurer la fortune d'une nouvelle méthode thérapeutique que pour en accomplir la ruine, celle que nous proposons n'a rien à attendre ni à redouter de tels hommes. Il nous importe donc peu de les ramener à notre sentiment. » *(Premier mémoire, p. 168).*

forme. Ce qui reste inadmissible à ses yeux, c'est l'abus, et l'abus résulte
inévitablement de la manière dont le mercure a été employé. Surtout
plus de ces *frottes* étendues qui rendent impossible tout dosage du médicament et ne constituent qu'une curation aveugle ! Les onzième et
douzième des *Lettres* de Desruelles ne sont sans doute pas un *mea culpa :*
mais leur auteur ne veut à aucun prix que de nos jours un Frascator
puisse véridiquement recommencer à écrire l'effarant poème qui, à
plusieurs siècles de distance, épouvante encore autant nos médecins et
nos littérateurs qu'il faisait trembler les patients de l'époque. Donc
Desruelles transigera : dans les affections *vénéroïdes* le médecin s'abstien-
dra de prescrire le mercure ; pour lui, dans l'affection vénérienne vraie,
il en concédera l'administration à ses collègues, ira jusqu'à le prescrire
lui-même : c'est ce qu'il fait en **1841**. Desruelles donne aux syphilitiques
à récidives probables le deutochlorure en solution comme Van Swieten
ou en pilules comme Dupuytren et Sédillot ! Enfin, l'antimercurialisme
devient simplement un mercurialisme mitigé, quelque chose comme
une administration constitutionnelle à la place d'un gouvernement
absolu.

Nous n'avons pas évoqué cet épisode de la lutte du mercurialisme et
de l'antimercurialisme, bien connu dans l'histoire de la médecine,
pour montrer une fois de plus la variabilité ou l'antagonisme des doctrines
de pathogénie et la répercussion de ces guerres scientifiques sur la pratique clinique. C'est un point de vue misérable auquel nous ne voulons
point nous placer si on l'envisage comme uniquement critique. Le
spectacle des tâtonnements de l'esprit humain, de ses hésitations, de ses
erreurs, de ses retours, de ses observations plus ou moins perspicaces
est au contraire d'un sérieux intérêt si l'on réfléchit qu'au bout d'une
série suffisante d'expériences et d'épreuves contradictoires, on peut
trouver un acheminement vers le progrès, vers un état de moindre
erreur et peut-être de vérité. C'est assurément le cas dans ce chapitre
particulier des maladies humaines.

Sans doute, on peut s'étonner que la lumière ait si longtemps tardé à
se faire dans l'esprit des observateurs de premières dates sur un certain
nombre de faits relativement simples.

Tout d'abord, du siège des lésions, différentes cependant d'aspect, sur
le même organe, à partir d'une certaine époque, le xviiie siècle (car la
plupart des médecins du xvie y avaient vu d'emblée plus clair) les
médecins concluent à l'identité de la maladie. Toute affection de l'organe
génital devient syphilis, que ce soit la blennorrhagie ou l'ulcère non
suivi d'éruptions, d'érosions, d'irritations, d'inflammations plus ou moins
distantes, et le mercure est donné invariablement à tout malade désigné
du qualificatif de vénérien. Seul le mercure triomphera, c'est le médi-

cament héroïque, alors que la médecine de Galien resterait impuissante (Fernel 1497-1558 ; Astruc 1684-1766).

Maintenant, comment donnera-t-on le mercure ? Les médecins ne se contentent pas de l'administrer comme les autres médicaments à petites doses, à doses ici fractionnées, *altérantes*, comme on dit encore aujourd'hui ; ils le donnent à doses massives et *intus* et *extra* ; pour tuer le poison, ils empoisonnent le malade ; ils lui infligent les *frottes*, les *fumigations* ; ils le sursaturent. Les émonctoires naturels la peau, le rein, les glandes salivaires, sont insuffisants pour éliminer ce torrent qui s'accumule, détruit, nécrose les tissus, épuise la vitalité... Heureux le malade quand le *passage par les remèdes* ne lui inflige que les destructions incurables de l'hydrargyrisme, ne le conduit point à trépas !

Que si l'on cherche les déductions à tirer de cette double thérapeutique instituée sur les vénériens non syphilitiques d'une part, sur les syphilitiques eux-mêmes d'autre part, on voit : 1° que le mercurialisme a été imposé inutilement à des malades qui ont guéri de leur affection, uréthrite ou ulcère ordinaire, malgré lui et qui eussent guéri sans lui : la guérison ici était mise par les mercurialistes au compte du mercure et les poussait plus avant, les confirmait dans leur erreur sur l'unité du mal vénérien ; on voit en même temps que les antimercurialistes, qui croyaient comme leurs contradicteurs à l'unité du mal vénérien, en supprimant ici le mercure chez des malades qui n'en avaient pas besoin, ne pouvaient pas s'autoriser du succès du traitement simple pour proclamer que le mercure était inutile, dangereux dans la cure de la syphilis puisque la syphilis était ici inexistante.

2° On voit ensuite que le mercurialisme manié à doses toxiques, mortelles ainsi qu'il était fait encore dans les premières années du xixᵉ siècle, chez les faux ou vrais syphilitiques, était justement condamné par les antimercurialistes comme provoquant des accidents pires que la syphilis elle-même ; mais l'on voit en même temps les antimercurialistes demeurer dans une abstention singulière, dangereuse vis-à-vis les syphilitiques vrais et leur infliger par la méthode antiphlogistique un traitement déprimant tout à fait contraire à l'état organique général déprimé où la syphilis a sinon déjà mis, du moins va mettre le syphilitique. Enfin ces mêmes antimercurialistes demeurent bouche close en présence des récidives que n'explique guère la métaphysique du retentissement de l'accident local sur l'économie et du choc en retour de l'économie sur telle place plus ou moins localisée de la périphérie ou tel organe profond plus ou moins essentiel.

Et c'est ici, dans ce combat, que les juges du camp, nous voulons dire les générations qui suivent, ont eu beau jeu pour départir les deux partis, reviser le litige, reprendre le problème, peser les solutions antagonistes et souligner l'erreur où qu'elle se trouvât chez ceux-ci et chez ceux-là.

Si le lecteur veut se souvenir que durant ce même temps où les uns imprégnaient de mercure les malades dépourvus de syphilis, et les autres refusaient le mercure aux syphilitiques, on comptait des écoles intermédiaires, comme celle de Ricord, qui consentaient à distinguer la blennorrhagie de la syphilis, mais se refusaient à croire les accidents secondaires, issus de l'ulcère induré primitif, et conséquemment niait la contagibilité de ces accidents secondaires ; de ce même Ricord qui, niant également la transmissibilité de la syphilis héréditaire, avait fait passer dans la jurisprudence cet axiome que toute nourrice contaminée par son nourrisson hérédosyphilitique était une délinquante laquelle avait au contraire pris immoralement une syphilis d'origine sexuelle, contaminé son nourrisson et les père et mère, et conséquemment loin d'avoir droit à une indemnité, méritait une peine correctionnelle... Si le lecteur, disons-nous, veut se commémorer cet ensemble de faits, il conviendra que les médecins d'armée tels que Fergusson en Angleterre, Desruelles en France et autres ont en définitive, par leur opposition systématique bruyante, un peu tumultueuse, rendu un incontestable service à la médecine. La constitution même des armées, leur rôle d'« officiers de santé » leur imposaient, il est vrai, des devoirs plus pesants et d'un accomplissement plus rapide qu'à leurs confrères civils. Des effectifs incessamment diminués, des rangs éclaircis, des compagnies, des régiments-squelettes comme on dit de nos jours, frappent vivement et jettent le commandement et les pouvoirs publics en de sérieuses inquiétudes. La responsabilité de la médecine militaire est de suite en cause. Comment n'aurait-elle pas cherché à supprimer une cause d'affaiblissement organique et numérique qui lui apparaissait ici justement plus prochaine dans le traitement que dans la maladie ?

Le lecteur tirera peut-être, comme nous, une autre leçon de cet épisode, en évoquant la conduite du préfet de Lille en 1829 qui prescrit tel changement de thérapeutique au médecin traitant et aux malades d'un hôpital public.

Le lecteur pensera que les Pouvoirs politiques doivent se montrer très ménagers d'intervention de ce genre et qu'une abstention intelligente est la seule attitude qui, en pareil cas, convienne à un fonctionnaire quelque notable qu'il soit, s'il ne veut point que l'indiscrétion de son incompétence lui vaille un rappel au bon sens et le rende par surcroît presque ridicule.

PROPORTION DES SOLDATS ET DES FILLES PUBLIQUES
atteints parallèlement de maladies vénériennes et admis le même mois dans les hôpitaux

I

Le nombre de soldats vénériens l'emporte sur celui des filles vénériennes.

Lyon (1833-1835)

Mois et années.	Filles publiques vénériennes admises à l'Antiquaille.	Soldats vénériens entrés à l'Hôpital militaire.
Octobre 1833	58	109
Décembre 1833	67	128
Février 1834 . . .	49	120
Avril 1834	62	116
Juin 1834	25	64
Septembre 1834	32	47
Janvier 1835	40	96
Mars 1835	43	83
Mai 1835	27	95

II

Le nombre des filles vénériennes l'emporte sur celui des soldats vénériens.

Strasbourg (1855-1856)

	JANVIER	FÉVRIER	MARS	AVRIL.	MAI	JUIN	JUILLET	AOUT	SEPTEMBRE	OCTOBRE	NOVEMBRE	DÉCEMBRE
1855												
Nombre de soldats vénériens	56	33	26	61	83	84	75	87	85	65	98	66
Nombre *total* des filles vénériennes	50	34	48	71	44	47	63	38	47	60	41	45
Nombre des filles, en maison, vénériennes	16	17	10	17	19	15	15	8	16	23	19	23
Nombre des filles, libres, vénériennes	32	16	38	49	21	29	44	27	25	31	17	15
1856												
Nombre de soldats vénériens	70	72	68	102	115	70	58	116	95	105	79	59
Nombre *total* des filles vénériennes	42	42	34	29	29	48	34	49	50	53	43	40
Nombre des filles, en maison, vénériennes	18	19	22	17	16	13	9	19	20	29	21	29
Nombre des filles, libres, vénériennes	19	10	8	8	10	32	21	28	26	18	13	3

LES MALADIES VÉNÉRIENNES DANS L'ARMÉE FRANÇAISE
Années 1858, 1859, 1860

*Statistique comparative des maladies vénériennes
dans les garnisons de 27 villes de France, calculée au pourcentage.*

I. — Année 1858

VILLES	GARNISONS — EFFECTIF moyen	NOMBRE de SOLDATS VÉNÉRIENS entrés à l'hôpital	NOMBRE de SOLDATS VÉNÉRIENS etc. pour cent hommes d'effectif	NOMBRE des JOURNÉES de vénériens à l'hôpital	DURÉE MOYENNE du traitement hospitalier (jours)
Bordeaux	1.546	395	25,54	11.633	29,4
Nancy	(Manque)	341	»	12.248	35,9
Lille	4.052	623	15,23	23.693	38,0
Rennes	2.698	395	14,64	12.074	30,5
Lyon	15.000	2.041	13,60	101.891	49,9
Calais	883	116	13,25	2.902	25,0
Sedan	1.066	137	12,94	3.887	28,3
Valenciennes et Condé	2.257	270	11,96	11.745	43,5
Ajaccio	430	51	11,86	1.750	34,3
Marseille	3.371	382	11,33	15.389	40,2
Sarreguemines	674	75	11,12	2.889	38,5
Toulouse	4.712	426	9,04	20.284	47,3
Perpignan	2.022	181	8,95	6.993	38,6
Bayonne	2.050	193	7,80	8.315	43,0
Strasbourg	6.680	521	7,79	32.869	63,0
Saint-Omer et camp d'Helfaut	1.216	93	7,64	5.941	63,8
Thionville	1.452	110	7,57	4.769	43,2
Metz	6.355	405	6,37	19.730	48,7
Cambrai	1.565	99	6,32	5.255	53,5
Bastia	898	55	6,12	1.384	25,1
Longwy	490	30	6,12	1.049	34,0
Montmédy	182	11	6,04	262	23,8
Bitche	299	17	5,68	415	24,4
Montpellier	2.756	146	5,29	7.379	50,5
Rome (1)	4.531	167	3,68	12.332	56,8
Paris	48.102	1.649	3,42	48.019	29,1
Briançon	971	28	2,88	957	34,1
TOTAUX	116.258	8.616	7,41	376.047	31,3

(1) La ville de Rome ne devrait pas figurer, du moins à cette place, dans ces statistiques comparatives, car, elle est alors dépourvue de police des mœurs et en est restée dépourvue jusqu'au mois de septembre 1870, date de l'occupation italienne. Bien qu'au rapport du Dr Jacquot, médecin militaire, qui a donné sur le Corps d'occupation français auquel il était attaché, un mémoire offrant davantage le caractère d'une étude de mœurs que celui d'une étude clinique et statistique, l'état sanitaire de ces troupes ait été défectueux au point de vue sexuel, on peut faire observer que cet état sanitaire, *à égalité numérique de garnison*, est meilleur par exemple que celui de la garnison de Toulouse. V. l'étude du Dr Jacquot, *in* Parent-Duchatelet, t. II, p. 848 et suiv. Édit. de 1857.

Le gouvernement papal avait toujours refusé d'organiser une surveillance policière spéciale des femmes, parce qu'il n'acceptait pas qu'il existât à Rome une situation répondant à la réalité du mot « prostitution publique ».

II. — **Année 1859** *(suite)*.

VILLES	GARNISONS — EFFECTIF moyen	NOMBRE de SOLDATS VÉNÉRIENS entrés à l'hôpital	NOMBRE de SOLDATS VÉNÉRIENS etc. pour *cent* hommes d'effectif	NOMBRE des JOURNÉES de vénériens à l'hôpital	DURÉE MOYENNE du traitement hospitalier (jours)
Bordeaux	1.738	275	15,82	7.587	27,5
Nancy	2.568	410	15,96	13.915	33,9
Lille.	3.626	523	14,42	24.110	46,1
Rennes	2.484	230	9,25	7.061	30,0
Lyon.	45.000	2.483	16,55	83.451	33,6
Calais	959	93	9,69	2.727	29,3
Sedan	1.769	186	10,51	6.315	33,9
Valenciennes et Condé	3.120	179	5,73	8.100	45,2
Ajaccio.	552	60	10,86	1.949	32,4
Marseille.	(Manque)	»	»	»	»
Sarreguemines	935	49	5,24	2.114	43,1
Toulouse.	4.732	395	8,34	21.985	55,6
Perpignan	2.022	297	14,68	8.906	29,9
Bayonne.	1.887	93	4,92	4.442	47,7
Strasbourg.	8.858	603	6,80	28.725	47,8
Saint-Omer et camp d'Helfaut .	4.604	366	7,94	13.986	38,2
Thionville	1.966	247	12,56	9.887	40,0
Metz.	8.648	742	8,58	29.617	40,0
Cambrai	1.913	91	4,75	4.526	49,7
Bastia	1.070	164	15,43	4.321	26,3
Longwy	762	19	2,98	762	40,0
Montmédy	259	23	8,88	554	24,0
Bitche	550	55	10,00	1.635	29,7
Montpellier	2.729	310	11,35	14.286	46,0
Rome	5.924	406	6,85	20.154	49,3
Paris	57.331	2.934	5,11	54.548	18,5
Briançon.	932	46	4,93	1.406	30,5
Totaux	169.508	11.982	9,52	380.069	37,9

III. — **Année 1860** *(suite et fin)*.

VILLES	GARNISONS — EFFECTIF moyen	NOMBRE de SOLDATS VÉNÉRIENS entrés à l'hôpital	NOMBRE de SOLDATS VÉNÉRIENS etc. pour cent hommes d'effectif	NOMBRE des JOURNÉES de vénériens à l'hôpital	DURÉE MOYENNE du traitement hospitalier (jours)
Bordeaux.	2.018	209	10,35	6.098	29,1
Nancy	1.508	901 (1)	59,81	16.360	18,1
Lille.	3.656	427	11,62	19.085	44,9
Rennes	2.895	270	9,32	8.505	31,5
Lyon.	15.000	2.448	16,32	100.973	42,2
Calais	934	69	7,38	2.085	30,2
Sedan	1.615	147	9,10	7.544	51,2
Valenciennes et Condé	2.893	170	5,87	7.903	46,4
Ajaccio	534	32	5,99	835	26,0
Marseille.	3.331	425	12,78	14.280	32,6
Sarreguemines.	697	22	3,17	891	40,5
Toulouse.	4.692	383	8,16	14.210	37,1
Perpignan	1.526	182	11,92	6.492	35,6
Bayonne.	2.472	115	5,61	5.849	50,8
Strasbourg.	8.069	506	6,28	22.323	44,1
Saint-Omer et camp d'Helfaut .	1.272	62	4,87	2.804	45,0
Thionville.	1.793	120	6,69	5.675	47,2
Metz.	8.543	477	5,58	16.882	35,3
Cambrai	2.164	87	4,02	3.684	43,2
Bastia	984	99	10,06	2.985	30,1
Longwy	814	21	4,24	814	38,7
Montmédy	237	9	3,79	189	21,0
Bitche.	369	34	9,21	1.203	35,3
Montpellier	3.263	242	7,41	12.744	52,6
Rome	8.562	747	8,72	38.224	51,1
Paris	44.911	1.525	3,39	41.229	27,0
Briançon.	1.002	20	1,99	1.135	56,7
TOTAUX	124.246	8.846	7,11	(2)	31,2

(1) Ce chiffre élevé de soldats vénériens traités à l'Hôpital militaire de Nancy s'expliquerait, d'après Jeannel, par l'admission de cas légers qui auraient dû être admis dans les infirmeries régimentaires. Comme preuve, la diminution de la durée moyenne de séjour à l'hôpital. L'hôpital de Nancy a reçu en outre, en 1859, 233 vénériens, et en 1860, 310 vénériens, tous évacués du camp de Châlons.

(2) La garnison de Paris ayant évacué ses vénériens convalescents sur les hôpitaux militaires de Versailles et autres voisins, le chiffre moyen ne peut être donné.

STATISTIQUE DES MALADIES SPÉCIALES DE L'ARMÉE D'AFRIQUE

dans quatorze villes de garnison pendant les années 1858, 1859, 1860.

VILLES	EFFECTIF (1) DES GARNISONS			NOMBRE DES VÉNÉRIENS ENTRÉS A L'HOPITAL			NOMBRE DES VÉNÉRIENS ENTRÉS (ETC.) pour cent hommes d'effectif			NOMBRE DE JOURNÉES DE VÉNÉRIENS A L'HOPITAL			DURÉE MOYENNE DU TRAITEMENT (JOURS)		
	1858	1859	1860	1858	1859	1860	1858	1859	1860	1858	1859	1860	1858	1859	1860
Nemours	310	320	483	54	67	113	17,70	20,93	23,39	876	1.120	3.022	16,2	16,7	26,7
Alger (2)	5.743	4.136	4.424	987	874	868	17,10	21,10	19,60	36.761	23.365	24.544	37,2	32,4	28,2
Bône	2.227	2.695	2.394	252	245	86	11,31	9,09	3,50	6.185	5.647	2.463	24,5	23,0	28,6
Blida	3.050	2.499	2.443	339	504	294	11,11	20,16	12,03	15.085	21.801	12.193	47,4	43,2	41,4
Cherchell . . .	530	654	260	48	64	32	9,05	9,80	12,30	1.197	1.678	1.010	24,9	26,2	31,5
Constantine . . .	»	5.498	4.471	»	474	378	»	8,62	8,45	»	13.923	14.981	»	31,5	39,7
Mostaganem. . .	2.305	2.439	2.645	174	253	179	7,54	10,37	6,76	4.173	6.111	5.538	24,6	24,1	30,9
Mascara.	Manque	»	1.680	»	»	122	»	»	7,26	»	»	3.105	»	»	25,4
Tlemcen	2.164	2.917	3.155	139	141	276	6,42	4,83	8,74	4.565	4.085	7.917	32,8	29,0	28,6
Médéah.	»	1.327	1.232	»	69	75	»	5,20	6,08	»	3.069	1.990	»	44,4	26,5
Batna.	1.510	1.372	1.335	69	65	68	4,57	4,73	5,54	2.365	2.243	2.346	34,8	34,5	34,5
Bougie	1.560	1.422	1.126	55	68	55	3,52	4,77	4,72	1.052	1.055	1.119	19,1	15,5	21,1
Biscara	1.580	1.474	1.806	27	53	47	1,70	3,61	2,65	452	803	665	16,1	15,1	14,1
La Calle. . . .	367	728	543	6	13	7	6,63	1,78	1,22	127	1.412	203	21,1	31,7	29,0
Totaux. . . .	21.446	26.781	27.997	2.150	2.890	2.600	»	»	»	72.808	90.312	80.896	»	»	»
Moyennes générales. .	»	»	»	»	»	»	10,02	10,78	9,28	»	»	»	33,8	31,2	31,1

(1) Le chiffre de l'effectif moyen annuel a été calculé sur le nombre d'hommes présents, y compris les officiers, sous-officiers et caporaux.

(2) Alger en 1860 : population, 51.000 habitants; prostituées inscrites, 500. Ces statistiques ont été dressées par le Dr Bertherand, médecin principal de 1re classe, alors directeur de l'École de médecine d'Alger.

ARMÉES ÉTRANGÈRES

Statistiques comparatives concernant les maladies intersexuelles (1)
(1903-1907)

A. — Blennorrhagie pour 0/00 hommes d'effectif.

ARMÉES	1903	1904	1905	1906	1907
Française	19,30	21,10	19,80	19,00	18,35
Allemande.	13,10	12,90	12,10	12,40	12,20
Américaine.	80,17	120,97	131,30	124,65	manque (2)
Anglaise	62,80	53,80	46,60	41,30	36,80
Autrichienne.	30,17	31,80	29,00	30,10	28,10
Bavaroise	13,50	12,50	10,40	11,90	10,90
Belge	18,27	22,14	21,29	20,91	19,99
Espagnole	23,64	23,05	20,42	27,27	28,41
Italienne.	43,30	43,80	»	»	»
Hollandaise	20,10	16,60	»	»	»
Russe	21,70	25,30	31,80	31,90	30,20
Roumaine	43,10	59,80	18,0	34,90	33,73 (3)

(1) Ces tableaux de morbidité ont été dressés officiellement par suite de l'accord de la *Commission Internationale* réunie à Budapesth (1894), Moscou (1897), Paris (1903), Berlin (1907), pour l'*unification de la statistique médicale militaire des armées.*

(2) Au cours de recherches sur l'état sanitaire de l'armée américaine, nous avons relevé cette appréciation remontant, il est vrai, à l'époque de la guerre de la Sécession (1861-1865), mais intéressante en ce fait, que l'état de guerre qui généralement provoque la diffusion des maladies vénériennes, parait alors ne pas avoir affecté à cet égard les troupes des États-Unis du Nord : « Il est extrêmement agréable d'assurer, d'après les rapports des chirurgiens militaires de l'armée des États-Unis *encore actuellement réunie*, écrivait le Dr Evans, que l'on n'a jamais vu dans une aussi grande masse d'hommes rassemblés, aussi peu de maladies vénériennes ». (*Essais de thérapeutique militaire* par le Dr Evans, in-8°, p. 264-265. Masson, édit., Paris 1865). Actuellement au contraire, l'état sanitaire de l'armée américaine serait inférieur à celui de l'armée anglaise.

(3) Le service de santé de l'armée roumaine indique, en outre, pour la période quinquennale antérieure, le taux suivant de la blennorrhagie 0/00 d'effectif : 1898, 31,30 ; 1899, 27,20 ; 1900, 23,50 ; 1901, 30,13 ; 1902, 17,77.

ARMÉES ÉTRANGÈRES

1903-1907 *(Suite et fin).*

B. — Chancre mou pour 0/00 hommes d'effectif.

ARMÉES	1903	1904	1905	1906	1907
Française	1,90	2,10	2,30	2,33	2,73
Allemande.	2,30	2,50	2,30	2,20	2,10
Américaine	31,92	33,39	33,28	37,21	»
Anglaise.	16,00	19,00	16,50	13,80	11,40
Autrichienne.	9,60	10,50	10,90	11,30	10,10
Bavaroise	1,50	1,70	1,00	1,20	0,97
Belge	0,43	0,94	0,85	0,34	0,58
Espagnole	27,56	28,65	27,95	manque	27,84
Italienne.	28,40	20,40	manque	»	»
Hollandaise	manque	»	»	»	»
Russe	6,00	7,50	11,80	15,90	12,20
Roumaine	4,70	12,80	4,90	13,21	12,50 (1)

(1) Armée roumaine; chancre mou 0/00 : 1898, 16,00; 1899, 12,20; 1900, 6,40; 1901, 10,70; 1902, 7,31.

C. — Syphilis pour 0/00 hommes d'effectif.

ARMÉES	1903	1904	1905	1906	1907
Française	5,90	6,60	7,00	7,03	6,75
Allemande.	4,30	4,40	4,40	4,70	4,40
Américaine	23,43	33,98	34,34	28,60	»
Anglaise.	23,15	34,80	27,40	26,70	23,70
Autrichienne.	19,20	19,30	20,10	19,20	16,00
Bavaroise	3,30	3,10	3,20	3,60	3,30
Belge	5,79	7,35	5,83	6,67	6,12
Espagnole	12,17	10,43	9,42	»	11,64
Italienne.	6,10	6,10	»	»	»
Hollandaise	5,50	4,10	»	»	»
Russe	12,80	13,60	15,60	14,90	17,70
Roumaine	26,18	26,30	13,40	21,81	17,42 (1)

(1) Armée roumaine : syphilis 0/00 : 1898, 16,30; 1899, 12,20; 1900, 9,30; 1901, 20,70; 1902, 14,40.

ARMÉE FRANÇAISE (Intérieur) — TABLEAU COMPARATIF (1900-1911)

Maladies vénériennes catégorisées et relevées par corps régionaux 0/00 d'effectif.

CORPS RÉGIONAUX	SYPHILIS			ULCÈRE SIMPLE			BLENNORRHAGIE			MOYENNES GLOBALES		
	1900	1906	1911	1900	1906	1911	1900	1906	1911	1900	1906	1911
Gouvernement de Paris . .	7,2	7,16	8,44	2,6	2,76	1,52	18,1	26,45	24,82	27,9	36,38	34,78
Corps. Q. G.												
Ier Lille	4,1	7,58	4,75	1,6	0,95	0,60	10,1	18,77	15,78	15,8	27,30	21,13
IIe Amiens. . .	4,3	7,18	6,27	3,3	1,24	1,02	18,3	20,17	16,42	25,9	28,59	23,71
IIIe Rouen . . .	10,5	12,08	10,30	10,6	5,28	3,43	32,5	31,84	28,65	53,6	49,20	42,38
IVe Le Mans . .	5,6	5,38	4,30	1,2	0,40	0,29	11,4	13,67	13,50	18,2	19,45	18,09
Ve Orléans. . .	5,2	4,33	4,32	2,3	1,04	0,60	17,9	14,61	14,13	25,4	19,98	19,05
VIe Châlons . .	6,4	6,35	4,29	1,3	0,91	0,46	12,3	13,42	12,67	20,0	20,88	17,42
VIIe Besançon . .	5,5	6,12	5,47	2,1	2,80	0,71	15,7	16,90	15,36	23,3	25,82	21,54
VIIIe Bourges. . .	3,9	4,73	4,56	2,5	1,49	0,61	16,1	16,24	12,08	22,5	22,46	17,25
IXe Tours . . .	5,1	6,29	4,55	1,3	0,75	0,65	20,2	19,92	15,11	26,6	26,96	20,31
Xe Rennes . . .	2,7	4,38	3,46	2,3	2,08	0,39	12,7	13,90	14,01	17,7	20,36	17,56
XIe Nantes . . .	2,7	5,06	3,65	2,6	1,13	0,44	12,5	14,83	10,61	17,8	21,02	14,70
XIIe Limoges . .	7,9	6,70	5,90	2,9	1,12	0,36	21,2	19,26	14,15	32,0	27,08	20,41
XIIIe Clermont-Ferrand	4,8	4,60	4,79	4,5	1,40	1,31	16,8	15,55	14,45	26,1	21,35	20,55
XIVe Lyon	7,7	8,49	6,36	3,7	2,94	1,88	19,0	20,69	17,20	30,4	32,12	25,44
XVe Marseille et Corse.	9,8	9,86	9,15	14,9	9,37	5,22	25,6	26,76	24,33	50,3	45,99	38,66
XVIe Montpellier.	4,1	7,13	5,86	7,2	3,43	3,18	19,1	23,57	23,08	30,4	34,13	32,12
XVIIe Toulouse . .	4,7	6,06	8,15	2,7	2,60	1,73	22,1	21,25	21,32	29,5	29,91	31,20
XVIIIe Bordeaux . .	7,5	7,66	7,40	2,9	2,32	1,62	22,8	21,65	24,11	33,2	31,63	33,13
XXe Nancy . . .	10,2	8,83	6,14	1,9	0,65	0,45	19,6	13,45	15,79	31,7	22,93	22,38

ARMÉE FRANÇAISE (Intérieur)

(1887-1909)

Comme addition au tableau d'ensemble précédent, nous donnons quelques chiffres intéressant divers corps, se rapportant aux trois maladies vénériennes et ne figurant pas dans les colonnes ci-avant :

Gouvernement de Paris :

Années.	Syphilis. 0/00	Ulcère simple. 0/00	Blennorrhagie. 0/00
1887	12,78	12,00	40,51
1888	12,92	7,8	38,1
1889	13,0	12,0	36,4
1890	12,4	7,4	35,8
1909	6,9	1,6	23,7

IIIe Corps (Rouen) :

Années.	Syphilis.	Ulcère simple.	Blennorrhagie.
1890	16,5	15,5	52,0
1903	11,0	6,9	36,6
1904	8,8	5,4	37,9
1909	10,7	3,0	24,2

XIVe Corps (Lyon) :

Années.	Syphilis.	Ulcère simple.	Blennorrhagie.
1887	15,93	5,75	24,51
1889	6,7	5,8	»
1890	6,9	5,1	19,4

XVIIIe Corps (Bordeaux) :

Années.	Syphilis.	Ulcère simple.	Blennorrhagie.
1908	9,4	»	24,5
1909	7,2	»	20,9

XXe Corps (Nancy) :

En 1909, ne compte que 3,6 cas de syphilis 0/00.

LES JOURNÉES D'ABSENCE
POUR TRAITEMENT DES MALADIES INTERSEXUELLES
DANS L'ARMÉE FRANÇAISE

**Réformes et décès causés par cette même catégorie de maladies.
Statistiques moyennes des réformes et décès causés
par les maladies générales.**

L'attention de la médecine militaire et du Commandement a été, pendant longtemps, sollicitée et un peu gênée tout ensemble en matière de maladies intersexuelles, par deux constatations en apparence contraires : d'un côté le nombre très élevé de journées d'absence dans le rang, nécessitées par les entrées de soldats vénériens à l'hôpital et dans les infirmeries régimentaires ; de l'autre côté le chiffre vraiment infinitésimal (rapproché de la masse des effectifs) des réformes et des décès provoqués par cette catégorie de maladies. Cette contradiction a peut-être été autrefois cause de la relégation de la question de la santé sexuelle des troupes à un second ou troisième plan, la gravité clinique immédiate semblant médiocre à côté de celle de telles autres maladies, les maladies communes, fièvre typhoïde, affections pulmonaires, etc.

Présentement, on l'a vu dans le texte même de cette étude, la médecine militaire et le commandement se préoccupent également, et à un double point de vue, des diverses données du problème posé par la santé sexuelle de la jeunesse virile sous les drapeaux.
Ces pouvoirs militaires considèrent que les intérêts *actuels* de l'armée souffrent du grand nombre des vides momentanément faits par les maladies vénériennes; mais, en même temps, ils voient plus loin aujourd'hui, et leur préoccupation est devenue sociale, comme on l'a retenu aux régiments de la garde républicaine de Paris, où, pour se marier, le soldat, touché par la syphilis, doit prouver qu'il a, par l'observance d'un traitement rationnel suffisamment prolongé, assuré la restauration de sa santé.
Ces pouvoirs entendent que la race ne soit pas indéfiniment altérée : 1° par une maladie, évitable d'abord dans le fait même de sa contagion première ; 2° puis, la contagion effectuée, dans *ses conséquences ultérieures* par une négligence ou un égoïsme qui aboutiraient à n'en tenter, à n'en réaliser ni l'atténuation, ni l'anéantissement.
Il est excellent d'entendre des officiers de santé et de commandemen militaires rappeler à leurs soldats qu'ils doivent se soigner ; qu'ils doivent

aussi en se mariant respecter : 1° la femme qui va devenir l'épouse et peut devenir la mère ; 2° l'enfant qui naîtra de l'union.

Quoi qu'il en soit de ces observations générales, les statistiques et chiffres suivants s'appliquant aux absences, aux réformes et décès pour causes de maladies spéciales, achèveront de mettre sous les yeux du lecteur la documentation nécessaire pour l'intelligence complète du sujet.

Le tableau ci-après donne, pour sept récentes années (1905-1911), la statistique des journées de traitement totalisées aux infirmeries régimentaires et dans les hôpitaux :

JOURNÉES DE TRAITEMENT AUX INFIRMERIES ET AUX HOPITAUX

pour maladies intersexuelles dans l'armée française.

ANNÉES	SYPHILIS		ULCÈRE SIMPLE		BLENNORRHAGIE		TOTAL GÉNÉRAL
	NOMBRE absolu des journées	MOYENNE des journées par malade	NOMBRE absolu des journées	MOYENNE des journées par malade	NOMBRE absolu des journées	MOYENNE des journées par malade	NOMBRE absolu des journées
1905	149.846	29,9	61.489	28,7	305.854	24,2	517.189
1906	157.537	29,3	63.529	31,17	301.718	23,5	522.784
1907	145.583	27,7	67.210	27,5	287.310	22,9	500.103
1908	126.635	27.7	51.191	24,4	264.828	22,9	442.654
1909	130.376	27,9	54.538	27,1	263.758	23.5	448.672
1910	131.496	27,7	49.199	27,5	274.654	23.8	455.349
1911	126.334	26,3	37.462	18.7	258.366	24,1	412.162

On rapprochera ces totaux généraux des totaux analogues présentés par l'armée dans les dernières années du second empire, c'est-à-dire par une armée de métier.

En 1865, il y a 1/20ᵉ de vénériens du nombre total des malades, soit 36.657 vénériens sur 765.636 malades ; le nombre des journées d'absence ou de traitement de vénériens est de 860.069 *(armée intérieure)*. Sur 6.316.902 journées de traitement de toutes les maladies, il faut, au compte des vénériens de la seule garde, mettre 110.554 journées d'absence. Le total des journées d'absence de vénériens pour l'armée *entière* est de 1.050.240. — En 1866, on relève 1.053.400 journées d'absence pour traitement des vénériens de l'armée, dans lesquelles la garde figure pour 89.430 journées. — En 1868, sur un total de 5.414.060 journées d'absence pour l'ensemble des maladies, les maladies vénériennes comptent pour

1.474.778 ; la garde impériale, à son actif, compte 91.914 journées vénériennes. — En 1869, le total des journées d'absence vénérienne pour l'armée entière est de 1.282.389 dont la garde retient à son compte 76.207 ; en moyenne, chaque soldat vénérien figure pour trente jours d'absence.

Pour souligner l'importance des vides causés par les maladies vénériennes dans les effectifs présents de l'armée, les médecins rédacteurs des Rapports annuels ont l'habitude de symboliser leur observation en remarquant que le total des journées d'absence des soldats vénériens équivaut au service de l'armée entière pendant *quatre* jours (1869), pendant *trois* jours (1865, 1866, 1868), selon que l'on prend pour point de rapprochement l'effectif inscrit ou présent. Si l'on prend l'effectif présent, les journées d'absence des vénériens totalisées équivaudraient plus exactement à quatre journées du service de l'armée pour ces trois dernières années.

Dans la période de transition, entre la loi de 1808 et la première loi nouvelle, en 1872, on compte 1.291.620 journées d'absence pour maladies vénériennes ; sur mille hospitalisés, on relève 145 vénériens. — En 1873, 1.169.396 journées d'absence vénérienne. — En 1874, 4.031.721 journées d'absence vénériennes : soit une journée d'absence de vénérien sur 6,4 journées d'absence pour traitement de maladies générales ; la moyenne de l'absence vénérienne est par homme d'une durée de 28 à 26 jours.

Dans ces dernières années, les journées d'absence sont naturellement en grande diminution, suivant en cela la décroissance numérique des maladies vénériennes elles-mêmes (1) : soit en 1906, 13.208 blennorrhagies exigent 301.718 journées d'absence, soit 21,6 journées d'absence et traitement par malade ; la syphilis exige à l'intérieur et en Algéro-Tunisie, 157.537 journées d'absence et traitement, soit 29,2 journées par malade. — En 1907, pour les deux armées de l'intérieur et d'Algéro-Tunisie, 4.654 cas de syphilis exigent 145.583 journées de traitement, soit 28,5 journées par malade ; 2.352 cas d'ulcère simple, 67.210 journées de traitement, soit 25,9 journées par malade ; 12.754 cas de blennorrhagie, 287.310 jours de traitement, soit 21,6 journées par malade.

On voit ainsi ce qu'une armée pourrait perdre en force pour sa mobilisation — par cette immobilisation.

En regard de ces journées d'absence dont les chiffres sont encore trop notables, nous placerons les brèves statistiques où sont collectées les réformes et les morts causées par les maladies vénériennes.

---

(1) En 1884, le professeur Léon Colin, du Val-de-Grâce, estimait que sur 10.000 journées de traitement hospitalier, 2.000 en moyenne revenaient encore à la syphilis.

De 1876 à 1908, en *trente-deux ans*, il a été relevé 136 décès attribués à cette catégorie d'affections.

Les années les plus chargées en comptent dix, soit en 1895, 10 décès dont 2 de sous-officiers, 8 de soldats ; c'est une année exceptionnellement mauvaise. — En 1896, 6 décès. — En 1897, 3 décès. — En 1898, 8 décès dont 3 en Algérie, etc. Beaucoup d'années ne comptent aucun décès.

Les cas de réforme sont de même très minimes. Soit en 1888, 15 cas de réforme pour maladies vénériennes, dont 1 blennorrhagie avec complications et 14 cas de syphilis tertiaire. En 1890, 23 cas de réforme, soit : 5 cas de blennorrhagies compliquées et 18 cas de syphilis tertiaire. — En 1895, 19 réformes, etc., etc.

En évoquant les chiffres annuels totaux de radiations des cadres pour décès, réforme temporaire et réforme définitive provoquées par l'ensemble des maladies générales, on voit encore combien peu, dans ces totaux, comptent les maladies vénériennes : soit, dans ces dernières années, étaient en moyenne rayés (chiffre global) 6.000 à 7.000 jeunes gens : 1.500 par décès, 3.500 par réforme définitive, 2.000 par réforme temporaire.

Si l'on s'arrête au détail d'une de ces dernières années, une année moyenne comme morbidité générale et mortalité, 1904 par exemple, on aura une idée plus exacte encore du peu de place qu'occupent, comme cause d'amoindrissement *définitif* des effectifs, les maladies spéciales, à côté des maladies d'ordre général et même des accidents mortels et des suicides :

A. *Morbidité*. — En 1904, l'armée de l'intérieur (effectif : 474.345 hommes ; officiers, 20.953 ; sous-officiers, 37.509) a compté 173.497 entrées à l'infirmerie, soit une morbidité générale moyenne de 434 hommes 0/00 d'effectif, soit 1.794.031 journées de traitement ; elle a compté 101.851 entrées à l'hôpital, soit une morbidité générale de 215 hommes 0/00 d'effectif.

L'armée d'Algérie-Tunisie (effectif 71.158 hommes ; officiers, 1.564 ; sous-officiers, 4.027) a compté 23.338 entrées à l'infirmerie, soit 380 hommes 0/00 hommes d'effectif, soit 259.166 journées de traitement ; elle a compté à l'hôpital 25.226 entrées, soit une morbidité générale de 354 hommes 0/00 d'effectif.

B. *Mortalité*. — Cette même année 1904, l'armée intérieure, en y comprenant les morts accidentelles et les suicides, a atteint des chiffres annuels de décès les plus bas : soit 3,21 0/00 hommes d'effectif.

Le détail des causes et chiffres de décès est le suivant : maladies générales, 1.266 ; accidents, 174 ; suicides, 85. Total : 1.525.

En Algérie-Tunisie, y compris les tués à l'ennemi, le taux de la mortalité a été également considéré comme très bas, soit 7,56 0/00 hommes d'effectif.

Le détail des causes et chiffres de décès est le suivant : maladies générales, 427 ; accidents, 72 ; suicides, 32. Total : 538.

Rapprochés des chiffres similaires désignant les seuls vénériens, la comparaison est intéressante.

A l'intérieur, la morbidité générale de l'armée atteint son maximum en hiver. Les maladies qui font le plus de victimes sont la fièvre typhoïde et la tuberculose ; puis viennent la grippe, la pneunomie, la broncho-pneumonie, l'appendicite, la méningite, la néphrite ; en dernier lieu deux fièvres éruptives, la rougeole et la scarlatine. Ces facteurs morbides agissent d'une façon peu variable d'une année à l'autre.

En Algérie-Tunisie, la morbidité atteint son maximum en été et en automne. La fièvre typhoïde domine ; elle entraîne un tiers des décès ; puis viennent en seconde ligne la tuberculose et le paludisme, enfin la pneumonie et la broncho-pneumonie.

ARMÉE FRANÇAISE COLONIALE

Morbidité vénérienne 0/00 de l'effectif en 1906.

TROUPES D'ORIGINE EUROPÉENNE

Colonies.	Syphilis.	Ulcère simple.	Blennorrhagie.	Total proport. des m. v.
Afrique occidentale	11,4	24,7	17,5	59,0
Annam, Tonkin.	59,2	76,8	111,0	24,7
Antilles	72,8	132,8	80,5	286,1
Chine (Brigade de réserve).	53,2	54,2	89,3	196,7
Cochinchine	24,9	87,6	67,9	180,4
Corps d'occupation (Chine).	35,7	69,5	77,2	182,4
Madagascar.	23,5	41,4	58,4	123,3
Nouvelle-Calédonie	6,9	—	45,7	53,6
Tahiti	—	—	64,4	64,4

TROUPES D'ORIGINE INDIGÈNE

Colonies.	Syphilis.	Ulcère simple.	Blennorrhagie.	Total proport. des m. v.
Afrique occidentale	7,9	9,0	12,9	29,8
Annam, Tonkin.	5,9	18,4	23,4	47,7
Chine (Brigade de réserve).	11,4	19,0	16,6	47,0
Cochinchine	7,1	34,1	34,9	76,1
Madagascar.	12,5	35,5	33,5	79,6

ARMÉE FRANÇAISE (Algérie-Tunisie).

Maladies vénériennes par Corps (XIXᵉ Corps) 0/00 d'effectif (1) 1900-1906-1911.

DIVISIONS	SYPHILIS			ULCÈRE SIMPLE		
	1900	1906	1911	1900	1906	1911
Alger.	16,9	21,54	24,76	22,7	15,14	25,45
Oran	13,6	17,18	18,91	13,0	14,04	19,77
Constantine.	18,6	18,18	22,66	23,2	19,07	11,14
Tunisie.	10,9	19,34	22,42	4,9	10,83	4,04
Morbidité moyenne . . .	14,6	19,00	21,74	14,9	14,35	13,84
Cf : Morbidité moyenne de l'armée entière. . .	7,4	8,52	5,93	5,0	3,83	1,31

DIVISIONS	BLENNORRHAGIE			MOYENNES TOTALES		
	1900	1906	1911	1900	1906 (2)	1911
Alger.	46,3	63,72	57,87	85,9	100,40	108,08
Oran	29,9	43,80	33,38	56,5	75,02	73,06
Constantine.	52,3	63,05	46,46	94,1	100,30	80,26
Tunisie.	32,0	28,95	47,64	47,8	59,12	74,64
Morbidité moyenne . .	38,5	47,88	44,66	68,0	81,23	80,26
Cf : Morbidité moyenne de l'armée entière. . .	20,4	22,66	17,29	32,8	28,4	24,52

(1) Les effectifs du XIXᵉ Corps ont naturellement varié selon les urgences politiques et militaires dans notre empire Nord-Africain. En **1876**, l'effectif est de 44.904 hommes, soit : Alger, 19.062; Oran, 12.794; Constantine, 13.048. En **1902**, 77.185; présents : 65.851 (soldats de plus d'un an : 43.813; de moins d'un an : 16.849). Officiers, 1.924; présents 1.554. Sous-officiers, 4.090; présents 3.635. En **1906**, 72.920; présents : 64.156 (soldats de plus d'un an : 43.239; de moins d'un an, 15.740), Officiers, 1.939; présents, 1.591; Sous-officiers, 3.991; présents, 3.586. En **1911**, 50.196; présents : 47.243 (de plus d'un an 30.832; de moins d'un an, 16.411); Sous-officiers, 3.413; présents : 2.953. En 1911, les Officiers de troupes et sans troupes ne sont pas compris dans les statistiques.

(2) La période 1908-1910 donne les moyennes vénériennes totales suivantes : Division d'Alger : 105,40; d'Oran : 66,50; de Constantine : 105,10; de Tunisie : 80,30. Soit une moyenne générale de 86.60 0/00.

Maladies vénériennes par arme 0/00 d'effectif (1906-1908-1911).

ARMES	SYPHILIS			ULCÈRE SIMPLE			BLENNORRHAGIE			MOYENNES TOTALES		
	1906	1908	1911	1906	1908	1911	1906	1908	1911	1906	1908	1911
Zouaves	10,28	9,90	11,52	18,49	17,70	13,56	40,87	55,48	35,49	77,64	83,08	60,57
Tirailleurs algériens	27,49	27,80	36,90	16,65	25,95	17,88	67,87	70,86	82,46	112,01	124,61	137,24
Régiments étrangers	24,65	24,63	20,65	13,90	17,77	12,77	27,81	28,13	16,83	66,36	70,53	50,25
Infanterie légère	19,44	30,36	21,70	5,66	1,80	3,69	20,20	25,47	17,78	45,30	57,63	43,17
Compagnies de discipline	11,54	13,71	(1)	3,85	7,62	»	15,38	13,71	»	30,77	35,04	»
Chasseurs d'Afrique	12,91	16,60	13,36	15,98	17,83	22,40	51,25	60,27	41,93	80,14	94,70	77,69
Spahis	22,62	25,69	33,82	14,06	10,67	12,54	73,98	47,04	63,47	110,66	83,40	109,83
Remonte	26,86	10,94	39,11	12,21	28,44	40,89	90,35	88,62	124,44	129,42	128,00	204,44
Artillerie	5,24	10,27	17,62	10,12	19,73	5,75	39,73	»	36,69	50,09	»	70,06
Artillerie à pied	12,40	10,53	21,02	12,97	25,49	17,78	54,14	55,98	59,29	99,52	92,00	98,09
Ouvriers d'artillerie et artificiers	3,46	8,84	(2)	10,38	22,12	»	34,60	8,84	»	48,44	39,80	»
Génie	14,58	24,91	12,21	14,58	23,13	21,17	41,85	54,27	52,93	71,01	102,31	86,31
Équipages	11,22	8,61	20,65	13,94	16,68	13,28	39,08	38,75	33,44	64,24	64,04	67,37
Secrétaires d'État-major et recrutement	»	6,87	13,45	18,79	10,30	4,48	45,11	24,05	31,39	63,90	41,22	49,32
Commis et ouvriers militaires et d'administration	20,08	7,82	6,80	15,49	13,97	14,13	55,64	71,54	36,12	91,21	93,33	57,05
Infirmiers militaires	8,75	6,72	6,97	10,59	9,30	7,90	41,91	27,40	25,10	61,25	43,42	39,97
Prisons, pénitenciers et ateliers publics	10,71 (3)	12,93	17,18	2,79	1,84	2,26	60,54	3,23	7,68	74,04	18,00	27,12
Morbidité moyenne par catégorie	19,00	19,29	21,74	14,35	17,89	13,84	47,88	50,67	44,68	81,2	87,6	80,26

(1) Les compagnies de discipline sont omises dans la nomenclature de 1911.

(2) La nomenclature de 1911, sous la rubrique *Sections spéciales*, relève : Syphilis 23,80, Blennorrhagie 3,96 0/00; Ulcère simple 0.

(3) Les maladies vénériennes n'ayant point été contractées en *prison*, etc., c'est-à-dire dans le milieu indiqué, il serait peut-être préférable de répartir cette statistique dans les *armes* auxquelles les malades appartiennent originairement, à moins qu'il n'ait été jugé intéressant de constater que, telles années, les délinquants de l'armée peuvent figurer parmi les formations les moins atteintes de maladies vénériennes.

DIRECTION

DU

SERVICE DE SANTÉ

———

Bureau du Matériel,
de la Comptabilité et des
Invalides

INSTRUCTION

RELATIVE A LA

PROPHYLAXIE DES MALADIES VÉNÉRIENNES

DANS L'ARMÉE

———

Paris, 23 septembre 1907.

« Les recherches poursuivies en France par les professeurs Metchnikoff et Roux sur la syphilis, en Allemagne par le professeur Neisser sur la blennorrhagie, ont démontré que ces deux infections pouvaient être, pendant les premières heures qui suivent la contagion, prévenues, dans un grand nombre de cas, par des soins d'une application extrêmement aisée.

» Ces constatations ont une portée pratique considérable. Elles fournissent de nouvelles armes pour lutter contre le péril vénérien. Il est indispensable de prendre, à cet égard, dans l'armée, toutes les mesures prophylactiques nécessaires.

» En pareille matière, il faut écarter nettement tous les préjugés. Il importe à la santé publique, à la préservation de l'espèce, à la paix même des familles, qu'aucune précaution ne soit négligée pour enrayer les contaminations vénériennes.

» Au surplus, la moralité des individus n'a jamais rien gagné à l'ignorance ou à la dissimulation. C'est accomplir un devoir social que d'instruire les jeunes soldats de certains dangers qui les menacent et de leur fournir les moyens d'en éviter, autant que possible, les conséquences quand ils y sont exposés.

» A cet effet, j'ai décidé de compléter, par les dispositions ci-après, les mesures prescrites par les règlements et les circulaires ministérielles actuellement en vigueur.

» Chaque année, aussitôt après l'incorporation, les médecins feront, aux sous-officiers et hommes de troupe, des conférences sur les maladies vénériennes, leurs conditions de développement, leurs dangers pour l'individu comme pour l'espèce, leur traitement même et surtout leur prophylaxie.

» Ils saisiront toutes les occasions pour commenter et développer les données de ces conférences, sous forme de causeries familières et de conseils individuels, en se mettant à la portée de chacun. Ils n'hésiteront pas à entrer dans certains détails précis de prophylaxie pratique, tirés des plus récentes acquisitions de la science.

» C'est ainsi qu'ils feront connaître qu'on peut éviter la blennorrhagie si l'on procède avec soins au lavage des muqueuses qui ont subi le contact suspect et à leur désinfection à l'aide d'une solution de permanganate de potasse.

» De même, ils indiqueront qu'il est possible d'empêcher le développement d'un chancre syphilitique au moyen d'onctions faites avec une pommade au calomel, sur les points de revêtement cutané ou muqueux qui ont été exposés à la contamination. Ils feront observer, tout particulièrement, que les précautions qui précèdent ont d'autant plus de chances d'être efficaces qu'elles sont prises plus promptement après le rapport infectant.

» En vue de faciliter la mise en pratique des conseils qu'ils auront ainsi donnés, il sera réservé, dans les infirmeries régimentaires, un local spécial où seront déposés les médicaments antiseptiques, ainsi que les ustensiles nécessaires. Les hommes qui se seront exposés à la contagion pourront s'y rendre dès leur rentrée à la caserne. Ce service spécial sera placé sous la surveillance de l'infirmier de garde qui recevra des instructions à cet effet.

» On mettra à la disposition des intéressés :

1° Une pommade composée de dix parties de calomel et de vingt parties de lanoline molle ;

2° Une solution de permanganate de potasse à un pour cinq mille. Pour augmenter l'efficacité de cette solution, il y aura avantage à ne l'employer que tiède.

» Le dispositif suivant, qui est des plus simples, peut être recommandé à titre d'indication : *(Nous rejetons cette partie du texte en note)* (1).

. . . .

---

(1) « Sur une étagère ou sur un support quelconque, situé à 1^m,25 du sol, on place un flacon ordinaire d'une contenance de plusieurs litres, et destiné à recevoir la solution de permanganate de potasse. Son orifice est obturé à l'aide d'un bouchon de caoutchouc à deux pertuis, qui livrent passage à des tubes de verre.

« Le premier de ces tubes qui sert à l'introduction de l'air, pénètre de quelques centimètres seulement dans le goulot ; il est fermé extérieurement par un flocon de ouate non comprimé.

» L'autre tube descend jusqu'à 1 centimètre au fond du récipient et se recourbe en crosse à sa partie supérieure au-dessus du bouchon. A cette extrémité est adapté un tube de caoutchouc de 1^m,50 de longueur. Le tube de verre et le tube de caoutchouc qui lui fait suite forme siphon. On peut arrêter à volonté l'écoulement de la solution antiseptique en comprimant le tube de caoutchouc au moyen d'une pince en bois et à ressort.

» Pour pratiquer le lavage uréthral, on se servira d'une canule faite d'un tube

(Immédiatement après les paragraphes placés en note le texte de l'instruction continue et se termine ainsi :)

« Chaque année les Commandants de corps d'armée adresseront au Ministre un rapport sur l'exécution des instructions qui précèdent.

» Le rapport donnera notamment la statistique comparative des cas de syphilis et de blennorrhagies pendant l'année envisagée et pendant les dix années précédentes.

» Il signalera, en outre, les cas constatés chez les militaires ayant été soumis aux mesures prophylactiques prévues par la présente circulaire

« Pour le Ministre,

« LE SOUS-SECRÉTAIRE D'ÉTAT,

« HENRY CHÉRON »

---

de verre de 10 centimètres de long et terminé par une extrémité légèrement conique.

» Chaque canule, après avoir été utilisée, devra être immédiatement stérilisée dans l'eau bouillante par l'infirmier de service et conservée dans une solution de sublimé à 1 pour 1.000 (mille). Il conviendra d'appeler tout spécialement l'attention des infirmiers sur l'importance de cette prescription.

» La pommade au calomel conservée dans un récipient de faïence, sera délivrée par petites boîtes en bois d'une contenance de 5 grammes.

» Il sera recommandé aux intéressés de procéder d'abord aux lavages avec la solution de permanganate de potasse, puis à l'onction avec la pommade au calomel, suivant les prescriptions de détail qui seront données par les médecins du corps.

» Chaque année les Commandants... (Voir les suite et fin dans le texte).

INSTRUCTIONS AUX RECRUES (Classe 1917).

Circulaire de M. le général Galliéni

(Paragraphes relatifs aux maladies vénériennes et à l'alcoolisme [1].

Paris, 3 décembre 1915.

« *Maladies vénériennes.* — Il est à craindre que l'inexpérience de la vie et l'entraînement auxquels leur âge les expose de la part des proxénètes qui abondent dans les centres de garnisons, ne favorisent les périls vénériens parmi les jeunes soldats de la classe 1917. Outre les dangers sociaux qui résulteraient de ce fait pour l'avenir de la race, le dommage individuel ne serait pas moins grave, en ce qui concerne la valeur physique présente ou future du contaminé et le développement de son instruction militaire. Tous les moyens d'avertissement, de propagande morale, doivent être mis en œuvre pour prémunir les jeunes soldats contre le péril vénérien qui les menace. Il appartiendra, d'autre part, au commandement de prendre, avec les autorités compétentes, toute mesure opportune pour la suppression et la répression de la prostitution clandestine autour des casernes, ainsi que dans les cafés ou débits où l'emploi de femmes de mauvaises mœurs peut être donné comme attrait aux consommateurs ; les établissements suspects et dangereux devront être consignés à la troupe.

« *Alcoolisme.* — La fréquentation des cabarets et l'abus des boissons alcooliques seraient particulièrement funestes à des jeunes gens de dix-huit ans. Il conviendrait donc de réglementer leur accès dans les établissements et de veiller rigoureusement à la stricte application des dispositions concernant la répression de l'ivresse et la vente des spiritueux.

» Le commandement, tuteur moral de la jeune classe, que la Nation lui confie pour sa défense, redoublera de sollicitude pour la maintenir saine de corps et d'esprit, valide et vigoureuse jusqu'à l'heure où ses destinées s'accompliront.

» Dans cet ordre d'idées, il conviendra d'encourager, de provoquer au besoin, la création de foyers, d'abris du soldat ou toute autre organisation similaire, où le jeune soldat pourrait trouver une atmosphère morale et patriotique qui le protégerait contre la tentation du cabaret et les attirances fâcheuses.

» *Signé :* GALLIÉNI. »

---

(1) La première partie de la circulaire traite du casernement, du couchage, de l'habillement, des soins de propreté corporelle, chauffage, alimentation, boissons, etc., etc.

CIRCULAIRE DU MINISTRE DE LA GUERRE

sur la Prophylaxie des maladies vénériennes dans l'armée.

7 avril 1902.

Mon cher général,

Mon attention ayant été appelée sur les travaux de la *Société française de Prophylaxie sanitaire et morale*, concernant les maladies vénériennes dans l'armée, j'ai chargé le *Comité technique de santé* de l'étude de cette importante question et, après examen des propositions qui m'ont été soumises, j'ai décidé l'adoption des mesures prophylactiques suivantes :

1° Une des conférences d'hygiène, faites par les médecins de corps de troupes aux officiers et sous-officiers, sera consacrée à l'exposé du péril vénérien et aux moyens de le combattre;

2° Il y a lieu de multiplier les conseils individuels ou collectifs, donnés aux soldats par les médecins, touchant ces graves affections;

3° La visite de santé mensuelle prescrite par le règlement sur le service intérieur aura un caractère *individuel*, chaque homme étant examiné *isolément* et séparément; elle portera sur l'organisme entier;

4° Des mesures seront prises pour que les sous-officiers puissent se présenter à la consultation du médecin avec toutes garanties de discrétion vis-à-vis de leurs subordonnés;

5° La surveillance sanitaire des vénériens sera assurée au moyen d'un registre spécial ou de fiches individuelles, tenus par le médecin et mis à l'abri de toute indiscrétion. Les hommes atteints devront être, en outre, soumis à des visites périodiques pour permettre d'assurer leur traitement pendant le temps indispensable à la guérison :

6° Aucune punition ne devra être infligée pour cause de maladie vénérienne, *sauf pour le cas de dissimulation notoire;*

7° Les bulletins de déclaration envoyés à la police locale seront établis sous le contrôle du médecin du corps, qui interrogera lui-même le militaire malade et spécifiera nettement la nature de la lésion dont il est atteint (1);

8° Les commandants d'armes, sur la proposition des chefs de corps, consigneront à la troupe les maisons publiques, les débits de boissons et autres établissements reconnus comme des foyers de contamination et dans lesquels des militaires auront été notoirement infectés.

Je vous invite à donner les ordres de détail nécessaires pour assurer l'application de ces diverses prescriptions, qui ont une grande importance pour la santé des troupes placées sous votre commandement.

---

(1) En d'autres termes le militaire malade devra désigner la personne au contact de laquelle il croira avoir gagné son mal ou tout au moins le lieu où il aura fait la rencontre; le commandement les signalera à la Police des mœurs.

PROPHYLAXIE DES MALADIES VÉNÉRIENNES
DANS LA MARINE

*Extrait de l'instruction sur l'hygiène des navires armés et des équipages
de la flotte, du 22 mai 1902.*

*Abandon de toute mesure disciplinaire à l'égard des marins affectés de
maladies vénériennes.* — Aucune punition ne devra être infligée pour
cause de maladies vénériennes, *sauf le cas de dissimulation notoire.*

Après la sortie de l'hôpital ou de l'infirmerie, l'homme précédemment
atteint de maladie vénérienne sera visité par le médecin-major, qui le
maintiendra, s'il y a lieu, en consigne sanitaire jusqu'à ce qu'il n'y ait
plus aucun danger de transmission.

Lorsqu'un transport de l'État ou un navire de guerre quitte une
colonie pour effectuer son retour en France, tous les marins ou passagers
militaires doivent être soigneusement visités par le médecin-major. Les
hommes reconnus atteints de syphilis seront inscrits sur un registre
spécial et astreints à la visite du médecin qui leur fera suivre le traitement nécessaire pendant la traversée.

La veille de l'arrivée en France une nouvelle visite sera passée par le
médecin-major.

Cette visite permettra d'établir la liste des hommes guéris et susceptibles soit d'aller en convalescence, soit d'être versés à leur dépôt ou
libérés.

Tout cas de syphilis ou de maladie vénérienne, constaté chez un
homme appelé à débarquer, doit avoir pour effet son transport à l'hôpital.

Tout vénérien qui change de destination sera muni par le médecin-
major d'une instruction écrite, très courte, sur le traitement à poursuivre.

Surveillance des vénériens à bord. — La surveillance sanitaire des véné
riens sera assurée à bord au moyen d'un registre spécial ou de fiches
individuelles, tenus par le médecin-major et *mis à l'abri de toute indiscrétion.* Les hommes atteints devront être, en outre, soumis à des visites
périodiques, pour permettre d'assurer leur traitement, pendant le temps
indispensable à la guérison.

Chaque homme passe la visite *isolément.*

Lorsqu'un syphilitique contagieux ne peut être débarqué, il devra être
pris, à bord, des précautions très sévères, pour que ses ustensiles de
plats (verre, cuillère, fourchette, etc.) lui soient absolument personnels.
Ainsi il prendra le repas à l'hôpital du bord si le médecin le juge
nécessaire.

Conférences. — Des conférences seront faites par le médecin-major aux officiers et officiers mariniers sur le péril vénérien, et les moyens de le combattre.

On multipliera les conseils individuels ou collectifs donnés aux marins par les médecins, touchant à ces graves affections.

Mesures préventives. — Les préfets maritimes, sur la proposition du commandant, consigneront aux marins les maisons publiques, les débits de boissons, spécialement ceux qui sont tenus par des serveuses, et autres établissements reconnus comme des foyers de contamination, et dans lesquels des marins auront été notoirement infectés.

Service des dispensaires. — Un médecin de 1re classe assiste régulièrement, dans les ports, aux visites des filles publiques. Autant que possible ce service sera assuré par le même officier du corps de santé pendant au moins trois mois. Le médecin de 1re classe reçoit du Directeur de santé des instructions spéciales s'il y a lieu. Après chaque visite, il remet au Directeur du service de santé un rapport mentionnant les résultats qu'il aura constatés.

NOTE SUR LA PROPHYLAXIE
présentement employée aux armées (mars 1917).

Nous avons sommairement indiqué dans l'*Avant-Propos* les principes de la prophylaxie militaire actuelle; nous ajouterons ici quelques lignes sur son détail et celui de la cure spécifique.

Les premières mesures ont été celles de la *prophylaxie* dite *individuelle.* Les médecins d'armées ont prodigué les conférences et les conseils individuels faisant connaître aux soldats la nature des maladies vénériennes, leur mode de contagion divers, non pas localisés pour la syphilis à la voie génitale; ils ont insisté sur les dangers résultant du contact des linges, du prêt des pipes, porte-cigarettes, de l'échange ou mise en commun des quarts, verres, fourchettes, etc., etc. Les conférences et conseils individuels étaient complétés par la distribution de brochures et *tracts* popularisant dans la forme la plus accessible toutes ces notions si parfaitement ignorées des masses.

Cette prophylaxie a été heureusement dominée par l'idée-maîtresse que M. le Sous-Secrétaire d'État, J. Godart, a lui-même mise en avant dans ses *Instructions personnelles*, à savoir que la continence n'a jamais rendu un homme, normalement constitué, malade et que le vrai devoir viril en ce moment est de conserver toutes ses énergies pour le pays; le préjugé des dangers de la continence réduit à son insignifiance, les médecins militaires ont justement rappelé que les maladies vénériennes ne font pas qu'une victime dans l'instant — celui qui s'y expose — mais que les épouses, les enfants, toutes les personnes mêmes du foyer familial sont exposées au contre-coup de la contagion. Un soldat malade peut contaminer, a contaminé sa famille entière par sa seule présence de quelques jours dans ses foyers.

Les médecins militaires ne s'en sont pas tenus à ce que l'on a, très à tort, appelé la *théorie* de la prophylaxie pour rabaisser tout le côté moral des défenses nouvelles : ils ont abordé ce que l'on peut appeler la technique matérielle de la protection à l'usage de ceux que les mesures précédentes n'avaient ni convaincus, ni retenus (V. Circulaire de M. le Sous-Secrétaire d'État Chéron. *Appendice*, p. 256).

Les mesures plus particulièrement dites *réglementaires* ont consisté dans les visites bimensuelles de tous les hommes de troupe; les visites étaient faites isolément et séparément, de façon à provoquer sans gêne d'aucune sorte l'initiative des aveux et de toutes indications données par le malade et pouvant servir sa curation. A ces premières visites s'en joignaient d'autres faites inopinément, à l'improviste et avec un roulement tel que personne ne pouvait s'y soustraire.

Une visite *réglementaire* rigoureuse, de pied en cap, était imposée en outre *avant tout départ* à tout *permissionnaire* qui ne pouvait profiter de l'autorisation de mise en route s'il était signalé comme porteur de manifestations contagieuses.

Même visite *réglementaire* à tout *permissionnaire* de *retour* dans sa formation : des visites complémentaires étaient faites sur ces mêmes militaires à des dates correspondant à l'éclosion de la blennorrhagie et de la syphilis (sixième, quinzième, quarantième jour).

Même visite pour tout militaire envoyé en renfort ou nouvellement incorporé à l'avant.

Les mesures *médicales* proprement dites ou de cure n'ont pas été moins opportunément appliquées comme suite des mesures réglementaires. Tout d'abord les malades spéciaux ont été traités dans les ambulances, puis dans les dépôts d'éclopés; mais ces foyers de secours ayant été reconnus insuffisants, il fut créé dans la zone des étapes des *centres vénéréologiques* qui recevaient presque exclusivement les syphilitiques, les affectés de maladies de la vessie, prostate, les ulcéreux simples et dermatoses graves, toutes maladies exigeant la présence continue d'une médecine et une certaine instrumentation de spécialiste. Le principe absolu était de ne point éloigner du front des soldats dont les forces étaient intactes et qu'un traitement approprié pouvait rapidement remettre sur pied. C'est ainsi que 92 0/0 des malades étaient promptement renvoyés à l'avant dans leurs formations; 5 à 8 0/0 seulement devaient être envoyés sur les services du territoire pour des interventions ou des cures prolongées. (V. *Instruct. du S.-Secrét. d'État J. Godart*, 5 janv. et 25 sept. 1916.)

Les moyens de traitement les plus rapidement efficaces étaient donc employés pour fermer les portes de sortie de la contagion (arsénobenzol, injections mercurielles, biiodure, benzoate d'hydrargyre, sans proscription du régime pilulaire surveillé en cas de préférence insistante de la part du malade). On a constaté les moyennes suivantes d'absence : 18 jours pour les dermatoses; 25 pour les syphilis; 27 pour les uréthrites; 38 jours pour les ulcères simples (1).

Les mesures administratives militaires emportaient refoulement des populations et unités féminines n'appartenant pas aux pays occupés par les armées, expulsion des femmes manifestement en excursion ou séjour de prostitution, et refus de passage aux personnes suspectes de même mobile. Active surveillance autour des gares, des groupes périphériques. Fermeture des débits ouverts avant ou depuis la guerre s'ils sont signalés comme lieux d'accueil ou de rendez-vous prostitutionnels; surveillance des hôtels meublés, etc. (V. p. 259, *Instructions* du général Galliéni).

Les professionnelles de la prostitution éliminées, restait la question des femmes indigènes, servantes de campagne, fermières, petites commerçantes des villages qui, malheureusement, se sont trouvées contaminées par suite de circonstances dont on devine les facilités, sans entrer dans aucun détail moral, financier ou autre. Question celle-ci des plus délicates et des plus pressantes n'ayant rien de commun avec l'expulsion des professionnelles ou le refoulement de la population féminine flottante, qui ne pouvait être résolue que médicalement et par la seule médecine.

Les mesures *administratives prises sur entente avec les autorités civiles* (préfectorales ou municipales) ont porté sur la surveillance des gares, des environs des hôpitaux, des ambulances, des casernements et l'interdiction du racolage. Ici encore la Police des mœurs est-elle parvenue à imposer une distinction entre la prostitution qu'elle qualifie de surveillée et celle qu'elle flétrit du nom de clandestine? Des services civils spéciaux ont-ils été organisés à l'intérieur, en corrélation avec la prophylaxie de la zone des armées, des dépôts, etc.?

---

(1) Le Dr Jeanselme, professeur agrégé à la Faculté de médecine, médecin des hôpitaux, a fréquemment insisté sur la prompte prophylaxie des nouveaux traitements. (Disparition des accidents extérieurs, d'où danger moindre pour l'entourage, etc.). — V. *Id.* du Dr Balzer, de l'Acad. de méd. *Traitement des maladies vénériennes en temps de guerre. (Presse médic.* des 14 oct. 1915 et 13 janv. 1916.)

Dans sa séance du 3 avril 1917, l'Académie de médecine a adopté, sur le rapport de M. Gaucher les vœux d'une Commission nommée en vue *des mesures à prendre contre l'extension de la syphilis;* elle consiste : 1° sur la nécessité et la possibilité de la continence, sur les dangers *des rencontres de hasard* ; 2° sur les visites à faire subir aux contingents et aux ouvriers coloniaux avant leur embarquement, à leur débarquement; dans les usines ; 3° sur l'observation rigoureuse des règlements de police concernant les garnis dont les tenanciers doivent exiger le nom et l'état civil des personnes louant une chambre pour la nuit ou dans la journée; 4° sur l'observation de la loi (?) sur la provocation à la débauche et la répression du délit de racolage ; 5° cet article vise les moyens matériels de préservation; 6° sur la nécessité de ne confier les formations sanitaires spéciales qu'à des médecins compétents et reconnus tels.

DEUX LETTRES DE DESAIX A LARREY

Dans la séance du 30 août 1907 de l'Académie des sciences morales, M. Chuquet à qui ses beaux travaux d'histoire contemporaine politique et militaire ont valu une place assurée à côté des Sorel, des Vandal, des Thureau-Dangin, des Henry Houssaye, pour ne citer que quelques disparus, donnait lecture d'un mémoire sur Desaix qui avait été chargé d'une mission en Italie par le Directoire auprès de Bonaparte.

« En attendant que paraisse dans le Bulletin de l'Académie, écrit le Dr Cabanès, la communication *in extenso* de l'éminent historien, nous allons soumettre aux lecteurs de la *Chronique* (1) deux documents (deux lettres de Desaix à Larrey) que M. Chuquet aura eu garde, nous en sommes convaincus, de communiquer à ses collègues de l'Institut. Nous les avons copiés jadis sur les originaux conservés à la Bibliothèque nationale. (Département des manuscrits, fonds Larrey). »

» Voici d'abord une lettre écrite en Thermidor an V:

Au citoyen Larrey, chirurgien de 1re classe,
    employé à l'armée d'Italie, chez le commissaire général à Milan.

« J'ai le plaisir de saluer l'ami Larrey et de le prier de ne pas oublier de venir me voir ce matin; d'abord j'aurais très grand plaisir à le voir et à apprendre ce qui le concerne. En second lieu je lui ferai connaître mes maux; ils sont vifs et inquiétants comme je le lui ai dit hier. C'est une ancienne maladie qui a été très mal guérie et qui peu à peu..... à mesure que j'ai approché d'un mauvais (?) climat a pris un peu plus de malignité et m'inquiète. Elle en est venue au point d'être très caracté-risée par une irritation violente d'un écoulement suivi *(sic)*. La crainte qu'elle n'augmente me tourmente et me fait mal. Je prie donc l'ami Larrey de venir me voir ou ôter mon inquiétude et mes maux. Je suis plein de confiance en lui et (j'espère?) être bientôt tiré d'affaire par ses soins. Je le prierai de me procurer, s'il lui était possible, un bon sus-pensoir. Je lui en aurais bien d'obligations parce que par ce moyen je préviendrais des accidents que je redoute infiniment.

    Salut et amitiés,

« DESAIX. »

« Je suis logé chez le général en chef et suis obligé de sortir à 10 heures, c'est donc sur les 9 heures que je désirerais voir l'ami Larrey.

---

(1) *La chronique médicale* dont le rédacteur en chef et directeur est le Dr Cabanès, n° du 15 septembre 1907, p. 600-601.

» Je vous envoie, mon cher Larrey, mon domestique, comme nous en étions convenu *(sic)* hier : je vous prie de lui remettre tout ce dont j'ai besoin ; je vous en aurais infiniment d'obligations car je serais bien sot de souffrir tandis que je voudrais consacrer toutes mes minutes à mon instruction. Je vous salue et vous aime de toute mon âme.

DESAIX.

« Le 11 Thermidor an V (1). »

Le Dr Cabanès poursuit en éditant la seconde lettre de Desaix à Larrey : « Trois ans plus tard, Desaix est en Égypte, probablement guéri de son... incommodité mais pas encore très rassuré et redoutant peut être une rechute, puisqu'il demande à Larrey de le faire accompagner par un officier de santé : quand on voyage avec une « jeunesse » on ne saurait prendre trop de précaution. »

« Au quartier général au Kaire, le 16 frimaire an VIII (2)
« de la République française, une et indivisible.

« *Le général Desaix*

« *au citoyen Larrey, chirurgien en chef de l'armée.*

» Je pars demain, mon cher Larrey, avec *ma jeunesse* pour un voyage agréable ; elle peut avoir ainsi que moi besoin des secours d'un officier de santé. Je vous prie d'ordonner au citoyen Renoult de m'accompagner. Vous m'obligerez.

Salut et amitiés,

« DESAIX. »

« Ces papiers d'archives, conclut le Dr Cabanès, sont terriblement indiscrets. »

Quant à nous, notre impression première fut identique. Peut-être Larrey eût-il agi conformément aux règles de la déontologie courante en détruisant ces autographes, mais les hommes comme Desaix et Larrey échappent à la loi commune, et le chirurgien en chef des armées de l'Empire, bon connaisseur en matière de haute probité, aura pensé que le héros de Marengo n'était pas diminué pour lui avoir demandé de tels

---

(1) **29 juin 1797** (V. S.). En 1797 Desaix avait 29 ans.

(2) 7 décembre 1799 (V. S.).

conseils. Aussi croyons-nous que le Dr Cabanès a eu grand'raison de reproduire dans sa revue où les anecdotes caractéristiques, les traits et tableaux de mœurs mettent les idées en saillie et coudoient les études de fond, ce qu'il appelle justement des documents, et nous-même en reproduisant à notre tour ces lettres intimes de Desaix à son médecin, nous avons seulement voulu prouver qu'il y a quelque imprudence à décider que les maladies d'ordre sexuel disqualifient le patient.

La lecture des mémoires militaires relatifs aux armées du Ier Empire nous montre que Napoléon s'est préoccupé à diverses reprises de la vie intime de ses généraux. A Sainte-Hélène, il lui est échappé plusieurs boutades sur le sujet ; c'est ainsi que parlant de Lannes, de Rapp, de Ney, de Murat, il s'arrête à ce dernier et après avoir fait la critique de l'inhabileté du pauvre tacticien « qui faisait la guerre sans cartes », puis l'éloge de la bravoure du soldat, il ajoute : « Combien de fautes Murat n'a-t-il pas commises pour pouvoir établir son quartier général dans un château où il y avait des femmes ! Il lui en fallait tous les jours, aussi je tolérais assez volontiers qu'un général eût avec lui une catin *(sic)* afin d'éviter cet inconvénient. » *(Journal inédit de Sainte-Hélène* par le géné-ral Gourgaud, I, 585, in-8° Flammarion, Paris).

Au surplus, tous les chefs suprêmes de grandes armées ont eu à établir des règles de tolérance, d'ignorance volontaire ou de rigueur, selon les circonstances, à propos des amies ou femmes d'officiers pendant les guerres prolongées, et nous voyons que César-Octave était particuliè-rement avare de permissions à ses lieutenants commandant les légions de Germanie ou d'Asie au point de remettre tout voyage conjugal à la saison des quartiers d'hiver : « Ne legatorum quidem cuiquam nisi gravatè, hibernisque demum mensibus, permisit uxorem intervisere » rapporte Suétone.

MORBIDITÉ SPÉCIFIQUE PAR GRADES

I

Comme nous l'avons dit dans le texte auquel se rapporte la présente note, on ne peut attribuer une valeur absolue et probablement même relative aux statistiques morbides qui concernent les officiers au point de vue des maladies intersexuelles. Les statistiques annuelles de l'armée les font figurer à côté de celles des soldats et des sous-officiers, mais il ne peut y avoir d'assimilation sérieuse entre ces groupes de personnes bien que réunies dans le même temps sous les mêmes drapeaux, pour cette principale raison qu'ils ne fréquentent pas les mêmes catégories de femmes (1).

D'autre part, il existe dans le corps même des officiers des différences considérables selon les divers grades, c'est-à-dire selon l'âge de ceux qui en sont titulaires. Donner le chiffre total des officiers de l'armée en bloc, soit, dans ces avant-dernières années, jusqu'en 1900 par exemple, environ 16.000 présents pour l'armée intérieure, et mentionner qu'il existe parmi eux, annuellement, tant de vénériens, nous semble une indication tout à fait décevante par ce seul fait que l'on met sur le même rang que de jeunes et même tout jeunes hommes, les lieutenants et les sous-lieutenants, des hommes déjà avancés dans la vie, des capitaines, des commandants. A plus forte raison ne peut-on compter dans une telle statistique des chefs qui prennent de l'âge, comme les colonels et les généraux. Si l'on évoque encore cette considération non moins capitale en l'espèce qu'un très grand nombre d'officiers dans les grades subalternes ou plus décemment intermédiaires — intermédiaires entre le rang et le commandement supérieur — sont déjà mariés, on voit qu'une statistique globale, prétendant donner une idée de la santé spéciale du corps des officiers, est impossible, au moins difficile à établir avec une approximative exactitude dans les conditions et avec les rubriques actuelles. Non pas que nous fermions les yeux sur l'intérêt humain et social qu'il y aurait à connaître la réalité sur ce sujet, réalité qui n'est pas plus délicate s'appliquant aux hommes qui commandent qu'à ceux qui sont commandés : le professeur E. Gaucher, dont on connaît le caractère scientifique si fermement indépendant, dans un débat *sur les maladies vénériennes dans l'armée* à la *Société de prophylaxie*, disait : « Les syphilis d'officiers et de sous-officiers ne sont pas moins dangereuses et moins contagieuses

---

(1) Sauf exceptions comme celles relevées en quelques villes de provinces (v. p. 22).

que celles des soldats (1). » Mais dès que le chiffre des maladies ne peut pas être relevé à peu près exactement dans des visites de santé réglementaires comme celles que subissent les hommes, que signifie le nombre des cas partiels notés comme au hasard selon que l'officier malade se découvrira ou ne s'avouera pas au médecin de son régiment ? Un officier contaminé, ayant quelque aisance, se fera soigner en ville par un médecin civil ou, s'il consulte le major ou l'aide-major, celui-ci, galant homme ou simplement bon camarade, se gardera de laisser entendre à qui que ce soit qu'un officier porté malade à la chambre est absent pour cause de maladie vénérienne !

En 1870, encore étudiant, (ce souvenir nous revient) ayant déjà l'honneur de figurer dans le corps médical des armées, nous fûmes un jour interpellé familièrement par un vieil officier de notre bataillon de mobiles, brave capitaine de l'armée d'Afrique, qui avait rapporté de ses campagnes en Algérie les souvenirs les plus divers : « Eh ! *docteur,* nous dit-il un jour demi-souriant, demi-sérieux, si j'avais la ch.... p.... et que le colonel R... vous envoyât prendre de mes nouvelles, qu'est-ce que vous lui diriez ? — Capitaine, lui répondîmes-nous *illico* sur le même ton, est-ce que vous ne m'avez pas raconté avoir attrapé, à l'assaut d'un village kabyle, une entorse sujette à récidive qui, de temps à autre, vous fait boiter !... — Allons, me répartit le capitaine J..., je vois que vous n'êtes pas trop novice... Mais, vous savez, je n'ai pas besoin de vos services... On peut bien pousser une « colle » à son aide-major... »

Nous avions un excellent chef de régiment, ancien lieutenant-colonel aux grenadiers de la garde, mais aimant à tout savoir sur son corps d'officiers : malheureusement pour cette curiosité disciplinaire, une des premières leçons de déontologie de notre vieux maître Velpeau aux suivants de sa clinique de l'hôpital de *La Charité,* en janvier 1867, avait traité du secret professionnel, alors même qu'on ne méritait pas d'être prématurément gratifié du titre de docteur.

Ces statistiques d'officiers vénériens, toutes incomplètes et conséquemment si peu instructives qu'elles aient été, ne paraissent d'ailleurs jamais avoir eu l'assentiment non pas seulement du corps des intéressés, mais des médecins militaires eux-mêmes. Il ne saurait être question, à leur avis, d'instituer pour les cadres une visite obligatoire de santé qui commencerait au sous-lieutenant pour remonter jusqu'au... général de division inclusivement : une proposition de cette nature ne serait « pas seulement humoristique mais tout à fait incompatible avec la discipline et le principe d'autorité (2) ». Les sous-officiers eux-mêmes esquivent,

____

(1) *Bull. Soc. Proph.,* 11 nov. 1901, p. 170-171.

(2) M. l'inspecteur général, Dr Vallin. « Il n'en est pas de même pour le soldat non gradé, ajoute dans le débat cet éminent médecin ; le soldat non gradé est considéré comme un mineur (?) qui a besoin d'être gardé, conseillé par ses supérieurs, protégé contre lui-même.» (*Bull. Soc. Proph.,* 11 nov. 1901, p. 171.)

autant qu'ils le peuvent, parfois avec l'autorisation tacite du commandement, la visite de santé qui les diminuerait devant le rang.

Malgré cette appréciation de fonds, les statistiques médicales annuelles de l'armée ont compris jusque dans ces toutes dernières années des indications numériques régulières sur la santé sexuelle du corps des officiers figurant le taux de morbidité atteint par rapport à leur effectif total, et, sous la réserve des observations ci-dessus, sans attacher à ces relevés plus d'importance qu'ils n'en méritent, nous en donnerons quelques spécimens.

Comme nous l'avons dit, jusqu'en 1900 l'effectif des officiers de notre armée atteint 16.000 présents pour un effectif d'environ 450.000 à 470.000 hommes.

Leur tableau morbide est le suivant :

En 1875, officiers entrés à l'hôpital pour syphilis : 75 ; pour ulcère simple et complications : 9 ; pour uréthrite et orchite : 64.

En 1876, pour syphilis : 40 ; ulcère simple, etc.: 10 ; uréthrite et complications : 57.

En 1877, pour syphilis : 33 ; ulcère simple, etc.: 7 ; uréthrite, etc. : 60.

En 1899-1900 et années suivantes, l'effectif du corps des officiers est de près de 23.000 dont 17.500 à 18.700 présents.

En 1906, leur morbidité vénérienne globale serait de 2,70 0/00 ; en 1907, de 2 0/00.

En 1908, un tableau donne le détail rétrospectif suivant: officiers entrés à l'hôpital en 1907 pour syphilis, 0,30 0/00 ; pour blennorrhagie, 1,59. — En 1906, pour syphilis, 0,42 ; pour blennorrhagie, 2,00. — En 1905, pour syphilis, 0,21 ; pour blennorrhagie, 2,49.

En 1908, pour syphilis, 0,28 ; pour blennorrhagie, 1,77.

En 1909, la morbidité syphilitique des officiers 0/00 est de 0,22 ; ulcère simple, 0,09.

En 1910, de 0,18 pour la syphilis ; de 0,09 pour l'ulcère simple.

En 1911, une note des rédacteurs de la statistique médicale de l'armée

informe que désormais les officiers de troupes et sans troupes, appartenant à l'armée intérieure et à l'armée d'Algérie-Tunisie ne seront plus
compris dans les statistiques médicales annuelles-spéciales.

De 1906 à 1911 inclusivement, le tableau des maladies vénériennes par
corps fait figurer dans ses colonnes les Écoles militaires (1).

Ces quelques statistiques font voir que nos futurs jeunes officiers sont
généralement frappés de syphilis dans des proportions presque identiques
à celles des troupes de ligne qui, à la vérité, figurent de tous les corps
généralement le moins atteint ; et de blennorrhagie dans des proportions
souvent très supérieures à celles de ces mêmes troupes de ligne :

Soit, en 1906, atteints de syphilis 5,25 0/00 ; de blennorrhagie 24,83 ;
d'ulcère simple 1,19. — En 1907, de syphilis 4,65 ; de blennorrhagie 25,60 ;
d'ulcère simple, 3,49. — En 1908, de syphilis 1,15 ; de blennorrhagie
23,43 ; d'ulcère simple 1,15. — En 1909, de syphilis 4,78 ; de blennorrhagie 17,08 (la ligne 14,96). — En 1911, de syphilis 4,71 (les chasseurs à
pied 3,81) ; de blennorrhagie 28,26 (la ligne 15,77) ; d'ulcère simple 2,17
(la ligne 1,19).

---

(1) École polytechnique, Saint-Cyr, École d'application de médecine et de
pharmacie militaires, École militaire de l'artillerie et du génie, École d'administration militaire, École normale de gymnastique, École militaire préparatoire
d'infanterie, Orphelinat Hériot, École d'application des poudres et salpêtres.
La liste réglementaire des Écoles militaires comprend finalement l'*École de
guerre* dont l'indication, en l'espèce, ne saurait figurer ici.

II

Les statistiques concernant la morbidité vénérienne des sous-officiers offrent des chiffres dont la vraisemblance indique qu'ici nous touchons presque à la vérité, bien que le commandement et le corps de santé reconnaissent l'effort constant de cette catégorie de militaires pour ne pas être soumis à l'inspection régulière appliquée aux simples soldats (1).

L'effectif des sous-officiers est généralement un peu plus du double de celui des officiers, soit de 34 à 38.000 présents pour un effectif nominal de 37.000 à 42.000 environ (1899, 1901-1911).

De 1875 à 1877, on peut dresser le tableau suivant qui donne le nombre réel des entrées à l'hôpital et à l'infirmerie :

Années.		Entrées pour syphilis.	Entrées pour ulcère simple.	Entrées pour blennorrhagie.
1875	Hôpitaux.	358	143	659
»	Infirmeries.	200	167	1.515
1876	Hôpitaux.	300	144	624
»	Infirmeries.	141	165	1.323
1877	Hôpitaux.	264	136	606

En 1895, la morbidité vénérienne générale des sous-officiers est confrontée avec celle des soldats ayant les uns *plus* d'un an, et celle des soldats ayant *moins* d'un an de présence sous les drapeaux, soit :

Années.	Morbidité moyenne des sous-officiers 0/00 de leur effectif.	Morbidité moyenne des soldats ayant *plus* d'un an de service 0/00.	Morbidité moyenne des soldats ayant *moins* d'un an de service 0/00.
1895	34,65	40,28	38,08
1899	29,1	35,6	36,6
1900	28,3	34,0	35,0
1901	25,9	34,8	34,9
1902	25,0	34,4	33,7
1903	25,7	34,4	34,1
1904	25,1	36,6	37,2
1906	22,5	36,6	38,2
1907	19,1	36,6	34,4

Quelques statistiques établies par catégories de maladies permettent un rapprochement également instructif avec les mêmes classes de soldats ayant les uns plus, les autres moins d'un an de présence.

Soit pour la blennorrhagie en 1905, sous-officiers 22,90 ; soldats ayant plus d'un an de présence 22,90 ; soldats ayant moins d'un an de présence

---

(1) V. entre autres témoignages, Dʳ Burlureaux, *Bull. Soc. Proph.*, 10 oct. 1901, p. 112.

25,66. — En 1906, sous-officiers 16,41 ; soldats de plus d'un an 23,02 ; de moins d'un an 25,65. — En 1907, sous-officiers 12,74 ; soldats de plus d'un an 24,49 ; de moins d'un an 23,96. — En 1908, sous-officiers 12,94 ; soldats de plus d'un an 22,13 ; de moins d'un an 21,91.

La syphilis chez les sous-officiers a compté en 1905, 5,11 0/00 ; 1906, 4,57 ; 1907, 4,42.

En 1908, cette même syphilis a compté 4,45 chez les sous-officiers ; 7,90 chez les soldats de plus d'un an de présence ; 7,61 chez les soldats de moins d'un an. En 1909, sous-officiers 3,85 ; soldats de plus d'un an 8,74 ; de moins d'un an 6,63.

Pour les deux dernières années, nous constatons :

Années	Syphilis 0/00			Ulcère simple 0/00			Blennorrhagie 0/00		
	Sous-officiers	Soldats de plus d'un an	Soldats de moins d'un an	Sous-officiers	Soldats de plus d'un an	Soldats de moins d'un an	Sous-officiers	Soldats de plus d'un an	Soldats de moins d'un an
1910	4,21	8,25	7,04	0,88	3,37	2,74	12,45	23,21	20,47
1911	5,01	8,92	6,73	0,73	3,40	2,21	12,93	21,89	19,86

Ces diverses statistiques permettent de conclure : 1° que les sous-officiers sont moins atteints par les maladies vénériennes que l'ensemble des simples soldats ; 2° qu'ils participent à l'amélioration sexuelle générale constatée dans l'armée sous l'influence des dernières lois de recrutement.

Il existe cependant, telles années, des formations et des armes moins touchées que cette catégorie de militaires gradés.

C'est ainsi qu'en 1910, les sous-officiers ont 12,45 0/00 de blennorrhagies, alors que les secrétaires d'état-major ont seulement 9,41. Les soldats punis d'emprisonnement 10,56. En 1911 les sous-officiers ont 12,93 cas 0/00 de blennorrhagies, tandis que les secrétaires d'état-major ont 7,34, les soldats punis d'emprisonnement 11,02, les conducteurs d'équipages 12.52. Pour la syphilis, il en est de même : en 1911, les sous-officiers comptent 5,01 cas 0/00 de leur effectif, tandis que les secrétaires d'état-major comptent 0,81 ; les chasseurs à pied 3,81 ; les cavaliers de la remonte 3,92 ; les zouaves 4,28. La ligne en 1911 compte 5,28 cas de syphilis 0/00 de son effectif.

Il n'en reste pas moins que les sous-officiers en raison même de leur grade, de leur solde qui leur permet un choix de relations plus relevées, enfin de la tenue qu'ils sont obligés de conserver vis-à-vis le rang, ont un genre de vie sexuelle qui leur vaut un état sanitaire relativement satisfaisant. Pour la syphilis on pourrait les rapprocher des élèves-officiers des écoles militaires ; mais, au point de vue de la blennorrhagie, leur état sexuel est de beaucoup meilleur.

RÉSUMÉ HISTORIQUE

Mouvements Abolitioniste et Réformiste de la Police des Mœurs

I

Le dernier des documents réunis dans cet *Appendice* qu'il ait paru utile de mettre sous les yeux des lecteurs, est le *Projet de loi* présenté au Gouvernement, sur la demande de M. le Ministre de l'Intérieur, quelques années avant la guerre, par la Commission extraparlementaire du Régime des mœurs.

Ce projet de loi, est en France, comme l'aboutissement de laborieuses recherches et publications scientifiques. des communications et mémoires discutés dans les Congrès nationaux et internationaux, dans les Conférences officielles et Associations internationales; mais il prendra d'autant mieux sa signification logique devant le lecteur s'il est précédé d'un Résumé, même sommaire, des mouvements abolitionniste et réformiste dirigés contre la Police des mœurs dans tous les États de l'Europe (1).

Ce mouvement a pris naissance en Angleterre dès 1863. A cette date, sollicité, poussé d'ailleurs depuis de longues années par les administrations de police de l'Europe continentale, notamment celle de notre pays qu'inspirait la doctrine exposée dans le livre de Parent-Duchatelet, le Parlement instituait (peut-être à titre d'essai), dans quelques stations navales et camps de troupes de terre une réglementation analogue à notre Police des mœurs sous le nom de *Contagious diseases Acts.* Jusque là, et il en avait été plus d'une fois sévèrement repris par les écrivains qui gravitent autour de notre Préfecture parisienne de police, le Parlement s'était refusé à recourir à ce mode de protection officielle de la santé publique.

Aussitôt mise en application, la loi nouvelle fut vivement attaquée par un groupe nombreux de personnages éminents appartenant à la partie libérale du Parlement, au corps médical, à l'enseignement supérieur et secondaire, à de nombreuses sociétés morales, charitables, religieuses et économiques. Stuart Mill, Herbert Spencer, Gladstone, John Bright, Chamberlain, John Morley la blâmaient publiquement. Une femme d'un esprit supérieur et de grand cœur, mère de famille, une de ces chrétiennes-

____

(1) P. 179-180 et 205 quelques indications ont été esquissées que nous développons ici pour l'intelligence de ce *Projet de loi.* V. p. 304.

philosophes de sens tolérant et large comme on en rencontre si heureusement pour l'action publique beaucoup en Angleterre, Mme Joséphine Butler, prit la direction de ce mouvement en invoquant la loi de justice pour le sexe si indignement traité dans un régime politique prétendu de haute civilisation. La Constitution anglaise était justement alléguée par Mme J. Butler et ses amis, députés, professeurs, savants, ministres, publicistes. Les classes ouvrières tout entières, plus intéressées que quiconque à la défense des femmes du prolétariat qui sont les premières et les plus abondantes recrues de la prostitution publique, donnèrent au mouvement un chaleureux appui. Depuis 1870, il n'avait pas été présenté au Parlement moins de 18.000 pétitions avec près de 2.700.000 signatures demandant le rappel des *Acts*.

Loyalement, le Gouvernement anglais avait institué de grandes enquêtes officielles où il apparut clairement que la santé spéciale des troupes de l'intérieur, depuis la réglementation de la prostitution, ici n'avait ressenti aucune amélioration ; là, au contraire, s'était aggravée dans des proportions inquiétantes. Le long cycle d'années qu'embrassait cette étude officielle permettait de conclure et le 20 avril 1883, sur la motion d'un ancien ministre, M. James Stansfeld, le Parlement concluait en abrogeant les *Acts* dans l'intérieur du Royaume-Uni. Aux élections générales de 1885 les grands centres ouvriers acclamaient les promoteurs de l'abrogation et le 16 mars 1886 l'abolition complète était votée pour tout l'Empire, sans scrutin, *nemine contradicente*. Depuis, cette situation est restée acquise et les attaques dirigées contre l'abolition des *Acts* par une minorité remuante n'ont servi qu'à mettre en lumière, dans des enquêtes renouvelées tout récemment encore, l'amélioration continue, progressive, de la santé spéciale de l'armée anglaise *(at home)*.

L'opinion en Angleterre, d'ailleurs, s'est de plus en plus éclairée sur la délicate matière des maladies intersexuelles. Le préjugé qui fermait, comme en France, les hôpitaux généraux à l'admission de ces maladies, disparaît insensiblement et c'est sur une considération pratique intéressante que se base la réforme des hôpitaux généraux existants dont on réclame de plus en plus vivement l'ouverture aux vénériens. Il existe en effet en Angleterre beaucoup d'hôpitaux généraux : si ces hôpitaux refusaient d'admettre les vénériens, il faudrait construire des hôpitaux spéciaux, et cette construction entraînerait des dépenses considérables qui peuvent être évitées par la solution libérale. De plus aux hôpitaux spéciaux est attaché une sorte d'opprobre que l'on veut éviter aux malades. Actuellement les hôpitaux spéciaux et les institutions de l'Assistance publique aux indigents accordent le traitement interne de leurs maladies spéciales aux prostituées même les plus notoires.

La Suisse a été le premier et le plus sûr foyer européen des initiatives abolitionnistes après l'Angleterre (1875-76). L'organisation officielle de la prostitution a été indifféremment condamnée dans les cantons allemands et romands. On trouve ici dans le parti réformiste mêlés les noms de Fernand Kaiser, d'Humbert, Boos-Jegher, Henri Minod, J. Hornung, F. Bovet, Stockmar, de Meuron, Ladame, Secretan, de Morsier, L. Wuarin, Bridel, etc. Moins le canton de Genève où le parti radical, animé par son chef, M. Favon, a voulu conserver les maisons de tolérance autorisées, les autres cantons ont supprimé dans leurs rouages administratifs le département de la police des mœurs.

Il est curieux de voir que la lutte à Genève a affecté un caractère politique et que la constitution a été mise en jeu dans une consultation plébiscitaire pour décider si les maisons publiques seraient ou non supprimées. Le 22 mars 1896 par 8.502 voix contre 4.053, le peuple genevois repoussait la loi projetée de suppression.

Ce vote mérite d'être rappelé plutôt pour sa singularité que pour sa portée réelle (1). Une nouvelle législation pénale, fédérale en effet, est

_____

(1) La statistique ci-dessous, communiquée à la Conférence internationale de Portsmouth en 1914, montre que l'état sanitaire des femmes internées dans ces maisons est mauvais ou médiocre.

Maladies vénériennes observées de 1903 à 1913 sur les femmes inscrites dans les maisons de tolérance de Genève.

ANNÉES	Nombre de pensionnaires	Nombre absolu des blennorrhagies	Pourcentage de la blennorrhagie	Nombre absolu des Syphilis	Pourcentage de la syphilis
			0/0		0/0
1904 . . .	179	79	44,1	10	5,6
1905 . . .	226	68	30,0	8	3,5
1906 . . .	221	66	29,5	7	3,0
1907 . . .	200	52	26,0	14	8,0
1908 . . .	198	24	12,0	8	4,0
1909 . . .	224	21	9,0	10	4,5
1910 . . .	187	35	18,0	1	0,5
1911 . . .	226	26	11,0	5	2,0
1912 . . .	234	22	9,0	5	2,0
1913 . . .	245	31	12,0	9	3,7

Cette statistique est due au Dr Veyrassat, directeur du service d'hygiène de Genève, qui n'y fait figurer aucun ulcère simple. Le fléchissement de la blennorrhagie chez les pensionnaires de maison, à partir de 1908, s'expliquerait par ce fait que, avant cette date, les cafés et débits de la ville étaient obligés de fermer à une heure du matin et que maintenant ils peuvent rester ouverts toute une partie de la nuit en payant une légère redevance au poste de police voisin. La clientèle masculine et l'alcoolisme ainsi détournés ont diminué l'intensité blennorrhagique chez ces femmes qui font moins d'excès de toutes sortes.

Quant à la syphilis pour en réduire le taux, l'administration s'est fait une règle de ne jamais admettre dans les maisons des femmes ayant moins de 25 ans révolus et pourvues de certificats attestant officiellement qu'elles ont déjà été inscrites en Allemagne, en France ou — en Italie (?). La plupart de ces femmes, sinon toutes, auraient déjà eu les accidents primaires et secondaires de la syphilis et conséquemment auraient déjà subi des traitements spécifiques.

en préparation, qui supprime, en les poursuivant, toutes les formes du proxénétisme, protège efficacement les femmes majeures ou mineures et transforme même la contamination intersexuelle en délit punissable. Les policliniques spéciales où les malades indigents sont reçus et traités gratuitement sont en Suisse extrêmement nombreuses et les hôpitaux généraux sont libéralement ouverts aux maladies spécifiques.

La Belgique, surtout depuis 1844 (Règlement de Bruxelles) applique le même régime réglementariste que la France.

Comment se faisait cette application — c'est ce qui fut révélé dans le procès qui en 1880 amena devant les tribunaux de la capitale une quinzaine de tenanciers de maisons de tolérance où se commettaient de temps immémorial d'intolérables abus cependant tolérés non seulement de la municipalité mais des chefs de la police spéciale. Les moindres de ces méfaits étaient la séquestration hermétique de jeunes filles et jeunes femmes anglaises et hollandaises qui ne pouvaient même communiquer par correspondance avec leurs familles ou les autorités officielles de leurs pays. Le procès se termina par de sévères condamnations des accusés; il eut en même temps cette conséquence d'entraîner la destitution du chef de la police et du bourgmestre de la ville reconnus coupables de complicités diverses dont les moins graves consistaient en location d'immeubles pour installer le fonds des tolérances, en vente de denrées et liquides aux tenancières, etc. Le règlement bruxellois de 1877 avait sa part de responsabilité dans ces fâcheux épisodes en autorisant l'inscription policière des mineures et conséquemment leur internement dans les maisons.

Comme toujours, les Pouvoirs publics s'émurent un instant. Un ministre de la Justice, l'honorable M. Bara, proposa au Parlement, dans la session de 1883-84 d'octroyer aux femmes intéressées l'autorisation de recourir devant les tribunaux réguliers contre l'inscription d'office, et le successeur bruxellois du bourgmestre destitué, l'honorable M. Buls faisait voter le 14 mars 1887 un prétendu nouveau règlement qui démarquait purement et simplement les articles du règlement de 1877 en les conservant presque textuellement. Toutefois les tenanciers qui entraveraient la liberté de sortie et de départ de leurs pensionnaires, négligeraient de faire à l'entrée l'inventaire de leurs hardes et en retiendraient quelqu'une pour dette, étaient dans le nouveau règlement passibles d'une légère amende (25 francs) et d'un emprisonnement maximum d'une durée de sept jours.

En 1887, l'Académie royale de médecine mettait la question de la police des mœurs à son ordre du jour, et un de ses membres le Dr Moeller, faisait ressortir par des statistiques officielles : 1° la diminution considérable des maisons de tolérance dans toutes les villes de la Belgique, preuve indéniable du discrédit dans lequel était tombée cette forme de la Réglementation; 2° ce phénomène statistique intéressant aussi : que la santé spécifique de l'armée belge, de ses garnisons, n'était point en rapport avec la police des mœurs. Les grandes villes comme Bruxelles, Liège, Mons, Namur, Gand, etc., avaient bien conservé leur police des mœurs; toutefois celle-ci dépendant non d'une loi d'État mais des municipalités, on avait pu constater que des villes où la Réglementation avait été supprimée, telles Saint-Nicolas, Lierre, Chenée, Herstal, Nivelles, Beverloo (ville de garnison), Diest (id.), Spa, Stavelot, Jemmepe, Saint-Gilles, Ixelles, Schaerbeck n'avaient subi dans leur population civile et militaire aucune augmentation de maladies vénériennes, et cependant ces innovations abolitionnistes, avaient été considérées comme «quelque peu radicales».

Cette même année 1887 le gouvernement royal avait nommé une Commission officielle d'enquête équitablement composée, dont les travaux se poursuivirent pendant deux ans et n'aboutirent point à un autre résultat que de montrer l'existence d'une forte minorité contre le principe et la pratique de la police des mœurs; à côté du D* Moeller, de M. Jules Gagny et de cinq autres de leurs collègues, on avait remarqué le vote hostile à la Réglementation du Président même de la Commission. M. Nothomb, député, ancien ministre. Au demeurant sur les vingt-quatre membres qui composaient la Commission royale, dix seulement s'étaient prononcés pour le maintien de la police des mœurs, six s'étaient abstenus de se prononcer, le reste avait voté contre la Réglementation.

Nous verrons dans quelques instants le rôle joué par la Belgique dans l'étude internationale du problème grâce à MM. le D* Dubois-Havenith, agrégé de l'Université de Bruxelles, Beco, gouverneur du Brabant et Le Jeune, ministre d'État. Dès ce moment, la Belgique présente ce tableau digne d'attention que ce sont des hommes d'État connus, des professeurs officiels qui dans ce débat, se découvrent et viennent, comme Émile de Laveleye, l'illustre économiste, M. Thomssen, professeur de droit, ministre de l'Intérieur et de l'Instruction publique, M. E.-S. Descamps, professeur de droit à l'Université de Louvain, condamner des règlements de police qu'ils appellent « antisociaux ».

Dans les Pays-Bas, l'esprit politique, les mœurs, le bon sens hollandais n'ont pas permis une introduction d'ensemble du réglementarisme. En réalité les municipalités n'ont guère admis que des *demi*-polices de mœurs.

A Amsterdam où il existait des maisons hébergeant en 1885, 150 pensionnaires (dont 82 étrangères), il n'était pas tenu de rôle des filles éparses. Les filles en entrant dans les maisons étaient considérées comme acceptant volontairement l'examen corporel régulier. «Malgré toutes ces circonstances évidemment favorables à la propagation du virus vénérien, écrivaient en 1857 les médecins hollandais qui collaboraient à la III* édition de Parent-Duchatelet, *nous sommes forcés de convenir que les cas* *d'infection sont relativement peu nombreux.* Outre les registres de l'hôpital, nous avons interrogé les hommes de l'art qui possèdent une nombreuse clientèle dans toutes les classes de la société. Pour tous la syphilis était d'assez rare occurrence, de sorte que, faute d'admettre ce que nous venons d'avancer (la rareté des cas d'infection), il faudrait supposer que nombre de syphilitiques se passent volontairement du secours de l'art, ce qui nous paraît peu probable (1). » De longues années après que cet aveu était enregistré, en 1885, une note de la municipalité d'Amsterdam adressée au collège des Echevins de Bruxelles, disait : « En 1882, les maladies vénériennes diminuaient dans les hôpitaux civils, et restaient à peu près stationnaires dans les hôpitaux militaires. »

A Rotterdam, il n'existait une demi-réglementation que depuis 1851. Ce retard provoquait de la part de nos écrivains de police, les mêmes critiques que vis-à-vis l'Angleterre. La visite des isolées ne pouvait se faire qu'à leur domicile personnel. Pour une population de plus de 300.000 habitants, en 1897, les maisons ne comptaient qu'un chiffre de pensionnaires qui oscillait entre 59 et 24 ! Les isolées étaient au nombre de 140.

La capitale La Haye, résidence royale, n'a eu de règlement que plus tard encore, en 1856, ultérieurement amendé en 1887, et, détail significatif, sur l'initiative libérale du propre chef de la police de la ville, M. Van Schermbeck. Ici se place un incident créé par l'ancien médecin en chef du service technique des mœurs. Le professeur Chanfleury Van Ijsselstein, après étude des services spéciaux à l'Étranger, notamment à Paris et à Bruxelles, fut convaincu de l'inutilité de sa fonction dans son pays ; il demanda « à être déchargé d'un travail qui ne paraissait pas avoir pour la santé publique l'utilité qu'on avait cru pouvoir en attendre au début (*sic*) ». En 1896, pour 200.000 habitants, La Haye ne comptait plus qu'un nombre infime de femmes inscrites... 8 ! En 1899, la municipalité de La Haye supprimait spontanément la visite coercitive.

La Réglementation, en Hollande, n'est pas admise dans les petites villes de 10.000 à 12.000 habitants. Les municipalités d'Utrecht en 1885, d'Harlingen, de Kampen (1889), de Groningue (cette dernière après intervention de l'État) qui avait relevé nombre d'illégalités criantes, ont successivement aboli leur réglementation.

Un grand travail dû aux recherches de M. G.-J.-D. Mounier, Docteur ès sciences mathématiques et professeur de science statistique à l'université d'Utrecht, embrassant le cycle d'années de 1850 à 1886, aboutit à cette conclusion : qu'il était d'une certitude absolue que partout les maladies spécifiques sont en baisse, et obéissent à une cause constante qui diminue les chances de contagion. Les statistiques de l'armée hollandaise ont servi à l'honorable savant pour l'amener à formuler cette sorte de loi qui trouve évidemment son explication *dans les progrès d'une civilisation*

---

(1) Parent-Duchatelet. II, p. 842 (Drs Schneevogt et van Tright).

générale. En tout cas, le professeur Mounier se refuse à faire figurer au nombre des causes qui agissent sur la marche des maladies spécifiques, l'application de la police des mœurs (1).

A la tête du mouvement, dans les Pays-Bas, nous avons trouvé des hommes qui, par leurs talents, leur caractère et leur grande situation, donnaient une haute valeur au mouvement abolitionniste, tels MM. A.-E.-G. Modderman, professeur de droit à l'Université de Leyde, ministre de la Justice, M. le pasteur H. Pierson, qui a longtemps dirigé les asyles de Gueldre dits Asyles-Heldring; esprit élevé, cœur dévoué, parole éloquente et convaincue, M. H. Pierson a joué un rôle capital dans la propagande européenne; M. le Président du Tribunal de Groningue, O.-Q. Van Swinderen, jurisconsulte réputé, auteur de traités de droit pénal, d'une science encyclopédique débordant à la fois sur le droit germanique et le droit français ; M. H. de Hogendrop; M. le ministre de l'Intérieur Makay; le bourgmestre d'Amsterdam, M. Van Tienhoven, etc.

Dans ces dernières années, les administrateurs municipaux, les médecins, les services de police eux-mêmes ont participé à l'évolution réformiste, et les délégués hollandais venus à la Conférence internationale de Portsmouth en 1914, versaient aux débats cet intéressant document :

« La surveillance moderne des mœurs diffère absolument de la surveillance de la prostitution d'autrefois. Elle a un caractère plus instructif et moins rigoureux, lorsqu'il ne s'agit pas de l'application de la loi et des règlements. *Au lieu de la visite exigée par la police, fonctionne, à Rotterdam, une policlinique gratuite pour les maladies vénériennes, donnant des résultats favorables.* Cette policlinique fut ouverte en automne de l'année 1903. Le nombre des malades traités présenta d'abord une augmentation assez considérable pendant les premières années; puis, à l'augmentation succéda en 1907, une diminution assez sensible et persistante, preuve que la policlinique fonctionne à souhait. » Les délégués font remarquer avec raison que c'est au fonctionnement régulier, humain et exclusivement scientifique qu'il faut attribuer la moins grande affluence des malades : le taux des maladies diminue au dehors en raison même des soins éclairés et facilement offerts dont elles sont l'objet. Ces délégués sont préoccupés à tel point de la diminution des consultants, qu'ils vont jusqu'à rappeler que rien n'a été changé dans l'aménagement intérieur de la policlinique, toujours aussi hospitalière et « agréable *(sic)* », toujours installée dans le même convenable local; que le service médical, le personnel du service n'ont eux-mêmes subi aucun changement. Donc, si moins de malades se présentent aux consultations, c'est qu'il y a moins de maladies.

---

(1) *Recherches sur la signification de la statistique des maladies vénériennes et syphilitiques dans l'armée du Royaume des Pays-Bas* (un vol. g⁴ in-8°, 1889, La Haye, W.-A. Beschoor, Édit.).

Les États scandinaves, Danemark, Suède et Norwège, forment en Europe, au point de vue de l'hygiène spéciale, un groupement à part. La Norwège toutefois ne fait, à proprement parler, plus partie du groupe, puisque dès le début de l'année 1888 elle fermait définitivement les maisons de tolérance et abolissait la visite obligatoire ; ce petit royaume a d'ailleurs présenté longtemps les mêmes traits d'organisation que la Suède, à laquelle elle était unie. Toute son évolution actuelle tend à substituer à l'ancienne réglementation longtemps en vigueur, un organisme général de lois sanitaires applicables à l'ensemble de la population. Les classes moyennes et ouvrières s'étaient prononcées, dès 1866, contre la Réglementation.

Sans plus insister sur la Norwège où la question de l'abolition est présentement tranchée, disons que le Danemark et la Suède offrent ce trait commun d'avoir, dans de nombreuses cités, aboli la Réglementation et de l'avoir maintenue au contraire dans quelques autres : Copenhague a conservé une police des mœurs, tandis que Wiborg, Frederickshawn, Horsens, Nyborg et Aalborg ont successivement aboli la leur depuis 1879. Mais tout en maintenant le principe interventionniste de police vis-à-vis les prostituées, ces pays ont également admis, dans l'administration et la législation générales, un fonctionnement de l'hygiène publique *s'appliquant à toutes personnes, sans distinction de sexe et de classe.*

C'est une sorte d'*Étatisme sanitaire* dans lequel rentre la cure obligatoire des maladies intersexuelles.

C'est ainsi que le royaume de Danemark, en dehors de sa capitale, est divisé en onze arrondissements sanitaires appelés *physicats*. Chaque physicat est dirigé par un fonctionnaire médical qui a sous ses ordres un certain nombre de médecins de *districts*. Ces praticiens ont le devoir, ainsi que les médecins non englobés dans ce fonctionnement officiel, de rechercher, provoquer la connaissance des cas de maladies vénériennes, de suivre le traitement jusqu'à guérison complète, et de fournir des rapports annuels où sont relevés les cas de maladies spécifiques et d'ailleurs les autres cas de maladies épidémiques.

Cet ensemble de mesures officielles comporte évidemment avec soi une modification dans la conception du secret médical, mais le système scandinave marque dans l'histoire des rapports des gouvernements avec l'hygiène populaire un chapitre très intéressant, puisque les Pouvoirs publics ont, dans ces pays, compris que *des mesures d'un caractère général* pouvaient seules s'opposer avec efficacité à un fléau que n'avait pu ni éteindre ni seulement limiter l'unitéralité arbitraire de la police des mœurs féminines.

Le Portugal a interdit sur tout le territoire de la République, le maintien ou l'établissement des maisons de tolérance, et d'une manière générale la prostitution en commun se manifestant même dans les maisons de passe.

Les lois générales et un décret de 1911 ont déterminé les conditions de la prophylaxie publique, morale et médicale. Nous y relevons ces statuts d'une Assistance publique éclairée :

« Aucun hôpital ne pourra refuser ses consultations externes ni ses salles intérieures aux vénériens et aux syphilitiques, sous le prétexte de la nature de la maladie ou de la qualité du malade, ou de l'accomplissement de formalités quelconques d'admission.

» Les charlatans qui s'adonnent au traitement des maladies vénériennes ou syphililiques, seront poursuivis conformément à la loi qui régit l'exercice de la profession médicale; le fait d'exercer un trafic sur les maladies de cette nature sera considéré comme une circonstance aggravante. »

Bien que tous les pays que nous venons de mentionner comme s'attachant à une autre solution du problème intersexuel que la solution réglementariste soient des pays gouvernés constitutionnellement, ayant au demeurant pour base le principe libéral, ce serait une erreur de croire que la Russie soit demeurée indifférente aux débats en cours. En août 1889, le Ministère de l'Intérieur fit élaborer, par son Comité central de statistique et son département de médecine publique un programme de questions, ou plus exactement de sujets d'enquêtes sur lesquelles, le même jour devaient répondre tous les médecins chargés du service sanitaire, même ceux attachés aux bureaux de police et aux hôpitaux de Sibérie.

De cette vaste documentation nous retiendrons cette statistique intéressante, à savoir que le 1er/13 août 1889, les filles de maisons étaient atteintes de syphilis dans la proportion 0/00 de 27,1 et les filles isolées en carte dans la proportion de 25,3; soit 1,8 de moins pour les isolées que pour leurs congénères en lupanar.

Dans la capitale de l'Empire, à Petrograd, le même phénomène de la décroissance des maisons relevé en Europe, était impartialement noté. Avant 1870, les maisons tolérées étaient au nombre de 210; après avoir oscillé quelque temps entre 155 et 177, ces maisons ne comptaient plus que pour 73 en 1889.

Enfin quelques procès à Varsovie, à Odessa, etc., avaient mis l'opinion publique au courant des procédés employés par le proxénétisme semi-officiel pour meubler ces établissements d'habitantes détournées de la vie honnête : la traite des blanches sévissait d'une manière odieuse comme importation et aussi comme exportation. Des convois de Polonaises embauchées sous prétexte d'emplois lucratifs et avouables, étaient tantôt envoyées à Constantinople ou en Égypte, tantôt dans l'Amérique du Sud par la voie de Hambourg, pour peupler les maisons publiques.

Le problème sanitaire a été, d'ailleurs, rapidement envisagé sous sa vraie valeur en Russie, grâce au f it ultra-fréquent de la propagation de la syphilis *par voie non sexuelle*. Des statistiques locales permettent de conclure en toute certitude que parmi la population rurale, les cas de contamination par la voie sexuelle n'atteignent guère que 5 à 9 0/0 du nombre total des syphilis. Sans doute, en Russie, comme ailleurs, l'origine première de la syphilis réside dans les villes et là elle est vénérienne ; mais une fois importée dans les campagnes, la maladie perd son caractère essentiel de maladie vénérienne et se propage comme telle autre maladie transmissible, la tuberculose, la gale, etc. L'importance numérique de ce mode de transmission incline la médecine publique à un ensemble de conceptions et de pratiques qui n'ont rien de commun avec celles même de la police des mœurs proprement dite. Il ne s'agit plus de persécuter, de tourmenter la masse des patients, mais d'éclairer ces milieux ignorants, de les amener à concevoir le danger des processus syphilitiques même et finalement à rechercher le traitement comme ils feraient pour tout autre genre de maladie.

En dehors de l'enquête de 1889, le Gouvernement russe a provoqué d'assez fréquentes conférences médicales où les représentants de telles municipalités sont venus exposer les résultats d'expériences administratives curieuses qui dénotent un sens vraiment scientifique du gouvernement intime des peuples. Telle ville, par exemple, avait été autorisée à suspendre l'exercice de sa police des mœurs pendant une année après avoir pris, d'ailleurs, des mesures d'hygiène assez larges pour parer à une extension possible des maladies non plus soignées d'office chez les prostituées. Telle autre ville, afin d'établir une comparaison, avait, au contraire, été invitée à appliquer sa police des mœurs avec un redoublement de sévérité.

Malheureusement, les événements politiques intérieurs et extérieurs ont interrompu ces tentatives de gouvernement expérimental, mais on voit en tout ceci un véritable esprit de progrès (1).

L'empire d'Allemagne, en prétendant — en la matière — continuer à s'assurer le renom de peuple vertueux n'a réussi qu'à créer une situation juridique et morale incohérente où la morale et le droit sont également lésés. D'une part, dans le Titre de son Code pénal destiné à proclamer le culte de la vertu, il érige la prostitution des femmes en délit punissable et, dans ces mêmes articles, il stipule, avec non moins d'autorité légale, que la prostitution des femmes cesse d'être un délit positif quand les femmes s'en remettent à la police du soin d'aménager cette prostitution. De même pour le proxénétisme, après l'avoir dogmatiquement désigné

---

(1) Il est difficile en mentionnant la situation en Russie dotée d'une police des mœurs depuis 1844 environ, de ne pas mentionner les travaux du Dr Sperk, médecin de l'hôpital Kalinkin à Petrograd qui, bien que Sperk soit réglementariste, ont jeté un jour lumineux sur plusieurs points et fait comme il arrive souvent évoluer la question dans un sens que ne prévoyait point l'auteur. Les œuvres de Sperk ont été traduites en français (2 vol. in-8°, chez Doin, Paris, 1896).

comme une faute, le Code pénal impérial laisse les proxénètes à l'abri de toute poursuite, quand ils organisent le commerce officiel de la femme avec la collaboration et l'acquiescement des municipalités — dans les maisons dites de tolérance.

Les maisons de tolérance sont donc, en principe, interdite par l'article 180 du Code pénal qui punit l'entremetteur habituel ou intéressé de prison, de la surveillance de la police, et enfin de la perte de ses droits civiques, et, dans la pratique, l'institution est officiellement florissante à Hambourg, par exemple, où elle constitue une des attractives curiosités de la ville, en même temps qu'un des modes les plus assurés de la démoralisation et de la contamination publiques. Un statitiscien du cru ayant pensé faire une démonstration convaincante de l'utilité sanitaire des maisons de Hambourg en montrant que les entrées masculines aux hôpitaux pour maladies vénériennes avaient sensiblement diminué depuis la création des maisons dans la grande ville maritime, il lui fut répondu en lui prouvant que, dans le même temps, les entrées de femmes malades dans ces mêmes hôpitaux avaient augmenté du double et du triple ! Ce savant médecin sociologue avait oublié que le corps social se compose cependant de deux collectivités presque égales sans lequel il n'existe pas, les hommes et les femmes…

Le moindre défaut de cette erreur doctrinale initiale et de ses conséquences dans la pratique est de faire dans l'Empire de ce département des mœurs, hygiène comprise, une attribution exclusive de la police, qui en Allemagne plus qu'en tout autre pays autocratique, fonctionne comme pouvoir d'omnipotent arbitraire.

Quelle fraction de l'opinion oserait, sur un tel sujet, soulever une critique? proposer une modification avec l'insistante assurance, avec l'espoir optimiste d'une réalisation? On est certain que les pouvoirs publics opposeraient une fin de non-recevoir absolue. On n'est pas moins certain que les partis politiques d'opposition, notamment la Socialdemokratie, très publiquement domestiquée, se tiendraient prudemment cois et silencieux.

Les seules manifestations à retenir, viennent de quelques sociétés savantes ou féministes ou de quelques individualités convaincues et un peu moins timides que le vulgaire. Le professeur Neisser (de Breslau) ne poussait pas ses réformes au delà d'une extension du personnel médical dans l'organisme maintenu de la réglementation, les médecins étant généralement plus éclairés que les fonctionnaires de la police ; peut-être se serait-il accommodé du régime des États de Scandinavie dont nous venons de parler plus haut, les hommes malades n'y ayant plus le champ libre pour essaimer ? D'autres réformateurs allemands auraient substitué au personnel policier en tant qu'appartenant exclusivement au personnel masculin, un personnel partiellement recruté parmi les femmes devenues à la place des inspecteurs actuels, pisteuses surveillantes, etc. En général, on le voit, les uns et les autres s'inspiraient peu soit des critiques, soit des projets issus de principes moins autoritaires. Ce serait être tou-

— 285 —

1efois incomplet que de ne pas rappeler que quelques femmes distinguées,
dont Mme Karol. Scheven (de Dresde) et Mlle Pappritz, se sont prononcées
pour l'abolitionnisme intégral, et qu'un médecin d'origine polonaise,
M. le Dr Blaschko, a publié une série de travaux très étudiés qui, par
leurs conclusions scientifiques mêmes, sont un guide et un acheminc-
ment vers l'abolition. Ces divers réformateurs établissent, d'ailleurs, un
solide organisme hygiénique hospitalier (consultations populaires, sociétés
d'assurance, dispensaires, etc.) à la base de cette reconstitution libérale.

Avec l'Italie, nous revenons à l'Europe constitutionnelle (1) et l'on éprouve
ici la satisfaction intellectuelle de voir avec quelle souple compréhension,
souverain, ministres, représentants, légistes et médecins-professeurs
d'universités ont abordé le sujet et admis les solutions progressistes.
La Haute-Italie ou Royaume de Piémont et Sardaigne était avant 1855
dotée de règlements spéciaux locaux qui s'inspiraient des traditions françaises napoléoniennes. A cette date, le premier ministre Ratazzi, recons-
tituant la police citadine, demanda au célèbre spécialiste Sperino, médecin en chef d'administration à Turin, un projet de Règlement plus en
harmonie avec les mœurs du temps. Sperino vint à Paris, à Bruxelles
étudier la réglementation modèle, et le 20 juillet 1855 sous forme d'instructions ministérielles Ratazzi dotait les villes d'un système de réglementation calqué sur celui de ses voisins. Turin n'eut, toutefois, son
règlement particulier que le 1er janvier 1857.
Cavour, après les événements de 1859 et 1860, étendit la réglementation aux pays annexés, et après la mort de ce ministre, le régime était
appliqué à Naples, à la Sicile, comme il l'avait été à Florence. Inscription
des femmes, maisons de tolérance, visite coercitive, étaient comme en
France les principaux statuts préliminaires : chaque ville avait, en outre,

---

(1) L'Espagne, à la suite d'une conférence officielle tenue à Madrid contre la
traite des blanches, a paru s'intéresser un moment aux mouvements réformiste
et abolitionniste de la police des mœurs, institution qui existe chez elle depuis
les xve et xive siècles, mais ne fonctionne guère dans son format moderne que
depuis 1822. Il nous a paru, à l'étude sur place, que l'extrême misère du peuple
dans la capitale et dans les provinces et l'absence de finances publiques suffisamment pourvues étaient, d'une part, une cause très puissante de la prostitution
populaire et, d'autre part, un obstacle à la fondation d'institutions de secours
suffisamment multipliées pour être d'une intervention effective. D'après des
administrateurs expérimentés, nombre de ces fondations s'adressant exclusivement aux jeunes filles auraient complètement échoué parce qu'elles n'étaient
organisées qu'en *internats* et que l'indépendance de vie, le goût de l'existence
libre et *en plein air* enracinés dans le prolétariat étaient incompatibles même
avec une demi-claustration. La misère des provinces alimente la prostitution
inscrite et clandestine des grandes villes. C'est ainsi, quand nous visitâmes les
maisons tolérées et de passe de Madrid, avec le chef du Dispensaire, que nous
fûmes frappés du grand nombre de jeunes femmes originaires de l'Andalousie :
toutes ces personnes, remarquablement belles, appartenaient à la classe paysanne
de cette province (Sept. 1910).

un Bureau de mœurs, dit *Uffizio sanitario* où se pratiquait la visite et un *hôpital-prison* appelé *syphilicôme* destiné à l'internement forcé des inscrites et des clandestines arrêtées. Ces deux établissements étaient desservis par les médecins de la police de sûreté et autres agents, sous la direction d'un fonctionnaire du Ministère de l'Intérieur. Ces syphilicomes réalisaient tout ce que la médecine la plus rudimentaire et la plus offensante peut réunir et appliquer de préjugés d'inhumanité.

Rome conquise, la première mesure ministérielle fut un règlement de Lanza (2 septembre 1871) qui y instituait la police des mœurs. Cette décision ne fut pas accueillie sans de vives protestations par le gouvernement de Pie IX dont la politique temporelle avait écarté, du moins, ce calice des populations de ses anciens États. Les maisons de tolérance surtout choquaient le Saint-Père qui écrivit à ce sujet, vainement d'ailleurs, une lettre publique au roi.

Les cinq ou six années qui suivent sont consacrées à la consolidation du royaume unitaire nouveau, et dès 1876, une préoccupation d'organisation politique toute différente dans son exercice et ses pratiques pour l'ensemble de l'Italie devient générale chez tous les esprits patriotes.

Les amis de Mazzini et de Garibaldi, les hommes du *Resorgimento* acceptent presque tous la monarchie de la maison de Savoie, mais il faut que le Gouvernement se constitue sur des principes de liberté. Le respect de la liberté individuelle est au premier rang des desiderata de cette Italie d'élite. À la tête du mouvement, on trouve Aurelio Saffi, un des triumvirs de la République romaine ; le Dr Bertani, député de Pise ; Bovio, député de Naples ; le professeur Salvator Colonna et des femmes aussi précieuses au mouvement par leur enthousiasme que par leur haute raison, telles que Mme Sarinah Nathan : son fils Ernest occupait encore la mairie de Rome à la veille de la guerre.

Docile à cette impulsion, le Ministre de l'Intérieur Nicotera nomme en 1876 une première commission : mais les esprits étaient insuffisamment préparés. En 1883, Depretis nomme une seconde commission qui discute cette fois à fond le problème : le ministre y avait fait figurer un garde des sceaux, un conseiller d'État, des professeurs de facultés de droit et de médecine, des médecins d'armée, des députés de toutes les opinions. Le rapport général fut rédigé par le juriste Luchini et deux médecins: le Dr Bertani et le professeur de syphiliatrie Pellizari : c'est un document sur la triste médecine sociale et administrative du pays. Les mineures étaient inscrites dans la proportion de 27 0/0 ; les arrestations étaient faites en masse sans l'ombre souvent de raison: les salles spéciales dans les hôpitaux généraux étaient insuffisantes et, d'ailleurs, fermées (1); les

____

(1) Un très grand nombre d'hôpitaux en Italie avaient été fondés à l'aide de donations pieuses qui, statutairement excluaient de toute admission et même de toute consultation externe, les malades atteints d'affections intersexuelles. Le Gouvernement italien se trouvait en présence de cette autre difficulté qu'il sût, d'ailleurs, lever avec une fermeté éclairée.

innombrables fuites de femmes inscrites, se produisant chaque jour, indiquaient l'erreur si lourde du système de contrainte. Les syphilicomes, discrédités comme notre prison de Saint-Lazare, méritaient leur honteuse réputation : pas de lit : une simple paillasse sur deux planches et une couverture ; pas de bains ni d'organisation sommaire, même pour ablutions ; une nourriture grossière et insuffisante ; des règlements positivement barbares défendant, en outre, de recevoir du dehors des aliments, du vin et même quelques piécettes de monnaie pour achats d'objets ou denrées indispensables. La femme était dans le syphilicome obligée de contracter des dettes, soit auprès des surveillants, soit auprès de ses compagnes moins misérables, comme elle faisait vis-à-vis le tenancier de la maison publique ! Plusieurs révoltes de prisonnières avaient été réprimées (comme celles de Naples en novembre 1887) d'une manière sauvage par les postes de soldats frappant les malheureuses à coups de sabre ou de crosses de fusils. Au dehors, le système de la maison de tolérance reproduisait tous les vices connus de la claustration : les tenanciers venaient choisir leurs pensionnaires à l'*Office sanitaire* sous les yeux mêmes des agents. Une taxe imposée aux femmes inscrites complétait ce tableau de misère : le non-paiement entraînait l'emprisonnement.

Ce rapport frappa vivement les parlementaires qui *purent* en prendre connaissance (1885-1887) : car les Bureaux de police tentèrent un instant — non de détruire — mais de cacher l'édition. M. Ernest Nathan en avait heureusement publié une édition populaire. Le ministre Crispi qui venait alors de monter au pouvoir avait étudié la question dans les populations misérables de la Sicile : il se décida à frapper un coup décisif, et le 29 mars 1888, soumettait à la signature du roi Humbert qui la donna sans difficulté, les décrets célèbres où se trouve définitivement close l'ancienne histoire de la police des mœurs en Italie.

Les syphilicomes étaient abolis ; l'emprisonnement des femmes — parce que malades — supprimé. Les *offices sanitaires* disparaissaient et étaient remplacés par des services dermo-syphilitiques organisés sur un plan nouveau dans les hôpitaux civils généraux qui en étaient dépourvus. Les consultations gratuites s'ouvraient pour tout le monde sans refus possible à cause du sexe, de l'état social, de l'état moral du ou de la malade ; les médecins des dispensaires créés étaient tenus de visiter à domicile les malheureux trop souffrants pour se rendre de leur personne à la consultation : les médecins avaient le droit après constat de délivrer des bulletins hospitaliers d'admission à cette catégorie de malades. Les frais d'hospitalisation étaient à la charge des communes et de l'État.

Dans le statut plus particulièrement policier, les décrets du 29 mars 1888 abolissaient l'inscription et même la visite corporelle. Seule la prostituée, antérieurement condamnée pour délit ou crime de droit commun (vol, infanticide, etc.), bien que vivant en chambre isolée, devait donner son nom à la police.

La réforme était, on le voit, des plus sérieuses. Malheureusement,

Crispi ne crut point pouvoir la rendre intégrale, il n'osa point aller jusqu'à la fermeture des maisons publiques, et le monde des tenanciers très puissant parvint, *un instant*, après la chute du ministre, à tenir en échec la nouvelle organisation.

C'est ici qu'éclate le bon sens politique italien. Ailleurs, sans nul doute, le rappel des nouveaux décrets eût été proposé par un successeur ministériel et par une autre majorité parlementaire.

Le régime que l'on a appelé la contre-réforme de Crispi en respecte, au contraire, les principaux traits et ne constitue point la machine-arrière si fréquemment commandée ! Le ministre Nicotera n'avait point entendu détruire l'œuvre progressiste de son prédécesseur. Les décrets du 22 décembre 1888 et du 30 juin 1889 qui investissent le ministre de l'Intérieur du droit d'édicter un règlement sur la prostitution et la prophylaxie des maladies spéciales, ne rétablissaient ni l'inscription, ni la carte, ni l'emprisonnement préventif en cas d'arrestation ; mais toute provocation scandaleuse (au titre de la loi de sûreté générale) entraînait, en cas de preuve faite, une amende de 10 à 50 francs et un emprisonnement d'une durée de un à cinq jours. L'emprisonnement pouvait être de dix jours en cas de récidive.

En laissant subsister les maisons de tolérance, la réforme de Crispi avait favorisé le maintien des statuts concernant ces établissements dans le règlement, au demeurant, toujours réformiste de Nicotera. Un règlement du 21 octobre 1901 (article 15) stipulait que l'autorité a le droit de considérer comme maison de tolérance, soit le logement où deux femmes habitent *ensemble*, soit le domicile *d'une* femme habitant *seule* si cette femme a été condamnée pour contraventions aux règlements ou si elle a été dénoncée — exactement — comme ayant contaminé quelqu'un.

L'esprit réformiste s'affirmait toutefois au cas où la femme pensionnaire d'une maison de tolérance était convaincue de maladie : elle avait le choix ou de rester à la maison de tolérance en s'isolant, ou de se soigner à son domicile personnel, ou de se faire soigner à l'hôpital. Si elle refusait quelqu'une de ces solutions curatives pour elle et prophylactiques pour autrui, elle encourait une amende et même un emprisonnement d'une durée de dix jours. Le tenancier, s'il avait dissimulé la maladie d'une pensionnaire, était passible d'une amende de 50 francs.

Mais ce n'était point-là le dernier mot des améliorations successives. Deux règlements, l'un du 3 février 1901 et l'autre du 27 juillet 1905, étaient dus à l'influence mi-administrative et mi-scientifique d'un médecin connu dès cette époque pour un esprit aussi large que libéral, M. le Dr Santo-Liquido, nommé par le Gouvernement Directeur général de la santé publique du Royaume, qui établissait comme principe absolue en matière d'hygiène sexuelle et de prophylaxie, l'intérêt qu'il y a à faire dominer administrativement et socialement la pratique et le principe du traitement libre. La coercition n'attestait pas seulement l'illégalité d'une mesure, mais elle avait pour effet direct et multiplié d'engendrer la dissimulation et la fuite... Comment, dès lors, jamais parvenir à éteindre les foyers vénériens ? Nous donnons ci-après *in extenso* l'instruction que cet éminent fonctionnaire adressait dès les débuts de son administration aux premiers fonctionnaires des provinces.

Rome, ce 18 janvier 1904.

A Messieurs les Préfets du Royaume,

« J'ai eu le regret de constater qu'on n'a pas toujours bien interprété le véritable esprit, et la portée des dispositions en vigueur à l'égard de la prostitution et de la prophylaxie des maladies vénériennes ; il s'ensuit que dans l'application pratique, on en arrive parfois à des conséquences qui constituent des faits illégitimes et nuisent à la tutelle efficace de la santé publique.

» Toute contrainte tendant à la constatation et au traitement des maladies est illégitime ; cette contrainte cause un grave dommage à la prophylaxie publique, car, de cette manière, on augmente considérablement le nombre des personnes poussées à dissimuler le mal et à fuir le traitement.

» C'est justement dans le but d'éviter ce dommage que le règlement en vigueur a supprimé toute contrainte offensant la liberté et la dignité de la personnalité humaine ; ce règlement a remplacé les vieilles dispositions de prophylaxie par la cure gratuite, sans aucune limite d'admission dans les salles des maladies vénériennes aux frais de l'État, et par l'assistance à domicile et ambulatoire à laquelle pourvoient l'État et les communes sans limites d'admission.

« La conséquence nécessaire de tout cela, c'est que le domaine de la prophylaxie des maladies vénériennes doit être bien distinct de celui de la police des mœurs et de toute autre mesure de sûreté publique.

» Les deux services visent à des buts divers et se développent chacun dans son propre orbite : le premier, ayant un but hygiénique et sanitaire ; le second faisant partie de la tutelle de l'ordre public.

» Toute confusion devient dangereuse et constitue un abus.

» Il est également illégitime d'arrêter une femme, quelle que soit sa profession, dans l'unique but d'en constater l'état de santé ; enfin, est considéré comme arbitraire tout acte tendant à priver de la liberté personnelle, la femme en traitement dans les salles des maladies vénériennes et demandant sa sortie.

» Je prie messieurs les Préfets de vouloir bien tenir constamment compte des critériums sus-exposés, indiquant la voie à suivre dans le domaine de la prophylaxie des maladies vénériennes et de la police des mœurs. Qu'ils veuillent aussi faire en sorte que les fonctionnaires attachés à ce service, évitent désormais avec le plus grand soin de retomber dans les erreurs que l'on a eu maintes fois à déplorer. Je les préviens également que tout abus sera sévèrement réprimé. »

Présentement, M. le Docteur Santo-Liquido est Président du *Comité de l'Office international d'Hygiène.*

Les conditions dans lesquelles le mouvement s'est produit en France, puisqu'elles coïncidaient avec un changement de gouvernement pouvaient, sur un coup d'œil superficiel, paraître plus favorables que chez les peuples voisins; en réalité, il n'en était rien. Le parti déchu à Sedan, les anciens partis étaient en réalité puissants non pas dans la majorité de la nation, du moins dans les pouvoirs publics vite restaurés avec une orientation opposée au 4 Septembre par la nouvelle Assemblée nationale. Le chef du Pouvoir exécutif, M. Thiers, malgré sa vive intelligence des faits, malgré sa conviction que la restauration de la France ne pouvait se faire que sous l'Institution républicaine, n'était plus d'âge à pratiquer des innovations dont nul essai à cette date n'avait encore été tenté; il n'avait plus le goût des aventures extérieures; il avait encore moins le goût des nouveautés à l'intérieur.

A Paris, malgré la création d'une municipalité élue, les Pouvoirs de police symbolisés par la Préfecture demeuraient omnipotents: ils étaient tout entiers d'esprit traditionnel et de personnel hostile à l'esprit républicain parisien, et ils le firent voir par vingt manifestations, souvent des plus graves. Leurs services politique, municipal et de sûreté eurent vite mis le service des mœurs *ex-æquo*, et leur action commune se manifesta par des coups d'administration d'un arbitraire et d'une violence peu croyables. En province, dans les grandes villes, il en était de même, surtout depuis la démission de M. Thiers. Tantôt c'était un député en vue, ami de M. Gambetta, depuis plusieurs fois ministre et Président du Conseil (M. Maurice Rouvier), qu'on tentait de compromettre dans une louche affaire du Palais-Royal; tantôt c'était d'honnêtes femmes, des mères de famille, des jeunes filles arrêtées sans l'ombre de motif sérieux; tantôt en province, à Lyon notamment, c'était des faits plus graves, des arrestations de femmes faites avec de telles brutalités que morts sur place ou suicides se produisaient.

Un maître-publiciste, M. Yves Guyot, allait rendre au pays le grand service public de se jeter en travers de ces illégalités, de les dénoncer, et, au prix d'un jugement qui le frappait dans ses intérêts et sa liberté, de forcer l'esprit public à la réflexion.

M. Yves Guyot, du fait de ses attaques contre la police des mœurs, ne se trouvait point d'ailleurs en hostilité contre ce seul département de la police: comme il demandait que les chefs de la police municipale et de la sûreté fussent d'esprit républicain, que la police de droit commun modernisât ses méthodes, mit la science télégraphique, téléphonique, l'industrie des transports, à son service, il eût bientôt, en outre contre lui, toutes les routines d'antan et leurs représentants. Mais l'indépendante vaillance de son caractère, son instruction solide, encyclopédique, l'appui qu'il trouvait au Conseil municipal dont il faisait partie presque dès la création, lui permirent bientôt de dominer la situation. Le premier signe de ce succès fut, en 1879, la mise définitive hors cause du député Rouvier, dont les lenteurs d'une Commission parlementaire n'étaient pas encore parvenues au bout de trois ans, à mettre en demi-lumière, l'évidence d'une irrépréhensible conduite.

Pour nous en tenir à la seule Police des mœurs, nous voyons qu'à trois reprises le Conseil municipal de Paris en faisait, par une commission spéciale et rapports, une étude particulière. La première fois en 1883. Nos collègues nous avaient fait l'honneur de nous nommer rapporteur et nos conclusions étaient conformes à celles que M. Yves Guyot avait lui-même données dans l'excellent volume *(La Prostitution)*, paru en 1882. Ce livre unique dans la littérature française prenait, avec documents, statistiques, etc., à l'appui, le contre-pied du livre de Parent-Duchâtelet et allait servir de point de départ à un grand nombre d'études où la preuve scientifique de la nécessité de l'abolition de la Police des mœurs s'achèverait.

La seconde enquête, le second rapport du Conseil municipal n'aboutissaient point comme les premiers à l'abolition du régime, mais à sa réforme. Le rapporteur de 1890, M. Émile Richard, président du Conseil, s'était associé avec le Préfet de police, M. Lozé, pour s'en tenir au demi-ton d'une réforme partielle; ce projet mixte conservait l'inscription des majeures seulement; la visite d'office était maintenue; mais l'internement des malades s'opérait dans un *asyle* spécial, administré d'après les règles hospitalières de l'Assistance. Quant aux mineures arrêtées, elles n'étaient plus inscrites, comme nous l'avons dit, mais placées dans un établissement départemental de rééducation morale et professionnelle.

Enfin, en 1904, une troisième étude à laquelle s'associait le Préfet, M. Lépine, aboutissait à trois rapports remarquables écrits par MM. Turot, Mithouard et Maurice Quentin. Ici la solution adoptée ne présentait plus le même caractère. Les femmes devaient se déclarer elles-mêmes et obtenir sur leur seule demande un *carnet personnel.* Cette sorte de Police des mœurs était enlevée à la Préfecture de police et remise pour la surveillance de l'ordre à la Préfecture de la Seine, en même temps que la surveillance hygiénique et le traitement revenaient désormais à l'Assistance publique. M. Turot avait présenté une proposition particulière d'abolition complète avec nombre de collègues.

L'Académie de médecine de son côté ne restait pas inactive. L'assurance que la Municipalité de Paris n'irait point présentement au-delà de la simple réforme, engageait ce corps savant à mettre à son ordre du jour un projet de remaniement dont l'avait saisie le professeur de

clinique de vénéréologie, le savant Alfred Fournier. Le capital article de
e projet était celui dans lequel son auteur proposait de *légaliser* la Police
des mœurs en lui donnant une loi pour base. Toute femme qui enfrei-
gnait les conditions admises d'une imperceptible provocation sur la voie
publique était déférée au tribunal correctionnel : sa condamnation entraînait *hic et nunc* son enregistrement par la police qui se trouvait ainsi
déchargée de toute responsabilité personnelle dans l'inscription et ses
suites.

Le débat fut long et mouvementé. Le professeur de médecine légale.
M. le Dr Brouardel, collègue également de M. Fournier à l'Académie,
soutint : 1° qu'il n'y avait pas d'autre solution au problème que celle
donnée par l'arbitraire actuel bien surveillé par le premier fonctionnaire
de la Préfecture, le Préfet même; 2° que jamais un magistrat régulier
n'accepterait de rendre un jugement qui, pour fait de simple conduite
immorale, lierait une femme à un *status* civil déshonorant.

L'Académie était incertaine : elle vota finalement le projet de M. Fournier secrètement influencée par un personnage politique qui devait jouer
un rôle important dans les débats ultérieurs sur la Police des mœurs,
l'honorable M. Bérenger, sénateur.

En 1894-95, M. Bérenger reprenait en effet devant le Sénat le projet
d'une Police des mœurs légalisée, sans voir qu'ici la législation de l'arbitraire était plus dangereuse que l'arbitraire lui-même. Au Sénat après
avoir été bruyamment annoncé, le projet de M. Bérenger, combattu par
le gouvernement, fut assez froidement accueilli par les membres de la
haute Assemblée et défendu plus mollement encore par M. Bérenger lui-
même. La clause caractéristique de la légalisation était abandonnée et
toute l'œuvre se réduisait (à cette date) à poursuivre plus âprement les
proxénètes, les pornographes du crayon et de la plume dans la petite
presse, et les débitants qui prêteraient leur arrière-boutique aux débauches passagères concertées entre hommes et femmes se rencontrant sur
le trottoir (1).

---

(1) Dans le Nouveau-Monde, les États-Unis et le Brésil sont exempts de Police
des mœurs.

L'empereur Don Pedro s'était toujours refusé à faire figurer ce département
dans les administrations de police de son empire.

L'esprit constitutionnel de l'Américain du Nord ne se plie pas sur ce point à
nos conceptions surannées d'Europe, et dernièrement un de ces patriciens du
milliard qui dotent leur patrie de tous genres d'institutions utiles, M. John D.
Rockfeller J^r, qui préside avec une si haute compétence le Bureau d'Hygiène
sociale à New-York, instituait par un délégué spécial, le savant M. Ab. Flexner.
une mission d'enquête en Europe sur la Réglementation. Les résultats de ce
voyage scientifique ont été peu favorables à la Police des mœurs dont le transfert
dans les États de l'Union est absolument repoussé dans les conclusions d'un
livre remarquable *(La Prostitution en Europe)* dû à l'observation expérimentée et
à la plume habile de M. Ab. Flexner. M. Henry Minod, de Genève, prépare une
excellente traduction de ce livre (paru à New-York en langue anglaise en 1913).

II

Si nous arrêtions là le tableau de ces mouvements divers, on pourrait, ce semble, les déjà juger d'une signification suffisante. Leur durée, leur continuité, leur accroissement n'indiquent point une agitation superficielle; ils ont dégagé les idées; ils les ont précisées, affermies. Leur intérêt tout ensemble privé, et public, a fixé l'attention. Et cependant on pourrait encore les tenir pour locaux et fragmentaires.

Ce qui les complète, et tout en les renforçant, montre leur valeur propre, c'est que les hommes placés à la tête de ces mouvements, ont aussitôt songé, comme si c'était la clause naturelle d'un mandat, de les conjuguer par-dessus les frontières, et une fois unis entre eux, de mettre les gouvernements dans la nécessité intellectuelle et politique de s'unir, eux aussi, pour favoriser des études bien entraînées et collaborer à des réalisations que leur puissante intervention rendrait plus prochaines, plus complètes.

Trois grands groupements internationaux se sont ainsi formés, à diverses dates, depuis les événements de 1870, dont les programmes d'études, les débats, les travaux ont exclusivement porté sur cette question de la Police des mœurs et sur tous les faits immédiatement connexes. En considérant même la composition de ces groupements internationaux, leur esprit commun, leurs méthodes de travail, leur entente, on pourrait dire qu'ils ont esquissé ici cette *Société des Nations* dont la constitution dans la philosophie politique et les Conseils des gouvernements pourra peut-être un jour conjurer des catastrophes comme celle qu'un gouvernement et un peuple délirants d'égoïsme et d'orgueil déchaînent en ce moment sur les nations d'Europe.

Le premier groupement en date est l'Association dite *Fédération aboli-tionniste*, fondée à Genève en 1875, avec le concours de Suisses, de Bel-

---

qui rendra en Europe les plus assurés services comme guide moral et répertoire documentaire.

Les autres États de l'Amérique du Nord et de l'Amérique du Sud ont institué le même régime réglementariste que dans la plupart des États européens.

Mais, si nous en jugeons par les travaux remarquables que nous avons sous les yeux, tels d'entre ces États, le Mexique et la République Argentine entre autres, suivent d'un œil trop attentif les péripéties de la lutte engagée en Europe pour que les mêmes modifications profondes ne se fassent pas sentir dans la Réglementation d'outre-Atlantique. (La *Prostitucion en Mexico*, par le Dr Luis Lara y Pardo. Mexico, 1908, in-12; *idem* à Paris, chez Ch. Bouret, 23. rue Visconti. — *El prejuicio de la prostitucion, y la lucha antiveneria*, par le Dr Adolpho H. Muschietti. Buenos-Aires, 1914, in-8°).

ges, d'Italiens éminents, par les Anglais et les Anglaises dont nous avons parlé au début de ce résumé historique. Cette *Fédération*, constituée dans le but d'amener les gouvernements, pouvoirs politiques et municipaux, à supprimer la Police des mœurs, après s'être appelée un instant *Britannique et continentale*, prit le nom qu'elle porte aujourd'hui de *Fédération abolitionniste internationale*. La date de 1875 explique l'extrême difficulté, pour ne pas dire l'impossibilité pour des Français, d'y figurer au même titre que les membres des autres nations.

La *Fédération* s'était d'abord placée au point de vue international, sur le pied d'une prudence et d'une réserve politique que lui eussent d'ailleurs inspiré la modération personnelle et la situation de ses fondateurs. Elle s'était aussitôt déclarée indépendante de tout parti politique, de toute école philosophique et de toute confession religieuse ; l'association qu'elle constituait, ouverte aux hommes et aux femmes de bonne volonté, n'avait *qu'un but*, celui de la suppression de la police des mœurs et *pas d'autre but*.

Développant ce point majeur de sa constitution et de son fonctionnement, elle invitait tous les groupes nationaux, toutes les individualités venus à elle à décider eux-mêmes, dans leurs propres pays, sur quels points précis ils feraient porter la réforme de leurs lois.

Quels gouvernements pouvaient prendre ombrage d'une action internationale basée sur de tels respect et sagesse politiques ?

Quant aux principes eux-mêmes visés par l'action abolitionniste dans une *Déclaration* préliminaire, ils n'étaient pas moins susceptibles de recevoir les plus difficiles adhésions, les concours les plus ombrageux.

La *Fédération* proclamait — d'accord en cela avec notre École juridique française officielle — que le simple fait de la prostitution personnelle et privée, ne relève que de la conscience ; que la prostitution *en soi* n'est pas un délit.

Puis, pénétrant au cœur même de son objet, elle déclarait *condamner toute mesure d'exception appliquée sous prétexte de mœurs* ; elle revendiquait, dans le domaine spécial de la législation, en matière de mœurs, *l'autonomie de la personne humaine,* cette autonomie *ayant son corollaire* dans la *responsabilité individuelle.*

L'État, à ses yeux, s'était lui-même enlevé une base gouvernementale saine et solide, en acceptant qu'une mesure d'exception fut appliquée sous prétexte de mœurs ; elle regrettait que cette mesure d'exception (la Réglementation) assurât à l'homme l'irresponsabilité dans le vice, et tentât même de lui assurer la sécurité du vice, faisant ainsi peser sur la femme seule les conséquences positives arbitraires d'un acte commun.

Par là, l'État avait bouleversé la notion même des responsabilités, base de toute morale ; par là, l'État avait profondément ancré dans l'âme populaire, cette idée désorganisatrice qu'il y avait deux morales, l'une pour les hommes, l'autre pour les femmes.

L'intervention de l'État, en matière de mœurs, devait dans l'esprit de la doctrine de la *Fédération*, se limiter à punir tout attentat à la pudeur commis ou tenté sur des mineurs de l'un ou l'autre sexe ; elle ne se permettait même point de déterminer l'âge de cette minorité spéciale : ceci était l'œuvre de chaque législation particulière. La *Fédération* réclamait encore la punition de tout attentat à la pudeur accompli ou tenté par des moyens violents ou frauduleux, contre des personnes de tout âge et de tout sexe ; naturellement la punition de l'outrage public à la pudeur.

Également désireuse de protéger la liberté individuelle, d'éviter les erreurs de surveillances inintelligentes, et de proscrire les extériorisations immorales, la *Fédération* réclamait la punition de la provocation publique et du proxénétisme dans celles de leurs manifestations délictueuses, qui pouvaient être constatées sans prêter à l'arbitraire. Toute répression devait avoir lieu, devant les tribunaux réguliers et au nom du droit commun.

Le proxénétisme n'avait pas été jusqu'ici frappé dans la racine du mal. Toute sa hiérarchie depuis ses plus secrets agents ambulants jusqu'à son chef publiquement avoué, la tenancière de maisons dites autorisées, était officiellement respectée. Dans les rares procès publics qui n'avaient pu être évités en matière de proxénétisme, les metteurs en œuvre, les *profiteurs* de l'industrie étaient toujours omis ; ils devaient comme leurs intermédiaires, être frappés.

Enfin la *Fédération* annonçait qu'elle ouvrait une vaste enquête *permanente* sur les causes économiques, morales, sociales de la prostitution des femmes, sur ses résultats morbides, sur les obstacles divers qui lui avaient été opposés et enfin sur les conséquences de sa réglementation métropolitaine au point de vue hygiénique. La *Fédération*, dans ce domaine scientifique n'entendait du reste faire état, pour la cause même qu'elle soutenait, que des études faites en commun, contrôlées et discutées contradictoirement dans ses assemblées. On ne pouvait pousser plus loin le scrupule de loyauté. Elle annonçait en même temps l'organisation de conférences et de Congrès qui seraient tenus tous les ans en Europe, dans les capitales ou grandes villes des États auxquels appartiendraient les groupes adhérents.

La *Fédération* a tenu la parole qu'elle avait donnée : elle a été le premier grand foyer qui a rayonné en Europe les principes d'équité et de morale intersexuelles, non pas inconnus, sans doute, jusqu'ici, mais parfaitement méconnus par nombre d'institutions légales les unes, arbitraires les autres, et au nombre de celles-ci la Police des mœurs. La veille même de la guerre, elle tenait une conférence à Porsthmouth, où comme aux autres conférences et congrès on entendait pour soutenir sa cause fondamentale les plus qualifiés, les meilleurs représentants de la science du droit, de la médecine, de la philosophie, de l'enseignement supérieur et populaire.

Le second groupement, plus récent, est dû à l'initiative d'un médecin de large envergure d'esprit, d'un caractère élevé, d'une science professionnelle reconnue, M. le Dr Dubois-Havenith, professeur agrégé de l'Université de Bruxelles, membre de l'Académie de médecine de Belgique. M. Dubois-Havenith avait vu tous les gouvernements favoriser des réunions scientifiques officielles, au cours de cette fin du XIXe siècle, pour y étudier successivement le choléra, la peste, le cancer, la tuberculose : très au courant des idées européennes il jugea que ces mêmes gouvernements ne répugneraient peut être pas à s'occuper de la question primordiale de l'intégrité de la race humaine, de son intégrité intersexuelle. L'entreprise était hasardeuse. Il la réussit doublement. D'une part, tous les gouvernements des deux mondes envoyèrent à Bruxelles leurs délégués officiels ; d'autre part, dans un sentiment d'impartialité de science, M. Dubois-Havenith jugea qu'il devait convoquer à côté des délégués officiels des membres de la Fédération abolitionniste ou les individualités connues par des travaux spéciaux susceptibles d'éclairer les débats. Ce souci d'équité ne fut peut-être pas apprécié de tous, mais il conféra d'emblée à la *Conférence internationale de prophylaxie sanitaire et morale* — ce fut le nom officiel de la réunion — une autorité que seule pouvait lui assurer la discussion contradictoire. Sans cette base constitutive la *Conférence* n'eut été que la réédition du répertoire connu de tous les comptes rendus de dispensaires de police stéréotypés les uns sur les autres. L'intervention de la *Fédération* fut scientifiquement un coup de théâtre, deux mots qui sont rarement rapprochés. La documentation qu'elle donna, dont les administrateurs avaient jusque-là systématiquement refusé de faire état, éclaira tout.

La majorité des délégués officiels, surprise, troublée, contenue ne put emporter le vote réglementariste doctrinal qu'elle escomptait. Le procès officiel de la réglementation était commencé.

Le premier coup lui fut portée par le chef de la délégation française, M. le Dr Fournier, dont une proposition capitale désorganisait d'emblée le service de la police des mœurs : la Conférence émit à la quasi-unanimité le vœu que tous les gouvernements prissent des dispositions légales comportant la suppression absolue de toute prostitution policière ou libre de filles en *état de minorité civile*. C'était frapper la police des mœurs au cœur en lui enlevant sa première et principale source de recrutement. Ce vœu caractérisait avec éclat les débuts des travaux de la *Conférence*, dans sa première session, celle du mois de septembre 1899.

La *Conférence* avait, en outre, décidé sa permanence sous forme de constitution d'une *Société internationale* dans laquelle figuraient d'abord ses membres mêmes. Elle devait se réunir tous les trois ans, le choix de la ville restant à déterminer. La seconde session de la Conférence eut lieu à Bruxelles en septembre 1902, elle ne devait pas être moins féconde que la première.

Le session de septembre 1899 avait mis en lumière l'évidente insuffi-

sance des moyens actuels de prophylaxie antivénérienne appliqués
par les gouvernements : tel fut le premier mot du programme des travaux de la seconde session. Quels moyens nouveaux devaient s'accoler
aux anciens ? ou les corriger ? ou les remplacer. Le discrédit de la police
des mœurs était tel en Europe, même dans l'Europe centrale, qu'un
délégué allemand, le professeur Neisser, de Breslau, alla jusqu'à dire
que plutôt que de conserver la Réglementation, telle qu'elle existait, il
vaudrait mieux la supprimer entièrement; elle n'était que le rideau
d'une fausse sécurité! Cependant sur le principe même de la coercition
de la visite des femmes et de leur internement obligatoire, la *Conférence*
n'osa encore conclure, malgré le vœu des professeurs Gaucher, Landouzy
et du Dr Queyrat : elle se contenta d'émettre une série de vœux hygiéniques, moraux, économiques destinés soit à créer une meilleure ambiance sociale aux femmes, soit à instituer partout des établissements
de consultations et de cures libéralement ouverts sans exceptions à tous
et à toutes, ainsi, du reste, que les hôpitaux généraux. La *Conférence*
insistait, en outre, sur la nécessité d'une libérale et morale instruction
intersexuelle donnée à la jeunesse tant civile que militaire.

Un vœu uniquement signé de médecins réglementaristes français,
allemands, russes, balkaniques insistait sur le devoir social des gouvernements et des administrations de cesser tout mauvais traitement vis-à-
vis les prostituées : « Les prostituées vénériennes doivent être considérées
non comme des coupables, disait textuellement ce vœu, mais comme des
malades atteintes d'affections contagieuses. »

Ce n'avait pas été une médiocre entrepreprise et un succès restreint
que d'amener les délégués officiels même des gouvernements à entrer
dans cette voie d'études et de progrès. *La Société internationale de prophylaxie sanitaire et morale* n'avait point, on ne saurait trop y insister, la
même origine que la *Fédération*, libre et indépendante de tout patronat
gouvernemental, de tout mot d'ordre gouvernemental, de tout mot d'ordre
ministériel ou administratif. On le vit bientôt d'ailleurs. Soit que l'orientation indiquée par les deux premières sessions fît craindre en haut lieu
que la *Conférence* n'inclinât trop rapidement vers une réforme totale, autant dire l'abolition de la police des mœurs ; soit que l'abondante documentation fournie par M. Dubois-Havenith, si admirablement secondé
par M. Béco, le gouverneur général du Brabant et M. le ministre d'État
Le Jeune qui avaient mis au service de la réunion. le premier sa longue
expérience administrative, le second sa grande science juridique, n'eût
pu être renouvelée dans un si court délai, on attendit vainement en 1906
et 1909 une troisième session. Peut-être la *Conférence* avait-elle dérivé de
sa propre vitalité et favorisé à son détriment la création de nombreuses
sociétés locales similaires, telle celle que fondait, dès 1900, en France
même, le professeur Fournier, sous un vocable presque identique à celui
de la Société de Bruxelles ?

Ces deux sessions de la *Conférence internationale*, bien que sans lendemain, n'en avaient pas moins un retentissement immédiat sur nos lois pénales, en dehors de la non-inscription policière des mineures qui se fera attendre d'ailleurs quelque peu et ne fut pas de suite et partout de règle administrative. Les articles 334 et 335 du Code pénal aux termes d'une loi nouvelle du 3 avril 1903 étaient modifiés dans un sens de sévérité favorable à la protection des mineurs. Un emprisonnement de six mois à trois ans et une amende de 50 à 5.000 francs frappaient désormais les individus qui excitaient, favorisaient ou facilitaient habituellement la débauche ou la corruption de la jeunesse de l'un ou de l'autre sexe — au-dessous de l'âge de vingt et un ans. Étaient passibles des mêmes peines, quiconque, pour satisfaire les passions d'autrui aurait en vue de la débauche, embauché, entraîné ou détourné *même avec son consentement*, une femme ou fille *mineure;* quiconque, pour satisfaire les passions d'autrui aurait *par fraude* ou à l'aide de violence, menaces, abus d'autorité *ou tout autre moyen de contrainte*, en vue de la débauche, embauché, entraîné ou détourné une femme ou une fille *majeure;* quiconque enfin, aurait par les mêmes moyens, *retenu contre son gré, même pour cause de dettes contractées*, une personne même *majeure*, dans une *maison de débauche* ou l'aurait contrainte à la prostitution.

Enfin le dernier paragraphe de l'article 4 de la loi du 27 mai 1885 *sur les Récidivistes*, désormais englobait sous la désignation de souteneurs, susceptibles conséquemment d'être relégués, les individus qui aideraient, assisteraient ou protégeraient la prostitution d'autrui sur la voie publique et en partageraient sciemment les profits.

On ne saurait nier que la nouvelle législation pénale issue des mouvements précédents constituait (malgré ses lacunes dans la protection des majeures) quelque progrès de la condition des femmes du prolétariat déjà mises plus à l'abri des tentatives jadis irréfrénables du proxénétisme.

Le troisième groupement international comme les deux précédents avait comme objectif une organisation permanente; mais pas plus que le second il ne put atteindre au fonctionnement régulier et solide de la Fédération. Nous désignons l'*Arrangement international* du 18 mai 1904, pour combattre la Traite des Blanches. L'Italie, la Russie, la Suède, la Norvège, la Suisse, le Danemark, l'Espagne, l'Angleterre, les Pays-Bas, l'Allemagne, l'Autriche-Hongrie et la France s'engageaient à prendre des mesures simultanées et similaires qui permettraient d'entraver, d'empêcher le commerce international de jeunes filles et femmes établi par de vastes associations de proxénètes en vue d'entretenir constamment d'un personnel féminin les maisons de tolérance de l'Ancien et du Nouveau-Monde. Un Français célèbre, M. le sénateur Bérenger s'était particulièrement intéressé à la gestation et à l'éclosion de l'*Arrangement*. Nul doute qu'une mesure internationale de cet ordre sévèrement appliquée ne pût avoir à la longue un certain effet sur le proxénétisme général et local, et ne le génât; mais il était malheureusement trop certain aussi que dès que la Prostitution demeurait officiellement organisée, continuait à faire partie des rouages administratifs; dès que les maisons restaient comme devant, le corps de bâtiment principal de l'institution, toute liberté, toute licence continueraient à être données à un certain nombre d'individus pour alimenter ces établissements, et cela au nom même des principes sociaux qui proclamaient cette forme de la prostitution officielle nécessaire. Vingt fois cette objection fut soumise aux promoteurs de l'*Arrangement international* du 18 mai 1904 et notamment à l'honorable M. Bérenger : jamais, elle n'eût la moindre chance de toucher quelqu'un de ces réformateurs moins clairvoyants que bien intentionnés. Notre éminente amie, Mme Avril de Sainte-Croix, y perdit sa peine. D'ailleurs on peut remarquer que M. Bérenger jusqu'à la fin de sa longue carrière publique qui dura autant que sa vie (il est mort sénateur inamovible en 1916) était resté un confesseur intransigeant de la foi réglementariste et en premier lieu de la maison de tolérance qui lui paraissait un des piliers de l'ordre moral — extérieur.

Il a d'ailleurs été impossible à tout publiciste, à tout homme public même, administrateur ou parlementaire, de jamais connaître les résultats statistiques de l'*Arrangement international*. Quelque temps avant la guerre, nous demandions à qui de droit, à l'honorable M. Bérenger lui-même «quel était le *rendement de la loi*»? afin de juger de son efficacité, de sa portée. Nous n'avons pu obtenir plus que les autres interrogateurs, de réponse même approximative. Comme la Police des mœurs qui entend servir les mœurs et l'hygiène, la loi de combat contre la Traite des Blanches ne nous paraît avoir été jusqu'ici que le rideau derrière lequel se joue une pièce dont le dénouement est contraire au titre. Nous ne méconnaissons pas d'ailleurs la valeur théorique des intentions de la loi : reprises dans un esprit plus pratique, associées à la bonne réforme, elles pourront servir quelque jour plus sûrement qu'aujourd'hui et aider à toucher le but.

III

Le lecteur voit maintenant comment se sont créés l'atmosphère et le sol où pouvait germer, et croître une pensée d'organisation positive au lieu et place de l'institution encore subsistante déjà si étiolée et discréditée par l'étude même.

Un dernier épisode va, en France, achever l'œuvre réformiste très avancée et y mettre en quelque sorte la dernière main, la couler en projet de loi.

En 1903, un fait délictueux de la Police des mœurs, plus délictueux que tous ses prédécesseurs, comble la mesure. Le 7 mai, au début de la nuit parisienne dont l'ombre jamais pleine ne devrait pas permettre de telles erreurs, deux jeunes filles honorables, appartenant aux familles les plus honorables, reconduites à deux pas de leur domicile par leur frère et fiancé, M. A. Forissier, sont, à l'angle du faubourg Saint-Denis et des grands boulevards, arrêtées, frappées, traînées au poste par deux agents de la Police des mœurs. M. A. Forissier en voulant les défendre est lui-même roué de coups jusqu'à l'ensanglantement. Une partie de la nuit ces trois personnes sont maintenues en arrestation, malgré leurs protestations et toutes les preuves de leur identité. Enfin, sur des témoignages irrécusables, accourus, il faut se rendre, avouer une erreur grossièrement manifeste dès le début..... mais comment esquiver les conséquences? C'est ici que le service des mœurs met à jour ses pratiques secrètes.

On ne pouvait incriminer la qualité, la respectabilité des victimes, leurs rapports familiaux, l'honorabilité des foyers. Alors les coupables forgent non pas une fable, mais des fables invraisemblables; le préfet choisira ! « D'abord jamais les deux jeunes filles n'ont été inquiétées ! Deux prostituées erraient : ce sont celles-là que les agents avaient arrêtées et que M. Forissier a voulu défendre (*sic*) ». Geste chevaleresque malheureux de la part d'un fiancé qui avait, une seconde auparavant, sa fiancée et sa sœur à son bras ! Intervention plus... idéale encore, aucune femme n'avait été vue dans la rue en même temps que les deux pauvres victimes !

Cependant le lendemain matin les deux agents avaient rédigé leur procès-verbal, dont ils étaient prêts à jurer la fidélité devant les tribunaux les plus réguliers du monde : deux prostituées y figuraient, avouant leurs méfaits, leurs racolages illicites, appelant elles-mêmes sur leurs têtes les punitions méritées ! Seulement, une enquête exigée par le Préfet de Police lui-même apprenait les dessous de cette comédie : les deux agents avaient été trouver deux prostituées à leur hôtel dès la première heure, pour les sommer de les tirer du mauvais pas. Les deux pauvresses inscrites, embrigadées, broyées dans l'engrenage du système, s'étaient empressées d'obéir jusqu'au faux témoignage (1).

Une telle situation ne pouvait être couverte, admise par un gouvernement.

Le Parlement demandait à son premier ministre de faire la lumière. Celui-ci nommait une *Commission extra-parlementaire* avec ordre de lui présenter le projet, non pas d'une Police des mœurs, mais d'un Régime de mœurs qui rendrait impossible les exactions délictueuses de l'institution existante.

C'est le projet de loi érigé par cette *Commission* qui est textuellement reproduit ci-après.

Dans ces divers titres, ce projet a cherché à embrasser toutes les étapes, toutes les faces, toutes les conséquences du vice social qu'il voulait restreindre et éteindre. Obéissant à une discipline organique de juste raison, il a d'abord basé son œuvre sur une déclaration de principes moraux, juridiques et politiques (ce dernier sens dans le plus étendu) qui donnent l'orientation générale.

L'ordre qu'il suit, le point de départ une fois fixé, est logique.

Sachant quel appoint, quelles abondantes recrues la jeunesse féminine du prolétariat fournit à la débauche soumise ou clandestine, il crée pour les soustraire aux milieux vicieux, des institutions de secours et de rééducation.

---

(1) C'est à ce déplorable incident que faisait allusion dans les débats de la *Commission extra-parlementaire du Régime des mœurs*, le Procureur général de la Cour d'Appel de Paris, M. L. Bulot, membre de la Commission, quand, condamnant le système arbitraire actuel, il demandait l'organisation légale dont il a été, d'ailleurs, un des plus savants et dévoués instigateurs :

« Rappelons-nous ce qui s'est passé dans l'*affaire Forissier*, disait textuellement le Procureur général : l'agent avait cru voir plusieurs jours de suite des femmes prostituées se promener et racoler en un point donné et en dehors des conditions du règlement de la police des mœurs ; il avait estimé qu'il y avait contravention, qu'il avait devant lui des clandestines : or, il s'était gravement trompé, c'étaient d'honnêtes femmes.

» Vous savez ce qui est advenu précisément parce que, *contrairement aux us et coutumes actuels et profondément répréhensibles,* l'affaire a été portée devant un tribunal régulier.

» Ce n'est pas seulement la réunion de la *Commission extra-parlementaire du Régime des mœurs,* qui a été la conséquence de cet événement, c'est la condamnation des agents des mœurs qui avaient été si gravement en faute. Le juge avait apprécié.

» Que les membres de la *Commission extra-parlementaire* veuillent bien se rappeler qu'avant le système actuel de la police des mœurs, l'agent, l'agent en faute, comme dans l'affaire Forissier, ne doit d'explications à personne, et qu'au contraire, avec le texte que je propose dans mon rapport à la *Commission,* ce même agent doit des explications publiques avec preuves à l'appui, et qu'il les doit à un tribunal régulier.

» Là est toute la question. »

Constatant que la femme est la proie de toutes les variétés de proxénètes, il frappe désormais le proxénétisme même s'adressant à la femme *majeure;* il lui importe, dans son but de moralité publique, que le proxénétisme officiel ne puisse pas subsister par la *maison* (1).

L'ordre public est un de ses plus pressants soucis. L'extériorisation de la débauche ou du vice a des limites tracées par la civilisation même : la provocation publique, le racolage, lésant par leur geste, leur bruit, leur propos, leur spectacle, l'enfant, toute personne étrangère, ou celui même qui en est l'objet direct, sont passibles de peines d'abord légères : mais la récidive obtient des peines plus lourdes, et tout homme ou femme qui manque aux règles de la pudeur publique est frappé d'un emprisonnement de six jours à deux mois et d'une amende de 16 à 200 francs, et de telles pénalités sont susceptibles d'inspirer la retenue.

Enfin si, dans le rapport, le mal physique est né, comme le projet ne vise pas moins l'hygiène que la morale, le contaminateur ou la contaminatrice peuvent être recherchés et punis; leur égoïsme l'a emporté sur l'intérêt privé d'autrui, sur l'intérêt public de la communauté. Le délit pénal de contamination créera une conscience sexuelle à l'usage de ceux que nul enseignement, nulle parole préventive n'aura éclairés, touchés (2). La victime seule a toutefois le droit de plainte.

Du même coup, le projet demande la réforme des secours publics en matière de maladies spéciales. Les hôpitaux généraux étaient fermés aux

(1) Ce statut et le précédent du projet de loi nous paraissent avoir pour corollaire un remaniement complet dans la législation destinée à protéger la jeune fille, la jeune femme et la mère hors mariage : déjà des membres des Universités appartenant les uns aux facultés de droit, les autres aux facultés de médecine ont publié des projets marqués au coin, non seulement de leur haute humanité, mais de leur expérience de juriconsultes et de médecins, tels MM. Charles Gide, E. Gaucher, Bridel (de Genève), etc. sur lesquels il faudrait s'étendre longuement. Le lecteur, après la crise que traverse le pays, retrouvera ces projets à l'ordre du jour des travaux de la nation, quand l'heure des réorganisations nécessaires aura sonné.

(2) Le délit pénal de contamination est réprimé dans les pays indiqués ci-dessous :

Danemark : « Toute personne qui se sachant ou se soupçonnant être atteinte d'une maladie vénérienne, aura des rapports sexuels avec une autre est punie d'emprisonnement (Art. 181 de la loi pénale du 10 février 1866). »

Norwège : « Celui qui connaissant ou présumant chez lui l'existence d'une maladie sexuelle contagieuse, aura contaminé ou exposé à la contamination une autre personne par commerce charnel ou par débauche sera puni d'emprisonnement (Art. 155 de la loi du 22 mars 1903). Si la personne contaminée est unie par le mariage à la personne contaminatrice, la poursuite n'a lieu que sur la demande de la victime. »

Finlande : Le nouveau code pénal (Ch. XX, § 13) punit la contamination par rapports sexuels de la peine des travaux obligatoires ou de la détention.

Suisse : Les lois pénales du Canton de Schaffouse (§ 185) et du Canton du Tessin (§ 425) présentent des dispositions analogues.

vénériens; il en demande l'ouverture. Les dispensaires publics étaient absents; il en demande la création. Les consultations externes et les médicaments étaient refusés ; il en réclame les larges accès et distribution. Les études médicales tournaient court devant ce chapitre urgent ; il demande que le jeune médecin soit forcé, dans ses scolarités, de leur donner attention et étude. Les sociétés de secours-mutuels s'arrogeaient le droit de secourir pleinement les alcooliques et de tout refuser aux malades spéciaux : l'approbation de leurs statuts est refusée à celles qui veulent faire des exceptions susceptibles de maintenir le préjugé de maladies honteuses, etc.

Nous relevons ici seulement les principaux traits d'une œuvre dont le détail comporte un sérieux examen : toutes les parties s'y tiennent entre elles, concourent au même but, et nous doutons, quel que soit le cadre politique et social dans lequel la pensée s'établisse pour légiférer sur la matière, qu'il soit trouvé et de meilleurs et de plus pratiques instruments en vue de défendre l'intégrité sexuelle de l'être humain.

La Commission avait été présidée, sans une seule absence, par l'éminent M. Dislère, président de section au Conseil d'État, qui n'en dirigea pas seulement les travaux avec l'autorité courtoise d'un long passé de haute administration, mais aussi avec une compétence juridique dont l'intervention toujours opportune fut très appréciée par ses collègues.

PROJET DE LOI

présenté au Gouvernement par la Commission extra-parlementaire
du Régime des mœurs,

CONCERNANT LA PROSTITUTION

ET LA

PROPHYLAXIE DES MALADIES VÉNÉRIENNES

TITRE PREMIER

Dispositions générales (1).

ARTICLE PREMIER.

Nul ne peut, à raison de ce fait qu'il se livre à la prostitution, être
assujetti, autrement que par une loi, à des obligations restrictives de la
liberté individuelle.

ART. 2.

Est interdite, dans les règlements administratifs, toute qualification
visant les personnes se livrant à la prostitution et ayant, notamment,
pour but et pour effet, de les astreindre à une inscription sur un
registre des mœurs et à la visite corporelle.

---

(1) Ce projet de loi est précédé d'une DÉCLARATION PRÉALABLE sur la *non-
existence juridique* du Délit de prostitution, déclaration votée à l'unanimité par la
Commission extraparlementaire, sur la proposition de M. L. Bulot, alors procureur
général à la Cour d'appel, aujourd'hui procureur général à la Cour de Cassation.
Cette déclaration préalable est ainsi conçue :

« LA PROSTITUTION DES FEMMES NE CONSTITUE PAS UN DÉLIT ET NE TOMBE PAS SOUS
L'APPLICATION DE LA LOI PÉNALE. »

Art. 3.

Sont et demeurent abrogés, les lois, ordonnances, décrets ou règlements administratifs quelconques, relatifs à la prostitution, actuellement en vigueur, en ce qu'ils auraient de contraire aux dispositions de la présente loi.

TITRE II

Des mineurs se livrant habituellement à la prostitution.

Ce Titre II (sauf quelques modifications de détail) **détaché de l'ensemble du Projet de loi est devenu la** *Loi du 11 avril 1908* **sur la protection des mineures en danger de prostitution habituelle.**

Art. 4.

Tout mineur de dix-huit ans qui se livre habituellement à la prostitution, même sans idée de gain, est appelé à comparaître devant le tribunal civil en chambre du Conseil, qui décide, suivant les circonstances, s'il doit être rendu à ses parents, ou placé : soit dans un établissement public spécialement organisé, soit dans un établissement privé régulièrement autorisé à cet effet et approprié à sa réformation morale, soit enfin chez un parent ou un particulier, pour y être retenu jusqu'à sa majorité ou jusqu'à son mariage.

Art. 5.

Ces établissements seront tenus :

§ 1. — De donner aux mineurs qui leur sont confiés par l'autorité judiciaire un enseignement suffisant pour les mettre en état d'exercer à leur sortie une profession ou un métier;

§ 2. — D'effectuer sur leurs ressources, un prélèvement par journée de travail pour chaque mineur âgé de treize ans et au-dessus, lorsque ceux-ci seront employés à des travaux de quelque nature que ce soit au profit de l'établissement;

§ 3. — Ces prélèvements seront affectés partie à la formation d'un *fonds commun*, partie à la constitution de pécules individuels, déposés au nom du mineur dans une Caisse d'épargne;

§ 4. — Le *fonds commun* est destiné à donner des primes et gratifications aux mineurs internés, en récompense de leur travail, et à payer les frais de leur trousseau;

§ 5. — En cas de décès d'un mineur avant sa sortie définitive, les sommes placées à son nom feront retour à l'établissement pour être reversées au fonds commun;

§ 6. — Chaque mineur ayant plus de trois ans de présence dans l'établissement, a droit, à sa sortie provisoire ou définitive, à un trousseau dont la valeur ne peut être inférieure à 80 francs s'il a moins de dix-sept ans, et à 150 francs s'il a dix-sept ans et au-dessus.

Art. 6.

En cas de placement provisoire, les salaires du mineur seront remis à l'établissement, au parent ou au particulier qui en ont la garde.

Ceux-ci doivent pourvoir à son entretien par un prélèvement sur le salaire.

Le reliquat sera pour partie déposé chaque trimestre à une caisse d'épargne au nom du mineur et pour partie laissé à sa libre disposition.

Art. 7.

Un Règlement d'administration publique déterminera notamment les conditions dans lesquelles l'autorisation prévue à l'article précédent pourra être accordée, ainsi que toutes mesures propres à assurer l'hygiène, la discipline et l'éducation morale et professionnelle des mineurs placés dans les établissements de réforme publics et privés et le mode de surveillance.

Il fixera le minimum et le mode de prélèvement suivant l'âge des mineurs et la répartition du produit des prélèvements entre le pécule individuel des mineurs et le fonds commun, les conditions de remise totale ou partielle du pécule au mineur bénéficiaire, les règles à établir pour l'administration du fonds commun et des salaires, dans le cas de placement provisoire (*Règlements* des 5 mars et 13 juin 1910).

Art. 8.

Le tribunal compétent sera celui du domicile ou de la résidence des personnes investies de la puissance paternelle, de la tutelle, de la surveillance en vertu des articles 141 et suivants du Code civil, et du droit de garde conféré par une décision de justice, ou du lieu dans lequel le mineur se livre à la prostitution.

Art. 9.

Il est saisi soit par les mêmes personnes, soit d'office par le ministère public.

Art. 10.

Les personnes spécifiées à l'article 8 introduisent leur demande par simple lettre adressée au président du tribunal qui la communique dans les vingt-quatre heures au procureur de la République.

Le ministère public agissant d'office, présente une requête motivée au président du siège qui lui en accuse réception dans les vingt-quatre heures.

Art. 11.

Dans le même délai, le président du tribunal ordonne la comparution des parties.

Dans son ordonnance, il désigne le défenseur d'office.

Art. 12.

Dans les vingt-quatre heures, le ministère public notifie cette ordonnance au mineur et aux personnes énoncées à l'article 8, par lettre recommandée. Le délai de comparution est de trois jours au moins, à partir de la réception de la lettre recommandée, sauf l'augmentation des délais de distance. Si les parties dûment convoquées ne comparaissent pas au jour indiqué, le tribunal ordonne qu'elles soient citées dans la forme ordinaire.

Le défaut de notification aux personnes énoncées dans l'article 8 n'entraînera pas la nullité, lorsque le procureur de la République justifiera de l'impossibilité où il s'est trouvé de l'accomplir. Mais ces personnes conservent le droit d'intervenir en tout état de cause, et, si elles ne sont pas intervenues, de former tierce opposition.

Art. 13.

Le président du tribunal pourra toujours, le ministère public entendu, prescrire telles mesures provisoires qu'il jugera utiles dans l'intérêt du mineur.

A partir du jour fixé pour la comparution, et pendant toute la durée de l'instance, il n'appartient qu'au tribunal de statuer sur les mesures provisoires. Il prononce, s'il y a lieu, le maintien de celles qu'aurait prises le président ou en prescrit de nouvelles.

Les jugements sur cet objet sont exécutoires par provision ; ils peuvent toujours être rapportés en cours d'instance.

Art. 14.

Au jour indiqué, le tribunal, en chambre du Conseil, constate, s'il y a lieu, le défaut du mineur ou des autres personnes citées.

Si l'affaire lui paraît en état, il statue sur le fond et il peut déclarer que le jugement sera exécutoire, monobstant opposition ou appel. Dan le cas contraire, il ordonne toutes mesures d'instruction.

Art. 15.

Le tribunal peut demander l'avis d'une réunion de parents qu'il désigne et que le juge de paix présidera, ou celui du conseil de famille.

Tout parent du mineur a le droit de présenter verbalement ou par écrit ses observations, à toute époque de l'instance et même en appel.

Art. 16.

En cas de non-comparution, le jugement est signifié sous pli fermé aux défaillants qui peuvent former opposition dans les cinq jours de la signification.

L'opposition est valablement formée, soit par simple déclaration verbale faite au moment de la signification, à l'huissier qui la constate, soit par lettre recommandée adressée au président du tribunal.

A l'expiration du délai de cinq jours, le jugement peut être exécuté.

Si la signification n'a pas été faite à personne, le délai d'opposition ne courra que du jour où les défaillants auront eu connaissance de l'exécution du jugement et, au plus tard, dans le délai de six mois à compter de la signification.

Art. 17.

L'appel peut être interjeté : par le mineur, par les personnes spécifiées dans l'article 8 et par le procureur de la République.

Le délai d'appel sera de dix jours et courra à partir du jugement s'il est contradictoire, et à l'égard des défaillants, à partir du jour où leur opposition n'est plus recevable.

Le délai est porté à un mois pour le procureur général.

Art. 18.

L'appel se forme au greffe du tribunal par simple déclaration ou par lettre recommandée. Il sera notifié à toutes les parties en cause ou par les soins du procureur général.

La Cour statue en chambre du Conseil.

Art. 19.

Les actes de procédure sont exempts de tous droits de timbre, d'enregistrement et de greffe.

Les frais dus aux greffiers et aux officiers ministériels restent à la charge de l'État, et sont taxés comme en matière criminelle.

Art. 2).

L'établissement chargé de la réforme morale des mineurs peut, soit spontanément, soit sur la demande des personnes spécifiées à l'article 8 ou du ministère public, accorder la sortie provisoire du mineur dont l'amendement justifie cette mesure, sur l'avis du Comité de patronage et du Conseil de surveillance qui devront être institués près de chaque établissement et dont la composition sera déterminée par le règlement d'administration publique prévu à l'article 7.

En cas de rejet de la demande formée par les personnes ci-dessus désignées, recours peut être porté devant le tribunal civil en Chambre du Conseil dans l'arrondissement duquel est placé le mineur. Le délai est de huit jours à compter de la notification de la décision de rejet que le directeur de l'établissement leur aura faite par lettre recommandée.

Le même droit appartient aux membres du Conseil de surveillance.

Le parent ou particulier auquel le mineur a été confié peut aussi procéder à son placement provisoire sur avis conforme du ministère public, dans les mêmes conditions de recours.

Lorsque la demande est rejetée par le tribunal, elle ne peut être renouvelée avant l'expiration d'un délai de six mois.

Art. 21.

Dans tous les cas, le tribunal civil jugeant en chambre du Conseil sera seul compétent, pour prononcer la révocation de la décision qui a accordé la sortie et le placement provisoire du mineur, et ordonner qu'il soit réintégré dans l'établissement ou chez le parent ou particulier qui en avait la garde.

Ce tribunal peut seul accorder la sortie définitive avant la majorité, sur la demande des personnes spécifiées en l'article 8 ou du ministère public.

Il peut seul également, dans les mêmes conditions, ordonner que le mineur sera placé dans un autre établissement, chez un autre parent ou particulier.

Art. 22.

Le préfet et les personnes spécialement déléguées par lui et par le ministre de l'Intérieur et le procureur de la République sont chargés de visiter les établissements publics et privés affectés à la réformation morale des mineurs.

Les établissements privés seront visités à des jours indéterminés, une fois au moins chaque trimestre par le préfet ou son délégué et par le procureur de la République de l'arrondissement. Les établissements publics le seront de la même manière et par les mêmes autorités, une fois au moins par semestre.

Une visite annuelle sera effectuée par un membre de l'Inspection générale des Services administratifs du Ministère de l'Intérieur.

Art. 23.

§ 1er. — L'État allouera aux établissements autorisés à recevoir des mineurs, et pour chaque mineur, jusqu'à l'âge de seize ans, un prix de journée égal à celui accordé, suivant les régions, par l'Assistance publique pour ses pupilles.

§ 2. — Toutefois, au cas d'envoi dans un établissement au-dessus de l'âge de quinze ans, l'allocation sera payée pendant une année, déduction faite des périodes de maladie ou d'incapacité de travail d'une durée supérieure à quinze jours.

§ 3. — Exception est faite aux règles ci-dessus à l'égard des mineurs dûment reconnus impropres au travail pour lesquels l'allocation sera continuée jusqu'à leur sortie définitive.

Art. 24.

La loi du 5 décembre 1901 ajoutant un paragraphe à l'article 357 du Code pénal est applicable au père ou à la mère, lorsque la garde du mineur aura été confiée provisoirement ou définitivement à un établissement de réforme morale, à un parent ou à un particulier.

TITRE III

Provocation publique à la débauche.

Art. 25.

Les dispositions ci-après sont ajoutées aux articles 479, 480 et 482 C. p. Savoir :

Article 479. — Seront punis d'une amende de onze à quinze francs inclusivement :

. . . , ...

13° Ceux qui, sur la voie publique, dans tout lieu accessible gratuitement au public ou de toutes ouvertures prenant vue sur la voie publique, auront :

Provoqué, en réunion de plus de deux personnes, à la débauche ;

Provoqué à la débauche des personnes par tous moyens ou paroles obscènes ou contraires à la décence publique, le tout sans préjudice de l'application de l'article 330 ;

Provoqué à la débauche d'une manière quelconque, des mineurs de l'un et l'autre sexe âgés de moins de quinze ans.

Provoqué à la débauche d'une manière quelconque aux abords de tous établissements militaires et maritimes, ou consacrés à l'enseignement et aux cultes.

Article 480. — Pourra, selon les circonstances, être prononcée la peine d'emprisonnement pendant cinq jours au plus :

. . . .

6° Contre ceux qui ont provoqué à la débauche, dans les conditions prévues par le paragraphe 13 de l'article précédent.

Article 482. — La peine d'emprisonnement pendant cinq jours aura toujours lieu pour récidive contre les personnes et dans les cas mentionnés en l'article 479.

Toute personne inculpée pour récidive dans les conditions de l'article 483 (1) à raison de l'une quelconque des provocations à la débauche prévues par le paragraphe 13 de l'article 479, sera traduite devant le tribunal de police correctionnelle et punie d'un emprisonnement de six jours à deux mois et d'une amende de 16 à 200 francs.

En cas de nouvelle récidive, l'article 58 du Code pénal est applicable (2).

Art. 26.

Toute personne qui dans les mêmes circonstances de temps et de lieu continuerait à provoquer à la débauche dans les conditions prévues par le paragraphe 13 de l'article 479, après déclaration de procès-verbal ou constatation de la contravention, pourra être, par mesure de police, conduite au poste le plus voisin, pour y être retenue pendant une durée qui n'excédera pas six heures.

---

(1) Art. 483 C. P., § 1er. — Il y a récidive dans tous les cas prévus par le présent livre IV, lorsqu'il a été rendu contre le contrevenant, dans les douze mois précédents, un premier jugement pour contravention de police commise dans le ressort du même tribunal.

(2) « Art. 58 C. P. (loi du 26 mars 1891)... § 2 : Ceux qui, ayant été antérieurement condamnés à une peine d'emprisonnement de moindre durée *(d'une durée de moins d'un an)* commettraient le même délit dans les mêmes conditions de temps *(dans un délai de cinq années après l'expiration de la peine ou sa prescription)* seront condamnés à une peine d'emprisonnement QUI NE POURRA ÊTRE INFÉRIEURE AU DOUBLE DE CELLE PRÉCÉDEMMENT PRONONCÉE, SANS TOUTEFOIS QU'ELLE PUISSE DÉPASSER LE DOUBLE DU MAXIMUM DE LA PEINE ENCOURUE. »

TITRE IV

Du Proxénétisme.

Art. 27.

Sont modifiés ainsi qu'il suit les articles 334 et 335 du Code pénal (1) et le paragraphe 2 de l'article 4 de la loi du 27 mai 1885 (2) :

Article 334. — Sera puni d'un emprisonnement de six mois à trois ans et d'une amende de 50 à 5.000 francs :

1° Quiconque aura attenté aux mœurs en excitant, favorisant ou facilitant habituellement la débauche ou la corruption de la jeunesse de l'un ou de l'autre sexe au-dessous de l'âge de vingt et un ans;

2° Quiconque, pour satisfaire les passions d'autrui, aura embauché, entraîné ou détourné en vue de la débauche, même avec son consentement, un individu de l'un ou de l'autre sexe *au-dessous de l'âge de vingt et un ans* (3) ;

3° Si le délit a été commis soit par les père, mère, tuteur ou les autres personnes énumérées en l'article 333, soit par toute personne, par dol, fraude ou à l'aide de violences, abus d'autorité ou par tout autre moyen de contrainte, la peine d'emprisonnement sera de trois à cinq ans et l'amende de 50 à 5.000 francs ;

4° Les coupables seront interdits de toute tutelle ou curatelle et de toute participation aux conseils de famille pendant deux ans au moins et cinq ans au plus et ceux dont il est parlé au paragraphe précédent pendant dix ans au moins et vingt ans au plus.

Ils pourront en outre être mis par l'arrêt ou le jugement en état d'interdiction de séjour, en observant pour la durée de l'interdiction ce qui vient d'être établi par le précédent paragraphe ;

5° Si le délit a été commis par le père ou la mère, le coupable sera de plus privé des droits et avantages à lui accordés sur la personne et les biens de l'enfant par le Code civil, livre Ier, titre IV : de la puissance paternelle.

Article 335. — 1° Sera puni d'un emprisonnement de un mois à un an

---

(1) Déjà amendés par la loi du 3 avril 1903 sous l'influence des conférences dont est sorti *l'Arrangement international contre la Traite des Blanches*.

(2) Egalement amendé par la loi du 3 avril 1903.

(3) Cet alinéa 2° qui remplace l'alinéa 3° de l'article 334 actuel (Loi du 3 avril 1903) vise, avec l'alinéa 1° du nouvel article 335 du présent projet (V. ci-après), le recrutement des maisons de tolérance dont il élimine les filles *mineures*.

et d'une amende de 50 à 2.000 francs, quiconque, pour satisfaire les passions d'autrui et dans un but de lucre, aura embauché en vue de la débauche, *un individu majeur* de l'un ou l'autre sexe, *même avec son consentement;* ou aura habituellement et directement exploité sa prostitution (1) ;

2° Si le délit a été commis ou si l'individu qui a été entraîné ou détourné par dol, fraude ou à l'aide de violences, menaces, abus d'autorité ou par tout autre moyen de contrainte, la peine d'emprisonnement sera de trois mois à deux ans et l'amende de 50 à 3.000 francs ;

3° Les coupables seront, en outre, interdits de toute tutelle ou curatelle et de toute participation aux conseils de famille pendant deux ans au moins et cinq ans au plus et pourront être mis par l'arrêt ou le jugement en état d'interdiction de séjour pendant la même durée de deux à cinq ans ;

4° Les peines énoncées aux articles 334 et 335 seront prononcées alors même que les divers actes qui sont les éléments constitutifs des infractions, auraient été accomplis dans des pays différents.

Le paragraphe 2 de l'article 4 de la loi du 27 mai 1885 est modifié ainsi qu'il suit :

Art. 4, § 2. — Une des condamnations énoncées au paragraphe précédent et deux condamnations soit à l'emprisonnement pour faits qualifiés crimes, soit à plus de trois mois d'emprisonnement pour vol, escroquerie, abus de confiance, outrage public à la pudeur, excitation habituelle de mineurs à la débauche, *exploitation habituelle et directe de la prostitution,* assistance de la prostitution d'autrui sur la voie publique, vagabondage ou mendicité par application des articles 277 et 279 du Code pénal.

Art. 28.

Il est ajouté à l'article 58 du Code pénal un paragraphe ainsi conçu :

Les délits prévus par les articles 333 et 335 C. P. et par les derniers paragraphes de la loi du 3 avril 1903 sont considérés comme étant, au point de vue de la récidive, un même délit.

Art. 29.

La cohabitation ou la réunion habituelle en vue de l'exercice de la prostitution est interdite et sera punie des peines portées aux articles 479 et 480 du Code pénal (2).

---

(1) Ce 1° alinéa du nouvel article 335, on le remarquera, achève d'entraver le recrutement des maisons de tolérance en supprimant la possibilité de l'embauchage des femmes *majeures :* ainsi se trouve interdite l'exploitation *par des tiers* de la prostitution individuelle ou collective.

(2) Ce texte supprime enfin tout groupement prostitutionnel constitué et achève de supprimer les maisons de femmes dite de tolérance (V. id. l'art. 30).

En cas de récidive, il sera fait application des dispositions des articles 482 et 58 ci-dessus édictées dans l'article 25 du titre III de la présente loi.

Le jugement portant condamnation aux peines sus-visées pourra prononcer l'expulsion des contrevenants de leur logement.

Art. 30.

Sera puni d'un emprisonnement de six jours à un mois et d'une amende de 16 à 200 francs, ou de l'une de ces deux peines seulement, toute personne qui, sciemment, aura loué ou fourni des locaux pour l'exercice de la prostitution dans les conditions prévues à l'article précédent.

Art. 31.

Est abrogée la disposition de l'article 10, paragraphe 2, du décret des 19-22 juillet 1791, conférant aux officiers de police le droit d'entrer en tout temps dans les lieux notoirement livrés à la débauche.

Toutefois, en cas de trouble ou de tumulte publics, de péril imminent ou actuel qui permettraient de présumer l'existence d'un lieu de débauche, tout officier de police judiciaire pourra soit spontanément, soit s'il en est requis, pénétrer en tout temps dans ledit lieu.

Ce droit appartiendra même à tout agent de la force publique s'il y a péril imminent ou actuel pour la sécurité des personnes.

TITRE V

De la prophylaxie.

Art. 32 (1).

---

(1) *Nous devons rappeler que l'article 32 ci-après figure la proposition particulière de M. le Dr Butte, médecin principal du Dispensaire de la Préfecture de police et de M. le sénateur Bérenger, et que le Comité de rédaction de la Commission,*

Art. 33.

(Délit pénal de contamination intersexuelle.)

Les pénalités prévues par les articles 309, 310, 311, 319 et 320 du Code pénal sont applicables suivant les distinctions y contenues (1) *à la communication des maladies vénériennes.*

La poursuite ne pourra être exercée que sur la plainte des personnes intéressées, lesquelles pourront toujours et jusqu'au jugement définitif en arrêter l'effet.

Art. 34.

(Contre les affiches des médecins charlatans.)

Il est ajouté à l'article 479 C. P. un paragraphe ainsi conçu :

Article 479. — Seront punis d'une amende de 11 à 15 francs inclusivement :

. . . .

14° Ceux qui auront spécifié un traitement ou indiqué une personne faisant le traitement des maladies vénériennes, quelle que soit l'appellation employée pour désigner ces maladies, au moyen d'affiches exposées sur la voie publique ou dans les lieux publics, à l'exception des indications de service ou de consultations affichées à la porte des hôpitaux ou cliniques ou aux domiciles des médecins.

En cas de récidive dans le délai d'un an, la peine sera de 16 à 200 francs d'amende et de six jours à deux mois de prison.

L'affichage du jugement à la porte du domicile du condamné pourra être prononcé par le tribunal.

---

a, par l'organe de M. le Professeur Alfred Le Poittevin, refusé de le rapporter comme constituant un texte non seulement antijuridique et en contradiction absolue avec notre droit public, mais d'une application impossible.

En voici la teneur :

Tout individu condamné pour racolage sur la voie publique ou dans les lieux gratuitement ouverts au public ou pour délit contre les mœurs, qui sera reconnu atteint de maladie vénérienne contagieuse et qui ne justifiera pas s'être soumis volontairement à un traitement spécial, sera conduit sur l'ordre du juge, dans un établissement hospitalier et y sera retenu jusqu'à ce que son état n'offre plus de danger de contagion.

(1) Les articles 309, 310 et 311 viseraient les cas de contamination volontaire, intentionnelle et consciente ; les articles 319 et 320 les cas de contamination par imprudence, inattention et négligence fautives.

Art. 35.

*(Assistance hospitalière obligatoire aux personnes atteintes
de maladies vénériennes à* l'état contagieux.*)*

L'article 20 (titre III) de la loi du 15 juillet 1893 sur l'Assistance médicale gratuite *est amendé comme suit :*

Article 20. — En cas d'accident, de maladie aiguë ou *de maladie vénérienne contagieuse,* l'assistance médicale des personnes qui n'ont pas le
domicile de secours dans la commune où s'est produit l'accident ou
la maladie, incombe à la commune dans les conditions prévues à
l'article 21 (1), s'il n'existe pas d'hôpital dans la commune.

Art. 36.

RÉFORMES HOSPITALIÈRES

Suppression des hôpitaux spéciaux. — *Ouverture des hôpitaux généraux, des
salles de médecine et de chirurgie générales aux personnes atteintes de maladies
vénériennes.)*

Il ne doit pas exister, en dehors des nécessités d'enseignement, des
services spéciaux exclusivement destinés au traitement des maladies
vénériennes.

Les hôpitaux, les dispensaires, les consultations à l'usage des malades
relevant de la médecine ou de la chirurgie générales, seront ouverts aux
personnes atteintes d'affections vénériennes dans les mêmes conditions
qu'aux autres malades.

Art. 37.

(Réformes des consultations médicales publiques.)

Dans tous les centres importants, sur la proposition des maires ou des
préfets, les administrations hospitalières seront tenues d'organiser des
consultations ouvertes le dimanche matin et au moins une fois par
semaine après les heures de travail.

Les locaux destinés aux consultations seront disposés de telle sorte que
les malades soient examinés isolément, hors de la vue des autres malades
ou des personnes étrangères au service médical.

Art. 38.

*(Réformes concernant : 1° l'enseignement de la vénéréologie aux étudiants en
médecine ; 2° l'enseignement de l'histoire naturelle et de l'hygiène sexuelles aux
jeunes gens dans la vie civile et sous les drapeaux .*

1° Nul ne sera inscrit pour le cinquième examen de doctorat en médecine
s'il ne présente un certificat de stage dans un service spécial consacré

---

(1) Cet article 21 stipule que les frais avancés par la commune en vertu de
l'article 20, *sauf pour les dix premiers jours de traitement,* sont remboursés par le
département qui lui-même a recours soit contre le département où l'assisté a son
domicile de secours soit contre qui de droit (l'État.)

aux maladies vénériennes, désigné par la Faculté, et un certificat attestant qu'il a subi avec succès un examen de validation de ce stage devant le chef de service.

2° Les divers Ministères intéressés institueront des cours sur les caractères et les dangers des maladies vénériennes pour les élèves de toutes les écoles du Gouvernement.

A l'arrivée de chaque classe trois théories au moins seront faites à tous les hommes des armées de terre et de mer sur ce même sujet ;

3° Il est désirable que les conférences soient également faites aux élèves de la classe la plus élevée des établissements d'instruction ;

4° L'enseignement des conférences et instructions ci-dessus mentionnées sera confié à des médecins désignés par l'autorité compétente.

ART. 39.

(Assistance par les Sociétés de secours mutuels aux personnes
atteintes de maladies vénériennes.)

L'article 16, § 2, de la l i du 1er avril 1898 sur les Sociétés de secours mutuels est modifié ainsi qu'il suit :

« L'approbation ne peut être refusée que dans les trois cas suivants :

» 1° Pour non conformité des statuts aux dispositions de la loi... *(sans changement).*

» 2° *Si une maladie quelconque est exclue,* des secours...

» 3° Si les statuts ne prévoient pas... » (Ancien n° 2 de l'article 16 sans changement.)

ART. 40.

Les articles 463 et 483 (alinéa 2) du Code pénal sont applicables aux infractions prévues par la présente loi (1).

Fin du projet de loi générale concernant la prostitution et la prophylaxie des maladies vénériennes, présenté PAR LA COMMISSION EXTRAPARLEMENTAIRE DU RÉGIME DES MŒURS.

---

(1) Commencés presque aussitôt après la nomination de la Commission, le 3 novembre 1903, les travaux qui aboutirent à ce projet de loi ont pris fin le 7 décembre 1906. Le Rapport général, document remarquable dû à la plume de M. F. Hennequin, sous-directeur au Ministère de l'Intérieur, rapporteur de la Commission, a été adopté à l'unanimité le 28 décembre 1907.

TABLE

PREMIÈRE PARTIE

Phase de l'Armée de Métier.

Pages.

TABLE DE L'APPENDICE

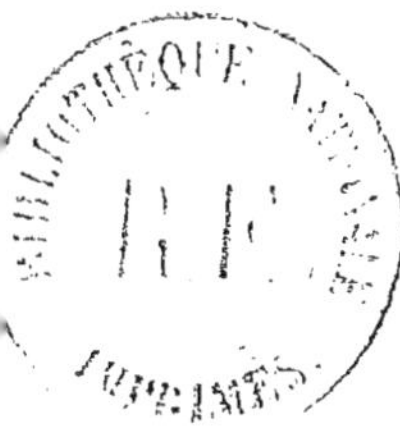

PREMIÈRE PARTIE

DEUXIÈME PARTIE

IMPRIMERIE CHAIX, RUE BERGÈRE, 20, PARIS. — 13068-11-16. — (Encre Lorilleux).